KB231997

한방 212방의 사용법

한방 212방의 사용법

저자 埴岡博・滝野行亮

전파과학사

개정 4판 서문

以前에 간행한 「약국 제제 매뉴얼」(1983년)이 약국 제제 업무 지침의 개정에 의해 새롭게 「약국 제제 한방 194방의 사용법」(1994년)으로 변경되었다. 그러나 이번 1996년 3월에 厚生省의 告示에 의해 다시 신기재 9방, 처방명과 처방 일부가 변경된 새로운 9가지 방을 합하여 모두 212방으로 된 것을 계기로 추가, 보충, 개정하여 「약국 제제 한방 212방의 사용법」을 출판하게 되었다.

시대의 흐름에 따라 점차 편리함이 선호되어 전통 약의 주류인 탕약은 번거롭고, 냄새나 맛이 나쁘며, 휴대에 불편하다고 하여 엑기스(extract) 과립이나 정제(錠劑) 등으로 대체되는 경향이 있다.

그러나 이런 풍조가 나타난 후 50여 년 간은 아직 시행착오의 시기로 의약품의 생명인 효능이나 효과도 불안정하고 안전성마저 의심스러운 사례가 보고되고 있었다.

여러 방면의 관계자들에 의해, 전통의 漢方藥과 엑기스 한방약을 동일하게 평가하고자 하는 눈물겨운 노력이 계속되고 있지만, 결국 함유성분이 판명되지 않은 현 시점에서 확실하지 않은 사항까지 동일성을 입증하려는 것은 무리라 하겠다. 그래서 2~3개의 주성분을 指標로 비교하여 간신히 동일하다고 하는 手法에 만족하고 있다고 듣고 있다. 이러한 점만으로 엑기스제의 존재나 유용성을 부정하는 것은 아니지만 효과가 발생하는 상황에서 볼 때, 전통 한방약과 엑기스 한방약을 같은 차원에서 논하는 것은 고려해 보아야 한다.

이러한 환경 아래 전통적인 수법을 그대로 계승한 湯藥을 主體로, 앞에서 기술한 세 가지 불편함이 없는 丸藥과 散劑를 포함한 212方劑가 공식적인 약국의 전매품으로 인정받게 된 것은 매우 반가운 일이라 하겠다.

이것은 일본의 경우만 하더라도 적어도 400년의 오랜 역사 속에 불필요한 것은 도태되고 유용한 것만 계승되고 있으므로, 점점 그 활용범위를 넓혀 국민의 건강 보전에 이바지해야 할 것이다. 초판 이래 15년, 많은 독자들과 藥業時報社의 성원에 힘입어 새로운 처방에 대한 해설과 前版의 오류를 수정한 네 번째 개정판을 출판하게 되었다. 아무쪼록 본서가 한방의 올바른 실천에 작은 힘이나마 도움이 되었으면 하는 바람이다.

平成 10年 立春

저 자

서문을 대신하여

1998년 5월 11일에 약국 製劑의 지침이 개정되어, 22품목이 삭제되고 31품목이 추가되었다. 그 가운데 한방 처방은 9품목이 추가되었다.

이전에 출판된 「약국 제제 실천 매뉴얼」이 모두 판매되어 再版에 대한 요청이 있었지만, 그 필요성을 느끼지 못하여 망설이고 있던 중에 이 추가 건이 발생하여 9가지 방에 대한 추가 해설이 필요하다고 생각하여 再版을 결심하게 되었다.

이 기회에 전판에서 생략된 '성분, 분량'과 '효능, 효과'에 대한 내용을 추가하고, '한마디'라는 코너를 만들어 사용법의 핵심사항을 제시했다.

'성분, 분량'은 지침에 따르면 고딕체로 표기해야 하지만, 사소한 차이로 혼동이 일어날 수 있으므로 원래의 漢字대로 표현했다. 또한 '이상 ○味'라는 어구를 삽입했는데, 이것은 여러 성분이 혼합되는 처방의 경우 잊어버리고 첨가하지 않을 수도 있는 오류를 피하기 위해 調劑 마지막 부분에 백미(百味)장을 '右○味'라고 지칭 하면서 마무리 하는 淺田流의 습관을 답습한 것이다.

'한마디' 코너에서는 淺田流 방의 암기법과 방에 관한 중요사항을 기재했다. 도쿄나 오사카를 비롯한 여러 지역의 강습회에서 평가받았으므로 蛇足이라고 생각하면서도 추가해 두었다. 또한 책명도 내용에 맞게 「약국 제제 한방 194방의 사용법」으로 변경했다.

초판 후 5년, 절대적인 성원을 보내 주신 모든 독자 여러분들과 藥業時報社의 격려에 힘입어 개정증보판을 마무리하게 되었다. 최근 한방약은 臨床 분야나 약국 등에서 급속히 보급되고 있다. 이러한 한방약 분야에 조금이나마 도움이 되었으면 하는 것이 본 개정판의 취지이다.

昭和 63년 9월 15일 경로의 날

저 자

차 례

서 문

1. 槪要

1980년 10월, 후생성 약무국장의 통지에 의해 약국 製劑 지침이 결정될 무렵, 漢方處方 185方 중 50여 가지 처방에 대한 運用法을 약 반년에 걸쳐 「藥業時報」에 연재했다. 그 후, 재차 續編을 요구하는 독자들의 요청에 의해 나머지 모든 처방에 관한 해설을 첨가하여 이전의 것과 함께 출판하게 되었다.

2. 出典

漢方處方은 각각 그 출처가 분명하다. 이것을 출전이라 한다. 출전을 달리하면 동일한 처방이라 해도 전혀 다른 처방이 되어버리며, 사용 목적이나 적응 증상도 전혀 다르게 된다.

漢方處方에 대해 언급할 경우 출전이 가장 중요한 사항이지만, 오늘날 原典의 입수가 곤란하고, 그렇게 깊게 연구하는 사람이 많지 않으므로, 이른바 二重 引用하여 대충 넘어가는 경우가 많다.

따라서 상당히 중요한 지침인 경우에도 대충 넘어가는 방식이 그대로 적용되어, 그야말로 치명적인 실수를 저지르는 경우도 있다. 생명에 관계된 의약품에 관한 일이므로 사소한 잘못도 그냥 지나칠 수 없다. 본서에서는 2~3가지 예외를 제외하고는 원전에 가깝게 교정하고자 노력했다.

3. 構成

漢方處方은 처음에 간단하게 조성된 原處方이 있고, 그것이 몇 가지 조합되거나 재구성되어 발전한 것이 많다. 본서에서는 그 발전 과정에 착안하여 원처방이 갖는 목표와 발전된 처방이 지향하는 방향을 해명하고자 했다.

또한 구성 약품에 대해서도 약간 언급했다. 원래는 모든 처방에 대해 그 구성 약품에 대한 해설을 해야 하지만, 본서에서는 필요한 최소한의 범위에 국한하기로 하겠다.

4. 目標

현재 시중에는 많은 한방서가 출판되어 있다. 1~2개를 제외하고는 모두 임상의(臨床醫)에 의한 것으로 맥진(脈診), 복진(腹診) 등을 중심으로 해설된 것이 대부분이다. 이러한 것들은 촉진(觸診)을 할 수 없는 약사의 경우에는 그다지 도움이 되지 않는다.

百聞不如一見이듯 脈診이나 腹診의 필요성을 충분히 인정하면서도 현행 법규 아래에서는 그것을 실천할 수 없다. 본서에서는 問診이나 望診(안색을 비롯하여 눈, 입, 코, 귀, 혀 등을 살핌으로써 병세의 진전 등을 판단함) 등으로 파악하는 것에 중점을 두었으며, 반드시 필요한 경우에만 脈診이나 服診에 대해 언급하고 있다.

5. 應用

현재 입수가 가능한 漢方書籍을 총망라하여 현대의학에서 말하는 병명과 그것에 사용되는 기재를 조사했다. 그 중에서도 龍野一雄 선생의 신찬류취방(新撰類聚方)은 古方에 있어서는 완벽에 가까우므로 그 기재를 거의 그대로 채록(採錄)했다. 따라서 이 항목은 생략한 경우는 예외이지만 나머지 부분에 대해서는 전혀 사견을 덧붙이지 않았다.

漢方은 병명에 의해 사용하는 것이 아니며, 병명은 하나의 참고에 불과하다. 그러나 선방(撰方)에 어려움이 있을 때, 선배님들은 그 질병에 무슨 처방을 내렸는가를 참고하여 그 처방이 갖는 목표와 반대되는 사항부터 검색한다는 것은 크게 의미 있는 일이다. 이러한 의미에 입각하여 이용하기 바란다.

6. 留意点

응용 항목에서는 전혀 사견이 들어가지 않았지만, 본 항목에서는 오히려 자유롭게 사견을 제시했다. 그러나 去加法과 같이 처방을 변환시키는 것은 현행 법규 아래에선 허용되지 않는다. 따라서 엄격히 법칙을 준수하면서 조건적인 운용법을 고려해야 한다.

또한 이 항에서는 撰品에 관해 언급하고 있다. 이것도 약품 편에서 상세히 설명할 것이므로 필요한 최소한의 범위에 국한하고자 한다.

7. 문헌

본서를 집필하는 데 있어서 많은 참고서를 사용했다.

- ○ 皇漢醫學 : 湯本求眞 著(昭和3년 초판) 현재, 燎原書房 복각(覆刻), 입수 가능
- ○ 新撰類聚方 : 龍野一雄 著(昭和34년 초판) 현재, 中國漢方 복각, 입수 가능
- ○ 漢方入門講座 : 龍野一雄 著(昭和31년 초판) 현재, 中國漢方에서 재간행, 입수 가능
- ○ 金匱要略講話 : 大塚敬節 著(昭和54년 초판) 創元社 출판, 입수 용이
- ○ 漢方處方解說 : 矢數道明 著(昭和41년 초판) 創元社 증정판, 입수 용이
- ○ 漢方後世要方解說 : 矢數道明 著(昭和34년) 醫道의 日本社 출판, 입수 용이
- ○ 明解漢方處方 : 西岡一夫 著(昭和41년 초판) 浪速社에서 重版 中, 입수 용이, 약제사에게 유익한 처방 해설로서 진귀함
- ○ 漢方精撰百八方 : 臨床漢方 研究會(昭和40년 초판) 시판되지 않지만 입수가능
- ○ 漢方醫學 Ⅰ, Ⅱ, Ⅲ, Ⅳ : 日本漢方醫學 硏究所篇 시판되지 않지만 입수 가능
- ○ 漢方治療의 方證吟味 : 細野史郎 編著(昭和53년 초판) 創元社에서 중판 중. 입수 용이
- ○ 新古方藥囊 : 荒木性次 著(昭和47년 초판) 方術信和會刊行. 시판되지 않지만, 입수 가능
- ○ 症候에 의한 漢方治療의 實際 : 細野史郎 編著(昭和38년 초판) 南山堂에서 중판 중, 입수 용이
- ○ 漢方診療30年 : 大塚敬節 著(昭和34년 초판) 南山堂에서 중판 중, 입수 가능
- ○ 漢方診療醫典 : 大塚敬節・矢數道明・清水藤太郎 著(昭和29년 초판) 南山堂에서 중판 중, 입수 용이
- ● 漢方診療의 實際 : 大塚敬節・矢數道明・木村長久・清水藤太郎 著(昭和29년 초판), 앞서의 漢方診療醫典에 개정 재판되었음. 절판됨
- ○ 勿誤藥室方函口訣 : 淺田宗伯 著(明治11년 초판), 燎原書房에서 복각 출판, 입수 가능
- ○ 增補萬病回春 : 明・龔廷賢 著, 香港醫林書局의 활자본이 입수가능. 일본식 훈독본(和訓本)이 創元社에서 출판
- ○ 和劑局方 : 宋시대의 판본인데 홍콩의 商務印書館의 활자본을 손쉽게 입수할 수 있음
- ○ 千金要方 : 臺灣의 國立中國醫藥硏究所版이 입수 가능
- ● 稿本方輿輗 : 有持桂里 著 大塚敬節선생이 소장한 판본이 燎原書房에서 복각됨. 입수 곤란
- ● 校正方輿輗 : 有持桂里 著 文政12년 판본으로 입수 곤란
- ○ 校正衆方規矩 : 下津壽泉, 寶曆시대 판본으로 입수가 불가능하지만 일본식 훈독본이 綠書房에서 출

판됨

- ● 椿庭夜話 : 山田業廣 著, 입수 불능
- ○ 漢方一貫堂醫學(昭和39년 초판) : 醫道의 日本社에서 중판 중, 입수 용이
- ● 增廣醫方口訣集 : 北山友松子 著, 寶曆4년 판본, 입수 곤란, 목하 일본식 훈독본 출판 계획 중
- ○ 衆方規矩 : 曲直瀨玄朔原 著・吉文字屋版. 燎原 복각, 입수 용이
- ○ 中國漢方醫學概論 : 南京中醫學院編 (昭和40년) 입수 가능
- ○ 傷寒論解說 : 大塚敬節 著(昭和41년 초판) 創元社에서 중판, 입수 용이
- ● 處方千載集 : 栗原愛塔編(昭和11년 초판) 입수 불능
- ○ 和訓口語譯傷寒論 : 龍野一雄 著(昭和32년 판) 雄渾社에서 복각, 입수 용이
- ○ 中草葯學 : 上海中醫學院編. 입수 가능
- ○ 牛山方考 : 香月牛山 著, 近世漢方書集成 안에 영인 수재 되어 있음. 입수 가능
- ○ 叢桂亭醫事小言 : 原南陽 著, 近世漢方書集成 안에 영인 수재 되어 있음. 입수 가능
- ○ 療治經驗筆記 : 津田玄仙 著. 春陽堂復刻版, 입수 용이
- ○ 成人病의 漢方療法 : 寺師睦宗 著(昭和46년 초판) 創元社에서 중판 중, 입수 용이
- ○ 婦人良方 : 陳自明 著, 上海大成書局版・中文出版社 영인. 입수 가능
- ○ 濟生法 : 嚴用和 人民衛生出版社 영인, 입수 가능
- ○ 淺田流漢方의 實際 : 高稿道史 著(昭和52년 판), 醫道의 日本社에서 간행, 입수 용이
- ○ 長倉漢方雜話 : 長倉音臧 著(昭和38년 판), 長倉製藥株式會社, 비매품. 입수 가능
- ○ 漢方醫學의 基礎와 診療 : 西山英雄 著(昭和44년 초판) 創元社, 입수 용이
- ○ 東洞全集 : 吉益東洞 著(大正7년 간행) 思文閣에서 복각. 입수 가능
- ○ 漢方臨床藥學 : 久保道德 著(昭和53년판) 카이가이출판, 입수 가능
- ○ 中葯臨床應用 : 中山醫學院編(1975년 판), 醫齒藥出版(株)에서 한약의 임상 응용으로써 번역 출판, 입수 용이
- ○ 外科正宗 : 陳實功 明나라 시대의 판본인데, 人民衛生出版社影印. 입수 가능
- ○ 瘍科方筌 : 華岡青洲 著, 近世漢方書集成에 수재, 입수 가능
- ○ 一本堂醫事說約 : 香川修德 著, 近世漢方書集成에 수재(收載)
- ○ 外台秘要 : 王燾 著, 臺灣國立中國醫藥研究所에서 影印. 입수 가능
- ○ 漢方醫學과 現代醫學 : 緖方玄芳 著(昭和56년 초판) 創元社 간행. 입수 용이
- ● 濟世全書 : 龔廷賢 著, 입수 불능
- ○ 醫學入門 : 李梴 著, 臺灣台聯國風出版社 影印, 입수 가능
- ○ 牛山活套 : 香月牛山 著, 香月牛山集(昭和48년)에 복각, 입수 가능
- ○ 金匱要略入門 : 森田辛門 著(昭和37년 초판) 森田漢方研究所에서 重刊, 입수 가능
- ○ 醫方集解 : 注昻 著. 上海科學技術員에서 復刻, 입수 가능
- ○ 漢方治療百說 : 矢數道明 著(昭和35년 판) 醫道의 日本社에서 중판, 입수 용이
- ○ 三因方 : 陳無擇 著, 燎原에서 昭和 53년 影印版出版, 입수 가능
- ○ 傷寒論入門 : 森田辛門 著(昭和33년 초판), 森田漢方研究所再刊, 입수 가능
- ○ 類聚方廣義 : 尾台榕堂 著, 西山英雄씨가 일본식으로 훈독함, 創元社出版(昭和34년), 입수 용이
- ○ 中醫方劑學 : 中國浙江人民出版社刊行, 입수 가능
- ○ 蕉窓方意解 : 和田東郭 著. 近世漢方書集成收載, 입수 가능
- ○ 蘭室秘藏 : 李東垣 著, 臺灣 五洲出版社影印出版, 입수 가능
- ○ 默堂柴田良治處方集 : 柴田良治 著, 默堂會刊行, 입수 가능

8. 추보(追補)

1992년 6월 24일자 厚生省 藥務局長 통지(藥發587호)에 의해 17처방이 삭제되고 17처방이 추가되었다. 그 중 동일한 처방으로 제조 형태가 추가된 것이 7방이고, 성분 가운데 젤라틴이 아교(阿膠)로 바뀐 것이 7방이며, 한 가지 성분이 바뀐 것이 1방이며, 성분은 그대로이나 처방명이 변한 것이 1방이며, 실질적으로 추가된 새로운 처방이 1방이다.

1996년 3월 28일자 약국 製劑의 유효성분이 후생성 약무국장 통지(藥發334호)에 의해 확대되어, 조(粟), 교이(膠飴), 국화(菊花), 쑥갓, 등심초(燈心草), 맥아(麥芽)의 성분이 인정받게 되었다. 이에 의해 신규 품목으로서 위풍탕(胃風湯) 등 11 품목이 추가되었고, 소건중탕(小建中湯) 등 3품의 멀치 엑기스(mulch extract)가 교이(膠飴)로 변경되었다.

또한 丸散劑 7방의 경우 湯液으로서 처방이 추가되었다. 이것으로 본서에는 212방을 기재하게 되었다.

K1. 安中散料
K1-①. 安中散

출 전

출전은 和劑局方 3권이다. 和劑局方은 세계 最古의 藥局方이라 일컬어지며, 1078~1085년의 元豊年間에 출판되었다.

구 성

한방에서는 각각의 구성 藥物의 藥理를 氣味로 생각한다.

氣란 寒·熱·溫·涼·平으로 그 성질을 나타내고, 味란 酸·苦·甘·辛·鹹·淡·澁의 7味로 그 작용을 나타낸다.

安中散의 약성은 두 개의 平을 제외하고는 溫 또는 熱이며, 藥味는 牡蠣의 鹹을 제외하고는 모두 辛이다.

溫藥은 寒의 증상에 적용하는 것이고, 寒이란 기능의 감쇠 상태를 말하는 것으로, 바꾸어 말하면 溫藥이란 소진된 기능을 다시 일으키는 것이라 할 수 있다.

또 辛藥은 辛開潤養 작용을 한다. 氣가 소진되고 정체된 상태를 자극하여 회복시킴과 동시에 조직에 榮養을 공급한다.

목 표

인체를 상중하로 3등분하면, 中은 胸膈의 하부로부터 상복부에 해당한다. 安中散의 中은 그러한 의미로 胃, 肝臟, 膵臟, 膽囊 등의 臟器가 있는 부위를 지칭한다. 따라서『中을 평안하게 하는 것을 목적』으로 하는 이 처방은 주로 위장장애에 이용되지만, 胃腸에만 국한되지 않으며, 膽石痛이나 膵炎에도 이용할 수 있다.

즉 心窩部의 疼痛, 비만, 더부룩함, 呑酸, 嘈雜, 식욕부진, 하복부로부터 허리 뒤편에 걸쳐 잡아당기는 듯한 疼痛이 있으면 만성 위염이나 만성 췌염, 때론 생리통에도 사용하는 경우가 있다.

다만, 溫性처방이므로, 적어도 염증성질병에는 부적당하고 TV에서 자주 보여주는 연회장면을 배경으로 한 선전은 목적을 흐리게 할 우려가 있다. 차가운 것, 예를 들면, 맥주의 과음 등으로 차가워졌을 때에는 좋다.

일반적으로 아토니性 사람은 음식물이 胃內에 머무는 시간이 길고, 위산의 분비가 적으므로, 胃內에서의 이상발효를 일으키기 쉽다. 이것이 위통과 胃部불쾌감, 呑酸, 명치언저리가 쓰리고 아픈 원인이 된다. 安中散 속의 桂皮, 茴香, 縮砂, 良薑의 芳香性生藥은 방부제로서 작용하고 이상발효를 억제한다.

延胡索은 알칼로이드(alkaloid)를 포함하고 있고 파파베린(papaverine) 작용과 함께 위액분비억제작용, 항궤양 작용이 있다.

牡蠣는 굴껍질이므로 칼슘인 것은 말할 것도 없지만 칼슘의 酸中和作用은 분말인 경우는 제쳐두고, 煎藥으로 했을 경우에는 기대할 수 없다.

오히려 미량으로 존재하는 유기성분이 정신을 안정시키는 작용을 하는 것이 아닐까라는 생각이 든다.

목표를 단적으로 말하면 ① 우선 위통이 있는 지, ② 탄산, 조잡이 있는 지,

K1. 安中散料

[成分·分量]

桂皮	3.0
牡蠣	3.0
縮砂	2.0
延胡索	3.0
茴香	2.0
甘草	2.0
良薑	1.0
以上 7味	16.0

[用法·用量]

cut. 500 → 250煎

煎藥 1日 3回 食前

K1-①. 安中散

[成分·分量]

桂皮	3.0
牡蠣	3.0
縮砂	2.0
延胡索	3.0
茴香	2.0
甘草	2.0
良薑	1.0
以上 7味	16.0

분말로서 1포 2g

[用法·用量]

1日 3回 食前 또는 공복시에 복용

[効能·効果]

야윈형으로 복부 근육이 弛緩하는 경향이 있고 胃痛 또는 복통이 있으며, 때로는 명치언저리가 쓰리고 아프며 트림, 식욕부진, 구역질 등을 동반하는 다음의 諸症 : 신경성위염, 만성위염, 胃무력증

[한마디]

● 原方은 散劑를 가볍게 1-2沸煎하여 찌꺼기채로 먹는다. 따라서 K1-①쪽이 原方에가깝다. 원재료의 대부분은 휘발성 성분을 유효성분으로 하고 있으므로 달이거나 엑기스로 하면 증발하여 없어져버

③ 단것을 좋아하는 사람인지를 확인해야 한다. 본 처방은 원래 散으로 이용된다. 그리고 따뜻한 술이나 湯에 섞어 마시면 좋다고 한다.

응 용

(1) 위궤양, 십이지장궤양, 위산과다증, 胃下垂症. 慢性胃炎, 幽門狹窄, 胃의 腫瘍, 胃動脈硬化症, 神經性胃炎의 疼痛(몹시 쑤시고 아픔)

(2) 月經困難症의 疼痛

유의점

◎ 원전에서는 散으로 되어 있으므로 K1-① 安中散이 원처방에 가깝다.

◎ 牡蠣(굴껍질을 말린 것)는 이상한 냄새가 나는 것은 피한다. 또한 잘게 깨뜨린 것이 있지만, 다른 조개껍질이 섞여드는 것을 피하기 위해서는 거친 편이 좋다.

◎ 縮砂는 소위 唐縮砂를 이용하고, 대용품인 伊豆縮砂를 이용해서는 안 된다.

문 헌

1. 太平惠民和劑局方(香港・商務印書館版) P60
2. 矢數道明・漢方後世要方解說 (昭和34년) P56
3. 同・日本東洋醫會誌 Vol. 4 No. 3

릴 우려가 있다. K1-①은 안심이다.

●溫中散寒이 목적이므로 염증성인 것에는 적당하지 않다. 복용하여 오히려 아파지면 半夏瀉心湯이나 柴胡桂枝湯이 적절하다. 또는 처음부터 柴胡桂枝湯과 병행하는 것도 좋다.

K2. 胃風湯

출 전

和劑局方의 6권・治瀉痢에 나와 있다.

"어른이나 소아에게 있어서 風冷이 氣가 虛한 틈을 타 장이나 위에 들어와서 소화 기능이 弱化되고, 소화가 되지 않아 설사를 하며, 배나 옆구리가 팽창하며, 腸이 꼬르륵꼬르륵 소리를 내며, 이따금 통증이 있으며, 밤낮으로 몇 번이나 설사를 하며, 변은 豆汁과 같고, 피가 섞여 있는 경우도 있다."고 기재되어 있다.

구 성

當歸芍藥散에서 澤瀉를 제거하고, 人蔘, 桂枝, 粟을 첨가한 것이다. 當歸芍藥散에 四君子湯과 苓桂朮甘湯을 合方하여 粟을 첨가하고, 澤瀉와 甘草를 제거한 것으로도 해석할 수 있다.

목 표

원래 허약한 사람이 감기에 걸리거나, 신경을 많이 쓰거나 하여 소화기능이 저하되고 위장이 제 기능을 상실하게 되어 설사하는 증상을 고치는 것이 문헌상의 목적이다. 그러나 설사가 장기간 계속되어 貧血이 생기고, 일어설 때 어지러운 증상이 나타나거나 動悸(심장이 보통 때보다 심하게 두근거리는 것)가 있거나 하는 경우에도 좋다.

급성 설사보다 오히려 원인불명의 만성 설사에 사용되는 경우가 많으며, 이유 없이 설사를 하거나 변비증상이 있는 과민성 대장염 등에 사용된다.

細野史郎씨는 목표에 대하여 다음과 같이 정리하고 있다. "胃風湯은 건강한 보통 사람에게 갑자기 나타나는 胃腸炎 등에 이용되는 것이 아니라, 설사가 계

K2. 胃風湯

[成分・分量]

當歸	3.0
芍藥	3.0
川芎	3.0
人蔘	3.0
白朮	3.0
茯苓	4.0
桂皮	2.0
粟	2.0
이상 8味	23.0

[効能・効果]

안색이 나쁘고 식욕이 없으며 쉽게 피로한 자의 다음의 諸證 : 急・慢性胃腸炎, 冷에 의한 下痢

[한마디]

・胃風湯去粟加澤瀉甘草는 분량에 차이는 있지만 當歸芍藥散合苓桂朮甘湯合四君子湯이다. 過敏性腸症候群에 유효하다고 水野修一씨에 의해 소개되었다. 常用漢方方劑圖解(許鴻源・대만)에 人蔘當芍散이라고 기재되어 있는데, 사실은 恩師 長倉音藏 선

속되어 체력이 매우 쇠약해진 사람에게 효과가 있다. 또한 그 염증의 형태도 한창 진행되는 시기를 벗어나 약해지는 경향이다. 게다가 小腸뿐만 아니라 腸管의 아랫부분, 즉 大腸이나 直腸에도 영향을 미친다고 생각되는 경우에도 사용되고, 언뜻 보기에 그냥 腸管의 하부에만 한정된 약한 殘存性 疾患이라 생각되는 것에 응용할 기회가 많다."

생의 創製이다.(週刊朝日增刊 · 1990년 4월) (水野修一 · 암은 생약으로 치료할 수 있다. p.196 角川書店 1997년 9월)

응 용

(1) 급 · 만성 설사. 冷症에 의한 설사
(2) 過敏性大腸炎
(3) 潰瘍性大腸炎, 크론(crone)병. 베체트병(Bechet : 피부 습진 및 관절염 따위를 일으키는 원인불명의 병). 하혈을 수반하는 難治性 설사. 柴田良治處方集
(4) 임신 중의 설사, 산후의 설사 (福井楓亭 · 方讀辨解)

유의점

◎ 위장이 특히 약한 사람은 川芎을 빼내어도 좋다. (柴田)
◎ 통증이 있을 경우에는 甘草를 넣어도 좋다. (柴田)

문 헌

1. 太平惠民和劑局方(香港 · 商務印書館版) P124
2. 淺田宗伯 · 勿誤藥室方函口訣(明11) 上2
3. 福井楓亭 · 方讀辨解 · 下部中 · 姙娠
4. 柴田良治 · 獸堂柴田良治處方集 P7
5. 大塚敬節 · 症候에 의한 漢方治療의 實際 P320
6. 細野史郎 · 胃風湯에 대해서 · 漢方臨床 Vol. 3, No2, P3

K3. 胃苓湯

K3. 胃苓湯

[成分 · 分量]

蒼朮	2.5
陳皮	2.5
澤瀉	2.5
白朮	2.5
厚朴	2.5
猪苓	2.5
芍藥	2.5
茯苓	2.5
桂皮	2.0
大棗	1.5
甘草	1.0
生薑	1.5
以上 12味	26.0

cut. 500 → 250煎

[効能 · 効果]

水瀉性 下痢, 구토가 있고 口渴, 尿量減少를 동반하는 다음의 諸症 : 식중독, 더위 먹음, 冷腹, 急性胃腸炎, 복통

출 전

平胃散은 「和劑局方」, 五苓散은 「傷寒論」을 출전으로 한다. 둘 다 散劑인데, 合方인 胃苓湯은 湯液으로서 「萬病回春」에 나온다.

구 성

蒼朮, 陳皮, 厚朴, 甘草, 生薑, 大棗는 平胃散이며, 澤瀉, 白朮, 猪苓, 茯苓, 桂皮는 五苓散이다.

蒼朮, 白朮, 澤瀉, 猪苓, 茯苓은 모두 利水劑로 利尿効果가 있으며, 陳皮, 厚朴, 桂皮는 理氣劑로, 胃의 기능을 돕는 동시에 胃腸 안에 고여 있는 물을 소변으로 잘 나오게 하는 것이다.

목 표

平胃散은 五臟六腑의 기능을 조정하여 고르게 한다는 의미에서 붙여진 명칭이지만, 유명한 것에 비해서는 그다지 효과를 볼 수 없다. 따라서 溫和한 작용이라는 점에서 즉시 처방을 내리기 어려운 경우 등에 「氣休藥」으로 사용되기도 한다.

그런데 이것 또한 유명한 五苓散과 合方함으로써 지금까지 平胃散이나 오령산에서 볼 수 없었던 훌륭한 약효를 나타낸다. 소변 양의 감소, 口渴, 설사는 五苓散의 證이지만, 특히 위장증상의 일환으로써 이러한 현상이 나타난 경우, 온화하던 평위산의 利水作用이 단번에 활기를 띄게 된다.

일반적으로 水瀉性 설사에 常用되며, 특히 여름철 물에 의한 배탈 및 식중독 등에 탁월한 효과가 있다.

응 용

(1) 급성위장염 특히 大腸炎으로 콩팥(腎) 기능의 장애를 수반하는 경우, 소변이 적고 복통 설사가 심한 경우. 소위 여름 식중독의 吐瀉가 이 증상에 해당된다.

(2) 浮腫. 급성 신장염으로 설사하는 자

(3) 腹水. 신장염(腎炎), 네프로제(Nephrose 신장의 세포관에 생기는 병. 얼굴이 붓고 오줌에 많은 단백질이 섞여 나옴) 등에서 腹水가 있는 자

유의점

◎ 본 처방에는 芍藥이 들어있는 처방과 들어있지 않은 처방이 있다. 작약이 들어 있는 것은 「萬病回春」, 들어있지 않은 것은 「平胃散合五苓散」이다. 이 두 처방은 「和劑局方」에 실려 있으므로 合方한 것은 「局方胃苓散」이라 해야 하는가?

◎ 蒼朮은 곰팡이가 돋아나듯 결정이 석출되는 것을 선택하며, 白朮은 油點이 많은 것을 선택한다. 창출만 사용하는 것이 관례이다.

◎ 澤瀉는 建澤이 좋다. (福建省產의 택사)

◎ 猪苓은 육질이 거칠고 희며 外皮가 검은 것을 선택한다. 질적인 차이가 심하므로 비싸더라도 양질의 것을 吟味해야 한다.

문 헌

1. 矢數道明・漢方後世方要說 (昭和34년) P.126
2. 大塚敬節 등・漢方診療醫典 (昭和44년) P.112
3. 淺田宗伯・勿誤藥室方函口訣 (明11) 上3
4. 龔 廷賢・增補萬病回春(香港醫林書局版) 上P140

[한마디]
水樣便, 浮腫, 口渴을 갖추면 이 처방.
● 여름의 급성위장염으로 吐瀉가 심할 때는 不換金正氣散(K167)을 생각해 본다.
● 五苓散에 厚朴, 甘草, 橘皮로 기억한다.
● 生薑은 묵은 생강을 3~4사용하는 편이 좋다.

K4. 茵蔯蒿湯

출 전

傷寒論의 陽明病篇과 金匱要略의 黃疸篇에 나와 있다.

양명병편에 나와 있는 요지는 "열과 변비 경향이 있으며, 목에서 머리 쪽으로만 땀이 베어 나오고, 목이 마르며, 물을 마시는데 소변이 나오지 않는 증상은 瘀熱이 속에 있기 때문으로, 2~3일 지나면 黃疸이 될 우려가 있다. 이러한 경우에는 황달의 유무를 막론하고 茵蔯蒿湯을 복용해야 한다."

"열이 나고 감기와 같은 증상이 계속되는 중에 몸이 노랗게 된다. 이 경우 소변의 양이 적고, 배가 팽팽하며, 회색변(비누변)인 경우가 많다. 주로 인진호

K4. 茵蔯蒿湯

[成分・分量]

茵蔯蒿	6.0
山梔子	2.0
大黃	2.0
以上 3味	10.0

cut. 500 → 250煎

[效能・效果]
口渴이 있고 尿量이 적고 변비가 있는 자의 다음의 諸症 : 두드러기, 口內炎

탕으로 치료한다."

또 金匱要略에서는 "穀疸이라고 하는 黃疸病의 一種은 한기가 들거나 열이 나고 식욕이 없다. 먹으면 어지럽고 메스꺼워져 토할 것 같아진다. 그리고 잠시 후 몸이 노란 색이 된다. 이때는 인진호탕으로 主治한다."고 적혀 있다.

구 성

茵陳蒿는 황달의 聖藥이라고 일컬어지고 있다. 그 利膽效果는 한약 중에 제일이라고 하며, 單味로 사용하더라도 膽汁 분비작용은 약 70%의 증가를 보인다고 한다.

山梔子에도 利膽作用이 있다. 山梔子의 주요 성분 자체에는 이담작용이 없지만, 加水分解된 성분에는 현저한 이담작용이 있다. 또한 산치자는 消炎作用도 하며, 大黃의 소염작용과 아울러 급성 염증에 효과가 있다고 한다.

목 표

상복부가 막힌 느낌이 들며 배가 당기고, 식사가 안정되지 않으며 토할 것 같다. 변비가 있고, 소변을 잘 보지 못하며, 口渴 증상 등이 나타나면 인진호탕을 적용한다. 반드시 황달이 아닌 경우에도 괜찮으며, 소변의 色이 현저하고 농후하며, 身體瘙痒을 호소하면 병명이 어떤 것이든지 본 처방을 고려한다.

急性肝炎의 경우, 본 처방만으로 주효한 경우가 많지만 증상에 따라서는 大柴胡湯과 합방하는 경우가 있고, 만성화된 경우에는 小柴胡湯과 합방하는 경우도 있다.

응 용

(1) 황달로 변비, 발열, 소변이 원활하지 않거나 혹은 口渴, 頭汗, 腹滿, 眩暈을 수반하는 자
(2) 蕁麻疹, 血清病, 그 밖의 소양성 발진이 있으며, 소양증상이 심하여 잠을 잘 수 없는 자로, 구갈, 변비, 복만이 있는 자
(3) 口內炎, 舌炎, 치은염, 眼痛 등으로 發赤, 疼痛(쑤시고 아픔) 및 때때로 출혈이 있으며, 不眠, 煩渴(가슴이 답답하고 목이 마름 증상), 口燥, 변비, 복만, 小便濃厚 등의 裏熱症狀을 수반하는 자
(4) 자궁출혈 시에도 瘀熱症狀이 있으면 이용한다.
(5) 신장염(腎炎), 네프로제(Nephrose)로 浮腫, 口渴, 소변을 제대로 보지 못하거나 瘀熱症狀이 있는 자
(6) 血道症, 更年期障碍, 卵巢機能不全, 自律神經 不安定症, 노이로제, 바세도우씨 병(Basedow disease) 등으로 몸이 추워지거나 더워지며, 月經不順, 불면, 불안, 식욕부진, 소변을 잘 보지 못하며, 便秘가 있고, 손바닥이나 眼球結膜이 노란 색을 띠는 자

유의점

◎ 원전에서는 茵陳蒿만을 먼저 삶아 절반으로 농축한 후 山梔子, 大黃을 넣고 다시 절반으로 농축하게 되어 있다. 간편한 방법만을 따르지 말고, 인진호를 먼저 넣는 것을 지키는 것이 좋다.
◎ 산치자는 가늘고 긴 水梔子가 시중에 나돌고 있다. 이것은 염료용이며, 약용으로서는 부드러운 맛을 띤 小粒의 산치자가 아니면 안 된다.

[한마디]
● 감기라고 생각했는데 급성간염이었다는 경우가 자주 있다. 그냥 이상하게 열이 난다는 것이 瘀熱이다.
● 또 出典에 있듯이 「목에서 위(上)에만 땀이 나오고」 몸은 오히려 꺼칠꺼칠한 경우가 목표이다.

문 헌

1. 傷寒論・陽明病編
2. 金匱要略・黃疸病脈證併治 第15
3. 龍野一雄・新撰類聚方 (昭和 34년) P.194
4. 臨床漢方研究會・漢方精撰百八方 (昭和 40년) P.98
5. 久保道德・漢方臨床藥學 (昭和 53년) P.99

K5. 茵蔯五苓散料

출 전

金匱要略의 黃疸病編에 "黃疸病은 茵蔯五苓散이 主治한다."고 나와 있다. 원전에서는 茵蔯蒿末 10分과 五苓散 5分을 혼합하여 方寸匕 1잔을 1일 3회 식전에 마시게 되어 있다.

구 성

五苓散은 利水作用으로 濕氣를 제거하고, 茵蔯蒿는 염증을 제거하며, 膽汁分泌를 증가시킴과 동시에, 利尿作用이 있어서 황달을 제거한다. 두 가지가 함께 작용하여 변비 증상이 없는 사람의 황달을 고친다. 인진호의 주성분은 6, 7-dimethylesculetin이고, 그 담즙 분비작용은 생약성분 중 제일이라고 한다.

목 표

金匱要略에는 "황달은 인진오령산으로 다스린다."라고 나와 있지만, 이것으로써 모든 황달이 치유되는 것은 아니다. 五苓散의 證이 있으며, 황달이 있는 자에게 좋다는 것뿐이다.

황달이 있고, 목의 갈증이 심하며, 소변을 잘 보지 못하거나, 변비가 없어야 한다. 혹은 물을 지나치게 많이 마셔 토하는 자도 있고, 머리에 땀이 나거나, 머리뿐만 아니라 신체에도 조금 땀이 나는 사람도 있다. 땀이 많이 나는 사람은 다른 證이다.

茵蔯五苓散의 證과 茵蔯蒿湯의 證은 비슷한 점이 있지만, 크게 다른 점은 변비의 유무이다. 熱感도 인진오령산에서는 겉으로 나타나는 증상으로 가볍게 느껴지만, 인진호탕은 안쪽에 가득 차 있어 심한 증상으로 느껴진다.

醫方口訣集의 오령산 항목에 北山友松子가 增補하여 본 처방의 치료에 관한 경험을 적어놓았다.

『平野 마을의 한 商人이 5월 장마가 들 무렵에 오사카로 몇 번 왕복하다가 몸에 조금 열이 나고, 나른함을 느껴서 의사에게 갔다. 의사는 류머티스라며 투약을 했는데, 약을 먹으면 식사를 전혀 할 수 없었다. 또 한 사람의 의사는 식중독으로 치료했지만 發熱이 심했다. 한 달이 넘었으나 점점 더 증상이 심해져 본인이 진찰하게 되었다. 이 사람을 보면 맥박은 沈이다. 목이 마르고, 小便不利하고 노랗다. 金匱要略에 "맥이 沈하며, 갈증으로 물을 많이 마시고, 소변불리한 사람은 반드시 황달 증세가 나타날 것이다."라고 쓰여 있다. 또한 "황달

K5. 茵蔯五苓散料

[成分・分量]

澤瀉	5.0
豬苓	3.0
桂皮	2.0
茯苓	3.0
白朮	3.0
茵蔯蒿	4.0
이상 6味	20.0

cut. 500 → 250煎

[効能・効果]

목이 마르고 尿가 적은 者의 다음의 諸症 : 구토, 蕁麻疹, 숙취로 인한 메쓰꺼움, 부종

[한마디]

- 原典에서는 茵蔯蒿末 10分에 五苓散 5分이다. 따라서 煎藥의 경우라도 좀더 茵蔯蒿를 增量해야 한다.
- 淺田宗伯先生의 「勿誤藥室方函」에서는 白朮이 아니고 蒼朮이다.

증상은 茵蔯五苓散으로 主로 치료한다."고 쓰여 있다. 따라서 밤이 깊을 때까지 여유가 없으므로 탕약 1첩을 주었다. 식욕이 생겼으며, 탕약 5첩을 복용한 후 열이 내렸고, 10첩을 복용한 후에 완쾌되었다.』고 했다. 方函口訣에는 열이 없는 사람에게 사용한다고 되어 있는데, 반드시 열의 有無가 아니라 맥이 沈이라는 점에 주의해야 한다. 또한 같은 책에 숙취에 상당히 좋다고 적혀있다.

응 용

(1) 황달로 목이 마르고, 소변을 잘 보지 못하며, 가슴이 답답하거나 發熱증상이 있는 자. 肝炎.
(2) 간경화증으로 황달이 있고, 복수가 찬 것을 치료한 사례가 있다.
(3) 네프로제(Nephrose), 신장염(腎炎), 浮腫
(4) 숙취로 煩悶이 심한 사람에게 사용한 예가 있다.
(5) 월경곤란증으로 격심한 心下痛, 구토, 煩渴 및 小便不利를 치료한 예가 있다.

유의점

원래 粉末로서 사용한 것인데 湯液으로써도 충분한 효과가 있다. 그러나 茵蔯蒿湯을 달이는 법과 같이, 茵蔯을 먼저 달인 후 오령산을 달여야 하지 않을까.

문 헌

1. 北山友松子. 增廣醫方口訣集(延寶 9)
2. 漢方臨床研究會. 漢方精選108方 (昭和 40) P.100

K 5-①. 茵蔯五苓散

출 전

金匱要略의 黃疸病篇에 "黃疸病 茵蔯五苓散主之 茵蔯五苓散方 茵蔯蒿末十分 五苓散五分, 右二味和, 先食飲方寸匕, 日三服"으로 적혀 있다.

구 성

원전의 분량 비율에 충실한 처방이 허가된 것은 상당히 바람직한 일이다. 지금까지 여러 회사에서 인진오령산이 발매되었지만, 茵蔯蒿의 분량은 오령산의 몇 분의 일인지 하는 것뿐이었다. 이것으로는 인진오령산의 진정한 효과를 발휘할 수 없다.

목 표

황달증상이 있는 사람은 대변을 잘 보지 못하는 것이 보통이다. 그러나 종종 설사를 동반하는 경우도 있는데, 이것이 바로 본 처방의 목표이다.

K5-①. 茵蔯五苓散

[成分 · 分量]

澤瀉末	0.5
豬苓末	0.4
桂皮末	0.3
茯苓末	0.4
白朮末	0.4
茵蔯蒿細末	4.0
이상 6味	6.0

혼합하여 分3, 1일 3회

[한마디]

●「숙취로 인한 메스꺼움」이라는 것으로 胃의 미니드링크제로 잘 팔리는데, 숙취 그 자체는 낫지 않는다. 本方은 마찬가지로 「숙취로 인한 메스꺼움」이 許可効能에 있지만 숙취 그것에도 효과가 있으므로 매우 의미가 다르다. 추천할 만하다.

K6. 溫經湯

출 전

金匱要略의 婦人雜病 편에 나와 있다.

"50 남짓한 부인으로 자궁출혈이 며칠이 지나도 멈추지 않고, 저녁 무렵이 되면 發熱하여 하복부가 당기면서 손바닥에 열이 나며 입술이 건조하다. 이것이 무슨 이유인지 스승님에게 물어보니 스승님은 「이 병은 帶下에 속한다. 이전에 流産 등으로 인하여 瘀血이 下腹部에 남아 있기 때문에 溫經湯을 사용해야 한다.」고 대답하셨다."

"冷症이 있는 부인이 下腹部의 냉감 때문에 오랜 기간 임신하지 못할 경우에 온경탕을 사용하여라." "子宮出血이 심하거나, 월경 양이 많거나, 月經不順이 있는 자는 온경탕을 사용하여라."는 3種의 조문이 있다.

구 성

芎歸膠艾湯의 地黃과 艾葉을 제거한 것, 當歸建中湯의 大棗를 제거한 것, 當歸芍藥散의 茯苓, 朮, 澤瀉를 제거한 것, 當歸四逆加吳茱萸生薑湯의 細辛, 木通, 大棗를 제거한 것, 麥門冬湯의 粳米를 제거한 것, 桂枝茯苓丸의 茯苓, 桃仁을 제거한 것, 이상 6方의 合方이라고 해석할 수 있다.

따라서 芎歸膠艾湯의 補血調經, 安胎止漏, 建中劑의 榮衛調和, 當歸芍藥散의 補血和血, 調經止痛, 當歸四逆吳薑의 祛寒活血, 맥문동탕의 滋陰生津, 계지복령환의 化瘀通經, 活血消炎 등의 움직임을 동시에 구비하고 있다.

목 표

가끔은 男性에게도 사용되지만, 주로 女性 專用이라 할 수 있다. 전체적으로 皮膚가 마른 편인 것, 특히 입술이 건조한 것, 손바닥이 건조하고 열이 나는 것이 목표가 된다. 그러므로 上熱下寒의 冷症으로, 비록 월경곤란은 없어도 월경불순은 필수 조건이다.

그러나 이 월경이상이 현저하지 않더라도 입술이 건조하고, 벗겨지거나 거칠어지는 경우에도 효과가 나타날 수 있다. 또한 불임증에도 當歸芍藥散과 본 처방을 잘 사용하지만, 이 경우에도 앞에서 서술한 조건을 갖추고 있으면 매우 효과적이다.

응 용

(1) 月經不順, 子宮出血, 血道症, 갱년기장애, 불임증, 정신분열증 등으로 입술이 건조하고 손바닥에 열이 나거나, 下腹의 腹滿으로 고통받는 자

(2) 凍瘡, 乾癬, 進行性 指掌角皮症 등으로 손바닥이 화끈거리거나 건조한 자

유의점

◎ 吳茱萸의 분량이 많으면 복용하기가 힘들다. 1g 정도로 減量해야 한다는 견해도 있다.

◎ 多味인 것, 阿膠가 들어 있는 것으로 인하여 위장장애를 호소하는 자가 있다. 이 경우 六君子湯을 병용한다.

◎ 寺師睦宗씨에 따르면, 불임증 25건의 성공사례 중, 본 처방이 5명, 當歸芍

K6. 溫經湯

[成分 · 分量]

半夏	5.0
麥門冬	10.0
當歸	2.0
川芎	2.0
芍藥	2.0
人蔘	2.0
桂皮	2.0
牧丹皮	2.0
甘草	2.0
生薑(乾)	0.3
吳茱萸	3.0
이상 11味	32.3

cut. 500 → 250煎 달이고 난후 阿膠 2.0을 끓여 녹인다.

[効能 · 効果]

手足이 달아오르고 입술이 마르는 者의 다음의 諸症 : 월경불순, 월경곤란, 帶下, 갱년기장애, 불면, 신경증, 습진, 足腰의 냉감, 동상

[한마디]

● 芎歸膠艾湯(K33)과 本方을 자궁출혈에 사용하였을 경우 오히려 출혈이 증가하는 일이 있다. 이것은 陰陽의 차이로 생각하여 黃連解毒湯(K13) 등을 주면 좋다.

● 생강은 묵은 생강을 사용하는 것이 좋다.

● 金匱要略의 阿膠가 들어가는 다른 처방, 예를 들면 芎歸膠艾湯(K33) 등은 諸藥을 달인 후 阿膠를 넣어 녹이는데, 본방은 諸藥과 함께 阿膠를 달인다. 指針과 모순 되는데 과연 어느 것이 좋은가?

藥散이 18명이었다고 한다. 당귀작약산으로 위가 아프다고 호소하는 자에게는 溫經湯을 사용하고 있다.

문 헌

1. 細野史郎 등 · 漢方治療의 方證吟味(昭和53년) P.643
2. 大塚敬節 등 · 金匱要略講話 (昭和54년) P.542
3. 臨床漢方硏究會 · 漢方精撰百八方 (昭和40년) P.102
4. 龍野一雄 · 新撰類聚方 (昭和34년) P.358

K7. 溫淸飮

출 전

본 처방은 萬病回春(1590년경)에 기재되어 있으며, 비교적 새로운 처방처럼 여겨지지만, 내용은 黃連解毒湯(外台秘要方 · 750년경)과 四物湯(和劑局方 · 1100년경)을 合方한 것이다. 萬病回春에 실리기 전부터 하나의 처방명으로는 되어 있지 않았지만 꽤 오래 전부터 사용되고 있었던 것 같다.

구 성

當歸(甘溫), 川芎(辛溫), 芍藥(苦平), 地黃(甘寒)으로 이루어진 四物湯은 南宋時代 이후의 血虛의 기본적인 처방이 되었으며, 여러 加味方의 출발점이 되었다. 여기서 말하는 血虛란 氣虛의 반대개념 用語로, 단순히 피가 적은 빈혈과는 다르므로 주의해야 한다.

예를 들어, 햇볕이나 기온, 통풍 등 외적 조건이 좋은 환경이라도, 그것만으로 초목은 성장하지 않는다. 토양과 적당한 양분, 습도, 硬度 등이 없어서는 안 된다. 여기서 말하고 있는 「血」은 육체이며, 이것은 비료, 습도, 硬度 등을 갖춘 토양을 말한다. 햇볕이나 온도는 「氣」라고 생각하면 이해하기 쉬울 것이다.

심한 빈혈에 의해 피부나 손톱, 입술이 창백하게 되는 것은 氣가 虛한 것으로써 人蔘劑를 사용하거나 또는 인삼제와 사물탕을 함께 처방하거나 한다.

목 표

四物湯은 血行을 좋게 하여 血을 보충하기 때문에 여성(陰性)에게 많이 이용되며, 月經 불순이나 異常出血, 血行障碍에 좋다.

黃連(苦寒), 黃芩(苦平), 黃柏(苦寒), 山梔子(苦寒)로 이루어진 黃連解毒湯은 "三焦(上焦 · 中焦 · 下焦)의 火를 내린다."고 되어 있듯이, 充血, 염증, 過熱에 의한 출혈 등에 이용되고, 또한 精神興奮에 의한 불안초조나 心悸亢進, 不眠 등에도 응용할 수 있다.

이 두 가지 처방을 합친 溫淸飮은 각각의 장점 및 단점을 조화시킨 것이므로 정신 신경 방면에서 피부나 내장, 월경이상 등 넓은 범위에 이용할 수 있다. 즉 血行이 나쁘고, 동시에 血에 熱이 있는 상태가 피부에 있으면 당연히 피부는 빛깔이나 윤기가 나쁘고, 건조하게 되며, 때론 검붉게, 때로는 보라색처럼, 때로는 누런 흑색으로 변하여 出血斑을 수반하게 된다.

만성습진, 피부소양증, 蕁麻疹이나 女子 顔面再發性皮膚炎 등의 피부질환으

K7. 溫淸飮

[成分 · 分量]

當歸	4.0
地黃	4.0
芍藥	3.0
川芎	3.0
黃芩	3.0
山梔子	2.0
黃連	1.5
黃柏	1.5
이상 8味	22.0

cut. 500 → 250煎

[効能 · 効果]

피부에 윤기가 없고 上氣하는 者의 다음의 諸症 : 월경불순, 월경곤란, 血道症, 갱년기장애, 신경증

[한마디]

● 욱신거리는 瘡面 옆에 꺼끌꺼끌한 痂皮가 공존한다는 만성피부병에 최상의 藥方이다.

로, 이러한 상태에서 熱感이나 搔痒感을 수반하는 사람에게 적용한다.

또한 萬病回春에 쓰여 있는 "부인의 월경이 그치지 않거나 혹은 五色이 섞인 것 같은 豆汁과 같은 下物이 있어 面色이 痿黃하고, 배꼽 주위가 찌르는 듯이 아프며, 寒熱이 往來하여 出血이 멈추지 않는 者를 치료한다."와 같이, 異常出血이나 帶下에도 이용되지만, 그 밖의 출혈에도 이용할 수 있다. 다만 소화기능이 현저하게 저하된 사람에게는 좋지 않다.

기타 神經症이나 정신 흥분에 의한 粘膜의 출혈이나 궤양에도 응용한다.

응 용

(1) 諸出血, 子宮出血, 血尿, 衄血, 喀血 등에 이용한다.
(2) 皮膚搔痒症, 피부염. 습진, 蕁麻疹, 面皰, 肝斑, 黑皮症
(3) 베체트증후군(Bechet's disease)
(4) 神經症, 高血壓, 肝障碍
(5) 알레르기성 체질 개선

유의점

◎ 일반적으로 地黃이 배합되어 있는 처방은 胃에 정체된다고 하지만, 본 처방과 같이 黃芩, 黃連이 配劑되어 있으면 걱정할 필요가 없다.
◎ 局方의 地黃은 乾地黃이지만, 본 처방에서는 건지황을 술(酒)과 벌꿀(蜂蜜)로 修治한 熟地黃을 사용하고 싶다.
◎ 萬病回春에는 溫淸散이다.

문 헌

1. 增補萬病回春 (香港醫林書局版) 下卷 P.83
2. 大塚敬節 등 · 漢方診療醫典 (昭和44년) P.353
3. 細野史郎編 · 方證吟味 (昭和53년) P.614

K8. 溫膽湯

출 전

唐시대(618~907)의 千金方 卷12에 나와 있는 溫膽湯에는 茯苓이 들어 있지 않다. 茯苓이 들어간 溫膽湯은 宋시대(960~1279)의 三因方에 나온다.

구 성

온담탕의 처방 구성 중 半夏, 陳皮, 生薑, 茯苓, 甘草는 水毒을 없애는 기본 처방인 二陳湯이고, 여기에 淸胃, 順氣의 竹茹와 破氣의 지실을 첨가했다고 볼 수 있다.

목 표

千金方은 "중병(大病) 후의 노이로제나 불면증은 膽寒 때문에 일어나는 것이기에 溫膽湯으로 따뜻하게 하면 좋다."고 한다. 膽寒은 淡飮(水毒) 때문에 일어나므로 水毒을 溫散시키면 좋다고 한다.

水滯가 일어남에 따라 氣滯도 일어나는 것이 당연하고, 氣水의 증상인 心悸亢進, 우울증, 驚悸(잘 놀라는 증세) 등이 나타난다.

K8. 溫膽湯

[成分 · 分量]

半夏	4.0
生薑(乾)	1.0
陳皮	2.0
枳實	1.5
茯苓	4.0
竹茹	2.0
甘草	1.0
이상 7味	15.5

cut. 500 → 250煎

[効能 · 効果]

胃腸 쇠약자의 불면, 신경증

본 처방은 그 원인인 水滯를 처리함과 동시에 現象인 氣滯를 강력한 破氣劑로 제거하고자 하는 方意로, 특히 順氣, 破氣를 목적으로 하는 竹茹와 지실의 약효에 주목해야 한다.

竹茹는 큰 대나무(淡竹) 줄기의 外皮를 제거한 후의 껍질로, 중간의 흰 부분은 이용하지 않는다. 氣味는 甘微寒이라고 하나, 먹어보면 약간 쓴 정도로 그렇게 강한 약효가 있어 보이지 않지만 생리활성을 조사해보면 흥미 있는 반응이 나타난다고 하므로 앞으로 기대해 볼만하다. 同식물의 동일한 부분을 말려서 채취한 竹瀝은 뇌졸중 등의 후유증인 中風의 口噤反張을 順氣하여 완화시키는 작용이 있다. 竹茹도 그 정도는 아니지만 順氣, 鎮靜 효과가 있다고 본다.

지실도 破氣 효과가 있으며, 結實을 깨뜨리거나 또는 破堅이라는 말로 약의 효능을 나타내고 있지만, 氣滯를 解除하는 것에 지나지 않는다.

귤속에 공통되게 존재하는 성분으로서 시네프린(synephrine)이 최근 주목받고 있지만, 靑皮가 가장 강력하고, 枳實이 그 다음을 잇고 있다. 이 성분의 생리활성이 破堅이나 破氣라는 약의 효능과 어떤 관계가 있는지는 아직 분명하지 않지만, 竹茹와 지실의 두가지 맛이 첨가됨에 따라 二陳湯으로는 불가능한 불면증의 치료 및 흥분을 진정시키는 등의 효능이 있는 것은 주목할 만하다.

물론 二陳湯은 위가 약한 사람에게 적절한 처방이기 때문에, 溫膽湯도 胃腸허약자에게 안심하고 사용할 수 있다.

[한마디]
●病後의 불면에는 麥門冬, 人蔘의 加味가 좋다고 淺田門에서는 말하고 있다. 이것은 生脈散(辨惑論-人蔘, 麥門冬, 五味子)을 合方한 것이 된다. 別包를 권한다.

응 용

(1) 불면증, 허약한 사람의 불면, 질병 후의 불면.

(2) 心悸亢進症, 우울증, 위장 장애.

유의점

◎ 竹茹와 지실이 주성분이므로 특히 약재 선택에 주의한다. 竹茹는 가끔씩 竹細工의 부산물인 竹屑을 들여오기도 하는데, 異物이 혼합되기 쉬우므로 피해야 한다. 중국산 정품은 아니더라도, 특별히 藥用으로 조제된 것을 선택해야 한다.

◎ 지실은 아직 완전히 익지 않은 것을 약용으로 조제하기 때문에 때때로 땅에 떨어진 과일이 섞이기도 한다. 또한 건조하는 과정에 부패된 것도 있다. 이러한 것들은 이상한 냄새와 맛이 나므로 피해야 한다. 향기로운 냄새가 나는 것을 선택해야 한다.

◎ 심하게 흥분할 경우 黃連, 酸棗仁을 가미하는 경우가 많다. 別包로 투여하든가 혹은 竹茹溫膽湯(K132)을 선택한다.

문 헌

1. 千金要方 (臺灣・國立中國醫藥研究所版) P.217
2. 大塚敬節 등・漢方診療醫典 (昭和44년) P.354
3. 淺田宗伯・勿誤藥室方函口訣 (明11) 上卷72丁
4. 下津壽泉・校正衆方規矩(寬保2) 下卷4丁
5. 三川湖・生藥의 分解酵素阻害作用 팔마시아 Vo1.17, No.5(1981)

K9. 黃耆建中湯

출 전

金匱要略의 血痺虛勞編에 나와 있다. 원전은 "虛勞로 배가 아프고 諸不足한 것이 黃耆建中湯의 主治이다."고 되어 있다.

虛勞를 너무 피곤해서 體力이 없다고 생각하거나, 病名으로서 결핵 초기의 肺浸潤이나 肺門淋巴線腫張 등을 의미하는 虛勞病이라고 생각하는 두 가지 설이 있지만 어찌되었든 궁극적으로는 동일하다.

諸不足이라는 말도 여러 가지 기록할 수 없는 모든 것의 부족이라고 해석하거나 氣血陰陽 모두 부족하다고 해석하기도 한다.

구 성

小建中湯에 黃耆를 첨가한 것이다. 황기는 氣를 보충하고, 陽을 돕는 약물로, 衛氣를 實하게 하여 表를 고정시키고, 기운을 따뜻하게 하여 陷을 들어올린다고 한다. 小建中湯은 몸 안의 氣를 보충하는 처방이므로, 黃耆의 加味에 의해 안팎의 氣를 보충한다.

목 표

諸不足이라는 것을 氣血陰陽이 모두 부족하다고 해석하면, 後世方의 陰陽 모두 虛한 것에 사용하는 十全大補湯과 견줄 만 하다.

무슨 이유인지 몸에 기운이 없고, 땀이 쉽게 나오며, 복통이 있거나, 설사나 변비가 있거나, 혹은 입안이나 입술이 건조하고 腹滿이 있는 자를 목표로 하면 病名 여하를 막론하고 사용할 수 있다. 또한 다리(脚)가 약해서 무릎이 흔들흔들하는 자에게도 좋다.

응 용

(1) 自汗, 盜汗하고 전신이 허약한 자
(2) 궤양, 瘻管, 中耳炎, 축농증, 치루, 臍炎 등으로 옅은 분비물이 많이 있는 자
(3) 감기에 걸리기 쉽고 기침이 멈추지 않는 것을 고친 사례가 있다.
(4) 腹痛, 腰痛에 사용한 예가 있다.
(5) 결핵성복막염으로 腹滿腹痛시에 사용한 예가 있다.
(6) 더위를 먹거나 손발이 나른하며 숨이 차고 갈증을 느끼는 자.
(7) 폐결핵의 경증 또는 回復期의 虛勞를 치유하기 위해 人蔘湯을 加하여 사용한 예가 있다.
(8) 폐기종(肺氣腫)으로 숨이 찰 경우 人蔘半夏를 加하여 사용한 예가 있다.

유의점

◎ 뭐라고 해도 黃耆가 主藥이기 때문에 최고의 품질을 선택해야 한다.

문 헌

1. 荒木性次 · 新古方藥囊 (昭和47년) P.493
2. 龍野一雄 · 新撰類聚方 (昭和34년) P.41
3. 大塚敬節 · 最近의 治驗 · 漢方과 漢藥 10권10호, P.14(昭和18년)

K9. 黃耆建中湯

[成分 · 分量]

桂皮	3.0
大棗	3.0
芍藥	6.0
甘草	3.0
生薑(乾)	1.0
黃耆	1.5
이상 6味	17.5

cut. 500 → 250煎
煎液을 여과하여 膠飴 20.0을 녹인다.

[効能 · 効果]

신체허약으로 쉽게 지치는 者의 다음의 諸症 : 허약체질, 病後의 쇠약, 수면 시 식은땀을 흘림

[한마디]

● 盜汗(수면 시 식은땀을 흘림)이라고 들으면 먼저 본방을 선택한다.
● 어쨌든 힘들다고 하는 사람에게는 망설이지 말고 본방을 사용한다.
小建中湯을 사용하려 생각했을 때 본방이 좋은 경우도 있다.
● 生薑은 묵은 생강 3.0을 넣는 것이 좋다.
● 甘草는 炙甘草를 사용하는 것이 원칙이다.

4. 大塚敬節 · 漢方經驗錄 · 漢方과 漢藥 10권 3호, P.46(昭和18년)
5. 大塚敬節 · 咳嗽疾患에 관하여 · 漢方과 漢藥 9권 10호, P.22(昭和17년)
6. 矢數道明 · 腹膜炎을 말한다 · 漢方과 漢藥 8권 9호, P.55(昭和16년)

K10. 黃芩湯

출 전

傷寒論의 太陽下篇에 "太陽病과 少陽病을 동시에 앓고 있는 경우, 즉 두통이 있고 發熱 · 惡寒이 나는 것과 동시에, 입이 쓰고 목(咽)이 건조하며, 어지러운 상태에서 설사를 하는 자에게는 黃芩湯을 준다."고 적혀 있다.

그러나 반드시 오한 · 발열 · 두통 등의 표증 증상이 나타나야 하는 것은 아니며, 心下痞하여 배가 당기는 설사에 사용하는 경우가 있다고 類聚方廣義에 적혀 있다.

구 성

芍藥과 甘草는 芍藥甘草湯으로 배의 拘攣을 나타내고 있다. 黃芩은 消炎解熱劑로, 芍藥甘草湯과 협력하여 腸과 胃의 열을 맑게 하면서 裏急, 腹中痛, 下痢를 치료한다.

목 표

갈근탕의 證에도 發熱 및 惡寒, 설사의 증상이 있어서, 본 처방과 혼동하기 쉽다. 그러나 葛根湯의 경우에는 복통이 적고 설사에는 효과가 없는 것에 비해, 본 처방은 복통이 있는 경우가 대부분이며 아주 심한 경우도 있다. 裏急後重(대변을 자주 보게 되고 본 후에는 항문의 가장자리와 아랫배가 아픈 병)도 반드시 수반되며, 점액의 변이나 血便이 나오는 경우도 있다.

太陽病은 表熱로서, 發熱 · 惡寒 · 頭痛 · 身體痛의 증상이 있다. 少陽病은 胸脇苦滿, 心下痞, 嘔, 食慾不振, 口苦, 咽乾, 目眩 등의 증상이 있다.

黃芩湯은 태양병, 양명병이 복합하여 나타나는 경우로, 태양병이나 소양병에도 없는 복통, 설사 증상이 나타난다. 이 증상은 합병증이 일어난 경우에 각 병의 증세들이 동시에 나타나는 것으로, 앞에서 기술한 갈근탕의 설사도 틀림없이 太陽陽明合病 증으로 인한 설사이다.

응 용

(1) 급성장염, 대장염, 소화불량, 감기나 유행성 독감 등에 의한 발열, 설사, 복통, 粘液便이나 血便이 있는 경우, 혹은 오한 · 두통 등의 증세나 裏急後重(대변을 자주 보게 되고 본 후에는 항문의 가장자리와 아랫배가 아픈 병)이 있는 자
(2) 급성맹장염, 附屬器炎으로 복통이 있으며, 血熱症狀을 수반하는 자

유의점

◎ 가장 주의해야 하는 것은 葛根湯의 설사이다. 갈근탕의 설사는 水瀉性, 一過性인데 반해 본 처방은 裏急後重(묵직한 배)에 해당한다.
◎ 淺田口訣에서는 「少陽部位 설사의 神方」이라고 한다. 오한, 두통으로 복

K10. 黃芩湯

[成分 · 分量]

黃芩	4.0
芍藥	3.0
甘草	3.0
大棗	4.0
이상 4味	14.0

cut. 500 → 250 煎

[効能 · 効果]

寒氣, 發熱, 腹痛, 명치의 막힘 등 어느 것을 동반하는 다음의 諸症 : 설사, 胃腸카타르

[한마디]

● 급성 설사라 하면 먼저 떠올려야한다.
● 구역질이 있으면 黃芩加半夏生薑湯(傷寒論)이 좋으므로 半夏 5.0과 生薑(生用) 3.0을 別添하면 좋다.

통을 호소하면 우선 본 처방을 기억해야 한다.

◎ 黃芩 이외의 配合藥物은 모두 補劑이다. 따라서 瀉劑로서의 작용은 약하다. 瀉劑의 정도를 강하게 하는 경우에는 大黃을 加한다.

◎ 黃芩은 바이칼린(baicalin), 바이칼레인(baicalein) 등의 플라본 유도체를 포함하고 있다. 이들에게는 抗炎症作用, 모세혈관투과성 억제작용, IgE 항체생산억제작용 등이 알려져 있지만, 본 처방의 경우 이러한 藥理作用만으로서는 설명할 수 없다. 또한 黃芩이나 바이칼린의 단독 투여로서는 병의 치료에 좋은 효과를 얻을 수 없다. 역시 漢方藥이라는 복합작용 속에서 그것들의 작용을 기대해야 할 것이다.

문 헌

1. 龍野一雄 · 漢方入門講座 (昭和31년) P.1072
2. 龍野一雄 · 新撰類聚方 (昭和34년) P.179
3. 久保道德 · 漢方臨床藥學 P.77

K11. 應鐘散料

출 전

應鐘散이란 생소한 이름이지만 芎黃散의 別名이다. 古方 중흥의 시조라 할 수 있는 吉益東洞은 萬病一毒說을 주창했고, 古方을 운용하는데 있어서, 大黃劑, 水銀劑 등의 攻擊藥을 散劑 또는 丸劑로 조제하여 겸용하였다. 유명한 東洞十二管丸散이 이것이다.

十二管이라는 것은 淮南子의 天文訓에 있는 말로서, 四時十二律二十四節의 十二律을 지칭한다.

大簇, 夾鐘, 姑洗, 仲呂, 蕤賓, 林鐘, 夷則, 南呂, 無射, 應鐘, 黃鐘, 大呂 등이 각각 지금까지 있었던 丸散處方을 개조하여 이름을 붙인 것이다.

구 성

應鐘散은 川芎과 大黃의 2味로 구성되어 있고, 원래는 같은 양의 혼합물을 散으로서 1회 1~2g 복용한다. 湯(煎藥)으로서는 대황 1g, 천궁 2g을 1일 양으로 하고 있다.

목 표

單方으로 이용되는 경우는 드물며, 대부분 大柴胡湯이나 갈근탕과 합방하거나 겸용한다. 그 중에서도 갈근탕과 함께 사용하는 경우가 가장 많으며, 갈근탕의 證인 두통이나 어깨 결림이 있으면 병명에 관계없이 사용된다.

眼科疾患, 예를 들면 麥粒腫, 眼瞼緣炎, 淚囊炎, 結膜炎, 虹彩炎 등의 초기에 염증, 충혈이 있으면 자주 사용한다.

또한 머리 부위나 顏面 등의 炎症에 桂枝가 들어가 있는 처방을 이용하는데, 이러한 경우, 桂枝는 일시적으로 上部의 염증을 증가시킬 수도 있으므로, 芎黃散을 겸용하는 경우가 많다.

K11. 應鐘散料

[成分 · 分量]

大黃	1.0
川芎	2.0
이상 2味	3.0

cut. 500 → 250 煎

[効能 · 効果]

변비, 변비에 동반하는 上氣 어깨결림

[한마디]

● 粉末이 허가되어서 다행이다. 원래 吉益東洞 創案의 「東洞十二管丸散」으로 丸劑였기 때문이다.

● 葛根湯加芎黃, 苓桂朮甘湯加芎黃이 유명하다. 葛根湯加芎黃은 肩背拘急에 苓桂朮甘湯加芎黃은 心下支飮으로 頭暈하여 눈이 빨간 사람에게 좋다. 耳鳴에도 좋다.

응 용

(1) 眼疾患의 充血, 炎症
(2) 頭部濕疹, 脂漏性濕疹
(3) 副鼻腔炎, 치통, 어깨 결림 등으로 便秘가 있는 자

유의점

◎ 본 처방은 單方으로 사용하는 경우는 거의 없지만 다른 처방과 함께 처방하거나 處方속에 집어넣는 일없이, 각각의 藥方으로서 조합하여 판매해야 한다.

◎ 예를 들어 葛根湯과 合方하고 싶은 경우, 어디까지나 갈근탕은 갈근탕으로써 製劑하며, 應鐘散은 應鐘散으로써 제제하며 별포로 판매해야 한다. 이러한 경우 달인 물의 분량은 약간 많은(600cc 정도) 정도로 하며, 別包 그대로 동시에 달이면 좋다.

◎ 瀉下作用을 요하는 경우에는 용법에 규정된 양의 반 정도까지 달여 채우는 것이 아니라, 아주 담백하게 달여야 하고, 규정 양의 20% 정도로 달이는 (500ml를 400ml로) 것이 좋다. 왜냐하면, 大黃의 성분인 센노사이드(sennoside)의 분해를 막기 위해서이다.

◎ 川芎이 많을 경우 개인에 따라 차이가 나지만, 嘔氣를 호소하는 경우가 있다. 이것도 담백하게 달임으로써 방지할 수 있지만, 때로는 천궁을 감량해야 할 때도 있다.

문 헌

1. 大塚敬節 등 · 漢方診療醫典 (昭和44년) P.214~229
2. 淺田宗伯 · 勿誤藥室方函口訣 (明11) 下卷 36丁
3. 湯本求眞 · 皇漢醫學 (昭和2년) 3卷 P.497~499

K11-①. 應鐘散

출 전

楊氏家藏方에 「芎黃円」이 있다. 『治風熱壅盛, 頭昏, 目赤, 大便艱難』이라 쓰여 있다.

구 성

원래는 大黃과 川芎 두가지를 等量으로 하는 것이다. 천궁이 일본과 중국에서는 原植物이 다르기 때문에 川芎을 다량 첨가하는 것은 약간 불안감이 든다. 앞으로 이것에 주목하고자 한다.

목 표

大黃은 가열하지 않았을 경우에는 瀉下作用이 강력하다. 달인 탕약인 11번 처방은 瀉下作用이 약한 대신에 消炎作用이 강하다. 그래서 이들을 분리하여 처방하는 것이 필요하며, 11-①의 粉末은 변비약으로서, 변비가 생기면 두통을 호소하는 사람에게 적합하다.

K11-①. 應鐘散

[成分 · 分量]

大黃末	1.0
川芎末	2.0
이상 2味	3.0

混合하여 1包, 頓用(둔용)

[한마디]

● 芎黃散(궁황산)이라고도 한다.

K12. 黃連阿膠湯

출 전

傷寒論의 少陰病篇에는『少陰病이 되어 2, 3일 이상 경과했을 때, 홍분, 上氣, 逆上, 狂躁, 不眠, 煩躁, 心悸亢進 등의 心中煩 증상을 일으켜, 가만히 누워있을 수 없을 경우에는 黃連阿膠湯을 복용해야 한다.』고 적혀 있다.

원 처방에서는 黃連, 黃芩, 芍藥, 阿膠 이외에 卵黃 半個가 들어 있다.

구 성

心中煩을 血熱이라 판단하여 黃芩, 黃連을 사용했다. 血熱에 따른 血燥에 아교를 配劑하고 있다. 卵黃은 阿膠와 동일하게 血燥를 제거하기 위한 것이지만, 일반적으로는 사용되지 않는다.

목 표

大黃·黃連·黃芩으로 구성되어 있는 三黃瀉心湯과 비슷하다는 점에서, 少陰病의 瀉心湯이라 일컬어지고 있다. 少陰病은「但欲寐(정신이 흐릿하여 지는 듯한 상태)」는 것이 핵심이지만, 본 처방은 少陰病이면서, 心中煩해서 누울 수 없는 상태이다. 그 만큼 心煩은 뿌리가 깊으며, 열기나 홍분으로 머리가 띵한 느낌뿐만 아니라 顔面紅潮, 홍분성이나 狂燥性 心悸亢進을 나타낸다. 심한 예로서는 腦症의 경우도 있다. 게다가 虛候를 띠고 있어 모든 증상이 實證이 아닌 것이 瀉心湯과 구별되는 점이다.

또한 喀血, 吐血, 衄血, 痔出血 眼出血 등에 瀉心湯이 사용되는 것과 같이, 心中煩과 虛狀을 목표로 본 처방은 사용된다.

특히 만성질환의 응용으로서, 瀉心湯이나 黃連解毒湯이 피부질환에 사용되는데, 黃連阿膠湯도 마찬가지로 사용한다. 陰陽에 차이가 있으므로 가려움증을 心煩으로 간주하여 黃連解毒湯을 사용하여 효과를 보지 못한 경우에, 음양을 혼동했으므로 본 처방을 사용하거나, 또한 초조함과 가려움을 陽性, 좀이 쑤시는 것과 가려움을 陰性으로 구별하여 사용하면 좋다.

응 용

(1) 폐렴, 티푸스, 麻疹, 溶連菌症, 丹毒, 腦出血, 腦炎 등에 의해 高熱, 煩躁, 不眠, 譫妄, 胸中熱感 등을 호소하고, 虛候를 띠어 瀉心湯으로 처방하기 어려운 자.
(2) 히스테리, 노이로제, 고혈압증, 정신분열증 등에 의해 不眠, 煩躁, 홍분, 動悸, 頭重, 열기·홍분으로 머리가 띵하거나 耳鳴, 어깨 결림, 胸苦熱感 등을 호소하며 虛候를 띠어 瀉心湯으로 처방하기 어려운 자
(3) 衄血, 吐血, 喀血, 眼出血, 血尿 등에 의해 心煩을 수반하여 처방하기 어려운 자
(4) 大腸炎, 赤痢, 直腸潰瘍 등에 의해 설사하고 心煩 또는 便에 膿血이 섞여 나오는 자
(5) 小便淋瀝하여 小便熱湯과 같이 뜨겁게 느끼는 자
(6) 피부소양증, 乾癬, 피부염, 비달(widal)苔癬 등으로 인해 심하게 가렵고

K12. 黃連阿膠湯

[成分·分量]

黃連	4.0
黃芩	2.0
芍藥	2.0
이상 3味	8.0

cut. 240 → 80煎

煎液에 阿膠 3.0을 끓여 녹여서 조금 식히고 나서 卵黃 1개를 섞는다.

[効能·効果]

冷症으로 上氣하고 불면 경향인 사람의 다음의 諸症 : 코피, 불면증, 까칠한 피부의 가려움

[한마디]

- 少陰病은 「但欲寐」라는 것이 提綱인데 少陰病이면서 안절부절못하고 잘 수 없는 것이 본 방이다.
- 젤라틴(gelatin)은 소량의 물로 膨潤시키고 나서 煎液에 넣으면 좋다.

[追補]

1992년 6월 24일付 厚生省 藥務局長 통지에 의해 종래의 阿膠 대신 젤라틴(gelatin)의 사용이 지정되어 있던 것을 阿膠사용으로 개정되었다.

환부가 빨갛고 건조한 자

유의점

◎ 피부병에 적용할 경우에는 發疹이 작고, 隆起가 그다지 없는 것, 불그스름하며, 乾燥해야 한다.

◎ 泌尿科疾患에 응용할 경우에는 猪苓湯을 함께 처방하면 한층 더 효과를 볼 수 있다.

◎ 風土病에 필라리아蟲症(filaria)이 있지만, 저령탕을 함께 처방하면 특효가 있다고 恩師이신 長倉音藏 선생이 자주 말씀했다. 희귀한 병이지만 기억해두면 손해 보는 일은 없을 것이다.

문 헌

1. 龍野一雄・漢方入門講座 (昭和31년) P.1069
2. 龍野一雄・新撰類聚方 (昭和33년) P.173
3. 大塚敬節・漢方診療30年 (昭和34년) P.369

K13. 黃連解毒湯

출 전

肘後方(350년경・葛洪)에 『심한 열, 心下煩悶, 실성한 듯한 헛소리, 벌떡 일어나 달아나는 현상, 煩嘔, 불면증을 고친다』고 되어 있는 것이 最古의 출전인 듯 하다.

勿誤藥室方函口訣에는 『이 처방은 胸中熱邪를 淸解하는 聖劑로서 일명 倉公의 火劑라고 한다』고 적혀 있다. (倉公은 BC180년경의 名醫)

구 성

三黃瀉心湯에서 大黃을 제거하고 黃柏, 山梔子를 부가한 처방이기 때문에 瀉心湯과 유사한 처방이라 생각된다.

黃連은 주로 가슴이나 中焦의 火를 瀉하며, 黃芩은 주로 폐나 上焦의 火를, 黃柏은 주로 腎과 下焦의 火를, 산치자는 주로 五臟의 遊火를 瀉한다고 되어 있다. 어느 것이나 氣味는 苦寒으로 소염, 진정, 이뇨작용이 있다.

목 표

實熱에 의한 염증・충혈・홍분을 수반한 모든 증상을 목표로 한다. 즉

(1) 초조하고 불안하여 잠을 잘 수 없고 胃部가 답답하다.
(2) 上腹部에 통증이 있으며, 心下部가 팽만하여 당긴다.
(3) 두통, 耳鳴, 血壓亢進이 있다.
(4) 吐血, 鼻出血, 下血 등의 출혈이 있는 것.
(5) 그 외 가슴앓이, 手足이 뜨거워지는 등의 증상도 있다.

蕉窓方意解(和田東郭著)에는 『이 처방은 半表半裏(柴胡劑에 따름)의 熱도 아니며, 또한 石膏, 知母, 맥문동, 粳米類에 의해 淸凉潤燥하는 肉中의 熱도 아니며, 또한 대황, 芒硝에 의해 효과를 볼 수 있는 裏實의 熱도 아니라고 적혀 있다. 이 湯이 적용되는 증상은 병이 오래되어, 흔히 殘熱餘熱 정도의 熱로, 피부

K13. 黃連解毒湯

[成分・分量]

黃連	1.5
黃芩	3.0
黃柏	3.0
山梔子	3.0
이상 4味	10.5

cut. 500 → 250 煎

[効能・効果]

비교적 체력이 있고, 上氣하는 기미가 보이고, 안색이 붉고, 안절부절 못하는 경향이 있는 다음의 諸症 : 코피, 불면증, 노이로제, 위염, 숙취, 血道症, 현기증, 動悸

[한마디]

・뭐라 말할 수 없는 가슴답답함이 「心下煩悶, 煩嘔」이다. 여기에 안색이 붉고 上氣가 보이면 바로 이것이다.

● 腦動脈硬化性의 노인성 치매에 奏效하다고 말한다.

표면은 그렇게 심한 열도 아니고, 底가 강하고 끈질긴 熱候를 표적으로 해야 한다. 이것을 이름하여 오래된 열이라 한다.

따라서 기간이 짧고 기세 좋은 강한 열에는 이용하지 않는다. 또한 老小에 한정하지 않고 肌膚枯燥하여 부석거리는 손바닥을 표적으로 하며 ……중략…… 그러나 이 증상은 實火 증상이며 虛火는 아니다. 따라서 滿腔上은 心下에 攣縮하고, 任脈水分(經穴의 명칭)은 動悸하지 않으며, 그 脈이 沈細 또는 軟弱하지만 힘이 있다』고 되어 있다. 雜病이나 만성병이 있는 경우에 적용한다.

응 용

(1) 急性熱性의 각종 出血(喀血, 토혈, 衄血, 子宮出血, 下血, 痔出血, 腦出血 등)
(2) 고혈압증, 불면증, 신경증, 정신병, 血道症
(3) 위염, 위궤양, 胃酸過多症
(4) 피부소양증, 酒査鼻, 肝斑
(5) 宿醉의 예방과 치료.

어느 경우나 정신적인 흥분이나 불안감이 있어 안정되지 않으며, 국소적으로 充血炎症이 인정된다. 心下部에 답답한 막힘이 있으면 적절한 효과를 볼 수 있다. 또한 解毒湯이라고 명명되는 것은 체내의 해독작용을 높이는 것에서 유래하고 있다.

合方, 加減方이 다수 존재하며, 이것을 繁用한 것이 후세의 기본 처방이다.

유의점

◎ 본 처방을 止血에 이용하는 때에는 冷服해야만 한다.

◎ 술을 마시기 전에 한번 마셔두면 해독작용을 하거나 술에 강해진다. 음주 후, 나쁜 기운이 올라와 옷을 벗어도 안정되지 않을 때가 있다. 이럴 때 黃連解毒湯을 冷服하면 좋다.

◎ 粉末일 경우 黃解散이라 하며, 丸藥일 경우 黃解丸이라 한다. 성분 및 약효가 동일하다.

문 헌

1. 臨床漢方研究會・漢方精撰百八方 (昭和40년) P. 190
2. 細野史郎 등・方證吟味 (昭和53년) P.9, 116
3. 淺田宗伯・勿誤藥室方函口訣 (明11) 上卷37丁뒤.
4. 和田東郭・蕉窓方意解
5. 肘後備急方・葛洪 (臺灣・集文書局版) P.38

K13-①. 黃連解毒散

출 전

外台秘要에도 나와 있기 때문에 일단 「外台」가 출전이라고 해두자. 분말로 사용하는 경우 「黃解散」이라 한다. 湯本求眞 선생의 「皇漢醫學」에서는 이것에 大黃을 덧붙여 제2 黃連解毒湯이라 하며, 黃連散과 三黃散을 合方하여 사용하

K13-①. 黃連解毒湯

[成分・分量]

黃連末	1.0
黃芩末	1.5
黃柏末	1.0
山梔子末	1.0
이상 4味	4.5

혼합하여 分3, 1일 3회

고 있다.

목 표

분말이므로 손쉽게 사용할 수 있다. 葛根湯, 소시호탕 등과 겸용하는 경우가 많다. 특히 소시호탕을 湯液으로 황해산을 분말로 사용하면, 醫學正傳의 柴胡解毒湯과 동일해 진다. 少陽陽明의 合病으로 흉중에 열이 가득하고 咽喉에 瘡腫과 靡爛이 생기거나 頭部濕珍 등이 만성화 된 경우, 혹은 잘 낫지 않는 피부병에 좋은 효과가 있다.

[한마디]
●酒前에 本方 酒後에 五苓散은 筆者 40年來의 愛用方이다.

K14. 黃連湯

출 전

상한론의 太陽 下編에 「傷寒으로 胸中에 열이 있고 胃中에 邪氣가 있으며 腹中痛, 嘔가 있는 자는 黃連湯이 主治한다.」고 되어 있다.

구 성

半夏瀉心湯의 黃芩을 桂皮로 바꾸고, 黃連을 증량한 처방이다. 계피는 溫中의 의미로 千金의 生地黃湯의 계피와 마찬가지로 腹痛에 이용되고 있다. 黃連은 心下痞의 의미가 아니라 胸中의 淸熱 때문에 분량을 증가시킨 것이다.

목 표

半夏瀉心湯과 유사하지만, 계피, 감초, 인삼, 乾薑이 갖추어져 있으므로 오히려 桂枝人蔘湯의 方意를 생각하는 쪽이 좋을지도 모른다. 계지인삼탕은 表熱裏寒에 의해 發熱頭痛 등의 表證이 있음에도 불구하고 설사를 한다. 黃連湯은 그 表와 裏의 폭이 좁게 되는 證, 즉 表證이 胸中熱의 半表半裏證이 되어 裏證이 약간 가벼워진 것으로 보인다. 龍野一雄 선생은 지금까지 上熱下寒이라 했던 본 처방의 證을 上熱中寒으로 고쳐야한다고 주장했다.

흉중에 열이 있기 때문에 혀에는 白苔가 끼며, 때때로 안쪽에 黃苔가 끼는 경우도 있으며 입 냄새가 난다. 惡心과 구토가 심하고 嘈雜과 복통에 더하여 설사를 하는 경우도 있다.

언뜻 보면 小柴胡湯과 비슷하기도 하고, 半夏瀉心湯으로 착각 할 수 있는 증상이다. 그러나 柴胡劑는 胸脇苦滿이 있지만, 본 처방에는 心下의 痞鞭은 있어도 胸肋部의 증상은 없다. 또한 반하사심탕의 복통은 그만큼 격심하지 않으며, 腹鳴이나 설사가 主가 되는데 반하여 본 처방에는 腹鳴은 없다.

그 중에서도 혀의 안쪽에 붙어있는 끈적끈적한 느낌의 두꺼운 白苔는 한번 기억하면 잊어버릴 수 없는 舌苔이다. 여러 가지 병에 의해 嘔氣가 있어 모든 약이 듣지 않는 경우, 이 舌苔만을 목표로 하여 효과를 얻는 경우가 있다. 그때 腹痛이 있으면 한층 더 효과를 볼 수 있다.

응 용

(1) 위염, 장염, 위장염, 콜레라, 소화불량, 自家中毒, 膽石, 회충, 급성맹장염 초기 등에 의해 구토나 복통이 모두 현저한 자

(2) 위산과다증, 위궤양, 위암, 십이지장궤양 등에 의해 胃部疼痛이 있거나

K14. 黃連湯

[成分·分量]

黃連	3.0
乾薑	3.0
桂皮	3.0
半夏	5.0
甘草	3.0
人蔘	3.0
大棗	3.0
이상 7味	23.0

cut. 500 → 250煎

[効能·効果]

胃部의 停滯感과 重壓感, 食慾不振이 있는 자의 다음의 諸症 : 急性胃炎, 숙취, 口內炎

[한마디]

●상당히 두꺼운 舌苔가 붙어있으면 본방이라 생각하고 胃痛, 복통의 有無는 그다음 문제이다.
메스꺼움이 어떤 약으로도 낫지 않는 것에 시도해 보아야한다.
●半桂 連參, 薑甘棗
●乾薑은 乾生薑이 좋다.
●甘草는 본래 炙甘草이다.

구토, 명치언저리의 쓰리고 아픔, 噯氣 혹은 吐血하는 자
(3) 숙취로 惡心, 구토, 흉중 불쾌하고, 혹은 위통을 수반하는 자
(4) 齒痛, 口內炎, 口角糜爛(진무름), 口臭 등에 현기증이 있으며, 心下痞鞕, 足冷 등을 수반하는 자
(5) 노이로제, 간질, 血道症 등에 心煩身熱하거나 혹은 頭痛腹痛을 수반하는 자
(6) 폐결핵에 의해 신경증상이 강하고 心煩身熱하는 자
(7) 피부병에 의해 煩熱, 가려움증이 심하고 胃中에는 반대로 냉기가 있는 자

유의점

◎ 原方은 5회로 나누어 복용하게 되어 있다. 常法의 1일 3회 食前복용에 밤 2회의 복용을 추가하는 편이 좋다.

문 헌

1. 龍野一雄・新撰類聚方 (昭和34년) P.177
2 淺田宗伯・勿誤藥室方函口訣 (明11) 上卷35丁

K15. 乙字湯

출 전

黃門氏로 유명한 水戶藩의 侍醫에 原南陽이라는 사람이 있었다. 이 사람은 戰陣에서의 衛生法이나 救急法을 이야기한 「砦草」의 저자로서 알려져 있는데, 마찬가지로 그 著作의 「叢桂亭醫事小言」에 戰陣에서 자주 사용될 수 있는 처방 4종류를 만들어 甲, 乙, 丙, 丁이라 명칭했다.

甲字湯은 打撲傷이나 挫創의 내복약으로서의 瘀血을 처리하는 桂技茯苓丸의 변형된 처방이다.

乙字湯은 夜營 등으로 몸을 차게 한 결과 순환장애로 생기는 痔疾을 고치는 처방으로, 이것은 小柴胡湯의 변형된 처방이라고 볼 수 있다.

丙字湯은 노이로제에, 丁字湯은 暴飮暴食으로 인해 일어나는 위확장증에 쓰인다.

구 성

原南陽이 創製한 때에는 柴胡, 黃芩, 大棗, 생강, 감초, 升麻, 대황의 7味였다. 소시호탕은 시호, 황금, 반하, 생강, 대조, 감초, 인삼의 7味이기 때문에 古方의 입장에서 말하면 본 처방은 小柴胡湯去半夏・人蔘 加升麻・大黃으로 보인다.

上中焦에 專門의 半夏와 人蔘을 제외하고, 下焦의 鬱熱을 내리게 하는 대황과, 소진한 기를 회복하게 하는 升麻를 넣은 것이다.

淺田宗伯은 또한 大棗, 생강을 제외하고 活血止痛의 當歸를 첨가했다. 현대에서는 이 淺田宗伯의 처방을 乙字湯이라 부르게 되었다.

목 표

치질의 內的成因은 門脈血의 循環障碍라고 극언하는 견해도 있다. 그러므로 말초혈관의 확장이나 循環强化를 목적으로 하는 치질의 內服藥이 점차 나타났

K15. 乙字湯

[成分・分量]

當歸	6.0
柴胡	5.0
黃芩	3.0
甘草	2.0
大黃	0.5
升麻	1.5
이상 6味	18.0

cut. 500 → 250 煎

[効能・効果]

대변이 딱딱하고 변비 경향이 있는 者의 다음의 諸症 : 痔核(사마귀痔), 斷片痔, 便秘

[한마디]

● 鬱血이 심할 때는 血證으로서 桂枝茯苓丸併用도 좋다.
● 어쨌든 甘草多量을 잊어버리지 않도록 甘草 3g을 別添
● 炙甘草를 사용하면 부작용이 적어진다.

다가, 다시 사라져가는 것은 腹部血의 主循環 기관인 門脈循環에 대한 것을 고려하지 않았기 때문이다.

간경변이나 만성간염 시에 일어나는 痔靜脈의 바이패스(bypass) 순환의 가벼운 상태가 모든 치질에 발생한다고 생각하고, 柴胡나 黃芩의 消炎作用을 솜씨좋게 이용한 것이라 하겠다.

淺田口訣에 『감초를 다량으로 하지 않으면 효과가 없다.』고 적혀 있듯이 甘草가 적으면 효과를 기대할 수 없으므로 최대한 양질의 甘草를 사용해야한다.

일반적으로 乙字湯은 賣藥으로의 효과는 적다고 하지만, 그것은 甘草의 양이 적거나 또는 품질이 거칠고 나쁜 것이 원인이므로, 이는 본 처방의 본질을 충분히 적용하고 있지 않기 때문이다.

응 용

痔核으로 인한 강한 통증에 좋다. 또한 격렬한 아픔에는 감초를 달여 환부에 따뜻하게 찜질하여야 한다. 瘀血이 심하면 桂枝茯苓丸을 併用하고, 빈혈이 있으면 補中益氣湯의 병용, 출혈이 격렬한 자는 黃連解毒湯의 병용, 변비가 심하면 第二黃連解毒湯(黃連解毒湯加大黃)을 병용한다.

또한 항문소양증에도 효과가 있기 때문에 그 주변의 음부소양증에도 사용할 수 있다. 蛇床子湯을 아울러 外用하면 婦人科 醫師가 난감해하는 동일한 증상이 묘하게 쾌유되는 경우가 있다. 단 분비물이 많은 자는 龍膽瀉肝湯과 八味帶下方을 撰用해야 한다.

유의점

◎ 동통을 가라앉히는 데에는 甘草湯(K28)을 병용하면 좋다. 또한 감초탕을 外用하여 찜질하는 것도 좋다.

◎ 출혈이 심한 경우에는 黃連解毒湯(K13)을 병용하거나 혹은 단순히 黃連만을 1g정도 別添하여 달여 쓰는 것도 좋다.

문 헌

1. 原南陽・叢桂亭醫事小言
2. 大塚敬節 등・漢方診療醫典 (昭和44년) P.359
3. 淺田宗伯・勿誤藥室方函口訣 (明11) 上卷 35丁

K16. 化食養脾湯

출 전

證治大還(淸・陳治)에 나와 있다고 하지만 아직 보지 못했다. 이 책의 抄錄이 江戶시대, 松岡恕庵에 의해 『證治大還摘抄』로서 남아 있다. 武田藥品工業의 杏雨書屋에 收藏되어 있다.

또한 內科秘錄(江戶・本間棗軒)에 인용되어 있으므로 기재해 두겠다. 『治法제1의 묘약이라는 것은 加味六君子湯이다. 즉 六君子湯에 神麴과 麥芽의 2味를 첨가한 처방이다. 식생활의 문제가 있을 경우는 병의 新舊나 완급을 불문하고, 이 처방으로 치료한다고 한다. 證治大還의 化食養脾湯도 이전의 처방과 비슷한

K16. 化食養脾湯

[成分・分量]

人蔘	4.0
白朮	4.0
茯苓	4.0
半夏	4.0
陳皮	2.0
大棗	2.0
神麴	2.0
麥芽	2.0
山査子	2.0
縮砂	1.5
生薑	1.0
甘草	1.0
이상 12味	29.5

cut. 500 → 250煎

놀라운 효과가 있다. 그러나 병의 형태에 따라 또한 치료하는 방법도 다르게 된다. 복부의 심한 통증으로 혼절을 반복하며, 밤낮 잠들 수 없는 자는 阿芙溶液을 투여하고, 小建中湯, 千金當歸湯, 解急蜀椒湯을 선용해야 한다. 心腹急脹, 雷鳴撮痛 등의 證에는 烏苓通氣湯加附子 또는 三和散이 마땅하다. 구토가 심한 경우에는 安中散, 五苓散加赤石脂, 小半夏加茯苓湯 등을 사용한다. 회충을 겸하는 경우에는 「세멘시나(semen sinae)」를 이용한다. 오래된 변비 증상에는 調胃承氣湯이나, 혹은 草兵丸, 혹은 알로에(aloe)를 투여하고, 좌약(蜜煎導)을 삽입해야 한다. 좌약을 한번 삽입하여 변통이 되지 않으면, 두 번 세 번 삽입해야 한다. 변을 배설한 후에도 다시 삽입하여 숙변을 완전히 제거하는 것이 좋다고 한다.

治脾疼 六君子湯加砂仁, 神麯, 麥芽, 山査』(本間棗軒・內科秘錄卷7・脾疼)

구 성

淺田流에서는 六君子湯에 硬結을 서서히 용해시키기 위해서 맥아를 더하고, 또한 식욕증진의 목적으로 神麯을 더하여 加味六君子湯을 만들었다. 여기에 다시 胃酸이 감소할 경우 山査子를 첨가하면 본 처방이 된다.

목 표

육군자탕에서 소화력을 증강한 것. 心下部에 응어리를 느끼고 명치가 답답하며 쉽게 피로감을 느끼며, 빈혈로 手足이 냉해지기 쉬운 자를 목표로 한다.

응 용

(1) 위염, 위무력증, 胃下垂, 소화불량, 식욕부진, 위통, 구토.
(2) 高橋道史 선생의 저서에 胃癌의 치료 경험에 관한 두 가지 사례가 있다.

유의점

◎ 細野史郎 선생에 따르면 神麯・맥아는 분말로 만들어 탕약이 달여진 후에 첨가한다고 한다. 그러나 淺田流의 常法에는 그렇게 하는 법이 없다.

문 헌

1. 松岡恕庵・證治大還摘抄・杏雨書屋藏
2. 柴田良治・默堂柴田良治處方集 P.50
3. 高橋道史・淺田流漢方診療의 實際 P.222

[效能・効果]
위장이 약한 자로 식욕이 없고, 명치가 막히고, 쉽게 피로하고, 빈혈성으로 手足이 冷하기 쉬운 者의 다음의 諸症 : 위염, 위무력증, 胃下垂, 소화불량, 식욕부진, 胃痛, 구토.

K17. 藿香正氣散

출 전

和劑局方의 傷寒門과 萬病回春의 霍亂門, 中暑門에 나와 있다. 和劑局方은 宋의 元豊年間(1078~1085)에 창설된 和劑局에 의해 수집된 처방집으로, 그 후 大觀年間(1107~1110) 紹興年間(1131~1161) 寶慶年間(1225~1227) 淳祐年間(1241~1251) 및 그 이후에도 계속 증보되었다. 본 처방은 淳祐 이후의 「續添諸局經驗秘方」 중에 수록되어 있기 때문에, 局方 중에서는 가장 새롭게 증보된 처방이다.

K17. 藿香正氣散

[成分・分量]

白朮	3.0
茯苓	3.0
陳皮	2.0
白芷	1.0
藿香	1.0
大棗	2.0
甘草	1.0
半夏	3.0
厚朴	2.0
桔梗	1.5
蘇葉	1.0
大腹皮	1.0
生薑(乾)	1.0
이상 13味	22.5

cut. 500 → 250煎

구 성

局方에 收載되어 있는 不換金正氣散에 氣劑인 蘇葉, 白芷, 大腹皮와 桔梗, 茯苓을 더하여 發散과 이뇨작용을 증강시킨 것이다.

원 처방으로 되어 있는 不換金正氣散은 平胃散에 藿香과 半夏를 첨가한 것이기 때문에 氣를 처리하는 힘이 상당히 강하다.

목 표

이른바 霍亂에 주로 이용하는 처방이다. 체내에 濕邪의 원인이 있고 여기에 기후불순이 더하여져서 두통, 오한 등의 外證과 함께 복통설사를 호소하는 경우에 사용한다. 不換金正氣散의 목표와 매우 유사하지만, 증상이 더 격렬한 것이라고 생각하면 된다.

惡寒發熱을 수반하는 설사에는 黃芩湯을 생각하기 쉽지만, 황금탕에는 구토가 없고, 설사의 상태도 裏急後重을 수반하는 무지근한 상태이고, 본 처방은 토사라고 하는 심한 구토와 水液便이다.

또한 더위 먹음이라고 일컬어지는 여름철의 식욕부진, 전신권태, 頭暈朦朧에는 腹痛吐瀉 증상이 없더라도 적용할 수 있다. 淸暑益氣湯과 동일하게 사용하지만, 청서익기탕과 같이 「여름을 타는 증상」에는 적용하지 않는다.

응 용

(1) 春寒, 夏冷, 秋暑, 冬溫의 사계절의 氣候不順으로 인해 감기에 걸린 자
(2) 과식, 美食(음식을 탐함), 배탈로 인한 급성위장염
(3) 더위 먹은 자
(4) 食滯咳嗽, 小兒 등에게서 별다른 원인 없이 특히 아침에 咳嗽하는 자
(5) 浮腫. 습기로 인해 浮腫하는 자
(6) 誤藥. 잘못된 약을 복용하여 위가 피로하고 心下에 체증으로 속이 불쾌한 자
(7) 咽痛. 밤에 입을 벌리고 자서 목이 아픈 자
(8) 疣. 青年性扁平疣贅에 薏苡仁을 첨가한다
(9) 齒痛, 耳痛

유의점

◎ 散氣의 맛이 강하기 때문에, 氣가 허한 자, 血虛인 자에게는 사용을 금지하라는 주의사항이 붙어 있다.

◎ 指針인 不換金正氣散, 본 처방과 함께 朮은 白朮이지만, 원래는 不換金正氣散의 朮은 蒼朮, 본 처방은 白朮이다.

◎ 더위를 피하는 약으로서 유명한 和中飮이라는 처방이 있다. 본 처방과 마찬가지로 藿香을 主劑로 한 처방으로, 옛날 漢方 전성시대에 의원에서는 감사의 인사로 8월에는 和中飮을, 12월에는 屠蘇를 進呈했다고 한다.

◎ 수영할 때 발생하는 腓腸筋痙攣에는 木瓜를 3g 첨가하여 사용한다. 여름철에 자주 일어나는 증상이다.

문 헌

1. 北山友松子・增廣口訣集卷中 4丁
2. 下津壽泉・校正衆方規矩卷上 7丁

[効能・効果]
여름감기, 더위로 인한 식욕부진・下痢・전신권태

[한마디]
● 이 처방의 白朮은 白朮로 괜찮지만 淺田方函에서는 蒼朮이다.
● 不換金正氣에 苓芷桔蘇大腹
● 生薑은 묵은 생강을 사용하고 싶다.

3. 矢數道明・漢方後世要方解說 (昭和34년) P.119~122

K18. 葛根黃連黃芩湯

출 전

傷寒論의 太陽病 中篇에 "태양병으로 桂枝湯證에 下劑의 사용을 금지하고 있었음에도 불구하고 잘못하여 이것을 사용했기 때문에 설사가 멈추지 않게 되었다. 맥이 不等脈을 나타내는 것은 表證이 아직 해결되지 않았기 때문이다. 호흡이 가쁘고 땀이 나는 자는 葛根黃芩黃連湯을 사용해야 한다."고 적혀 있다.

구 성

갈근탕과 瀉心湯의 합방이라 하여 麻黃劑로 분류되지만 마황도 桂枝도 포함되어 있지 않다. 芩連劑에 葛根이 들어 있다고 해석하는 것이 좋다.

갈근은 수분이 부족하여 피가 뭉치고 그것이 원인이 되어 어깨가 결리는 것을 고치는 작용이 있다고 설명되어 있다. 이 처방에서는 黃芩, 黃連, 大黃으로 구성되어 있는 瀉心湯의 裏熱이 겉에 드러나는 경우에 주로 사용되며, 葛根의 작용은 부수적이라고 생각하는 편이 좋다.

단 본 처방에는 감초가 들어있다. 이 감초는 黃連과 煎液 사이에서 화학반응을 일으켜 새로운 성분을 만든다. 따라서 이 성분이 본 처방의 효과를 나타내는 데 있어서 큰 몫을 한다고 생각된다.

목 표

出典에 의하면 太陽病誤下로 인한 설사를 치유하는데 사용한다고 적혀 있다. 그러나 가벼운 發熱이 있어서 호흡이 곤란하고, 어깨가 결려서 땀이 나고, 설사를 하는 복합 증상이 있으면, 장염이든 천식이든, 고혈압이든지에 관계없이 사용하는 것이다.

黃連의 벨베린(berberine)과 甘草의 글리시리진(glycyrrhizin)의 결합에 의해 생기는 물질은 腸內細菌의 植生을 바꾸는 작용이 있다고 본다. 때문에 설사를 치료함과 동시에 有害細菌의 生產毒素에 의해 일어난 증상이 사라지게 된다.

脈證에 특별한 점이 있어서 促脈이라고 일컫는다. 辨脈法에는 "맥이 빠르고, 때때로 잠시 멈췄다가 다시 뛰는 것"이라 설명되어 있다. 그러나 부정맥이 아니라, 大脈과 小脈이 교대로 뛰는 不等脈, 혹은 脈波가 예리한 急脈(銳脈)으로 해석할 수도 있다. 이 脈을 목표로 한 치유 사례도 많다.

또한 結膜炎 등의 충혈성 눈병이나 淚囊炎 등의 눈물이 많은 눈병으로 인한 어깨 결림 증상에 사용하는 경우도 있다. 치통으로 인한 어깨 결림에도 적용할 수 있는데, 이러한 경우 통증으로 땀을 흘리는 경우, 더욱 확실한 효과를 볼 수 있다.

본 처방에서는 설사를 하더라도 大黃을 加味하는 경우가 많다. 이것을 加味하면 三黃瀉心湯加葛根甘草가 되는 셈이다.

응 용

(1) 급성장염, 이질, 소화불량

K18.葛根黃連黃芩湯

[成分・分量]

葛根	6.0
黃連	3.0
黃芩	3.0
甘草	2.0
이상 4味	14.0

cut. 500 → 250 煎

[効能・効果]

급성위장염, 口內炎, 舌炎, 어깨결림, 불면

[한마디]

- 본방에 紅花, 石膏를 추가하면 六物葛根湯이 된다. 口內炎에 사용한다.
- 소아설사, 특히 暑熱障碍症에 사용하는 경우가 많다. 처방약을 單味로 보면 복용하기 어려울 거라고 생각되지만 실제로는 그렇게 쓰지 않다.
- 炙甘草를 사용한다.

(2) 기관지천식
(3) 어깨 결림, 허리가 삐끗하여 아프고 움직일 수 없게 되는 병
(4) 結膜炎, 涙囊炎, 트라홈(Trachon=트라코마), 치통, 口內炎, 口舌痛, 顔面痛 등으로 어깨 결림이 있는 자
(5) 불면증으로 어깨가 결리고 땀을 흘리며 實證인 자
(6) 고혈압

유의점

◎ 원전에서는 葛根黃芩黃連湯과 葛芩連의 순서로 되어 있어, 본 처방의 葛連芩과 순서가 다르지만, 처방 내용은 동일하다.
◎ 원전에서는 葛根을 먼저 달이게 되어 있으나, 함께 달이는 것이 일반적이다.
◎ 館野健氏는 心下痞, 心悸, 腹動, 多汗, 項背의 응어리, 좌반신의 知覺痲痺, 左心室肥大, 잠시도 가만있지 못하는 활동가를 목표로 하여, 動脈硬化症이나 高血壓症에 효과를 보고 있다. (日東醫誌 · 11, 4)

문 헌

1. 矢數道明 · 漢方處方解說 (昭和41년) P.63
2. 龍野一雄 · 漢方入門講座 (昭和31년) P.973
3. 龍野一雄 · 新撰類聚方 (昭和34년) P.80

K19. 葛根紅花湯

출 전

原出典은 불명. 天保年間의 名醫 有持桂里가 저술한 校正方輿輗에 자세히 소개되어 있다.

구 성

主藥은 갈근과 紅花이다. 갈근의 약효는 피부의 열을 발산하고 酒毒을 푸는 것에 있다. 紅花는 피가 정체되는 것을 풀어준다. 또한 淨血作用도 하며 작약과 함께 혈행을 좋게 한다.

地黃은 피의 열을 식혀주고, 陰을 윤택하게 하고, 陽을 물리치며, 혈당강하작용과 緩下, 利尿作用도 있다고 보고되었다. 대황, 황련, 山梔子는 모두 소염, 이뇨, 진정작용이 있으며, 鬱血炎症의 제거에도 좋다.

이들의 상호작용에 의해 국한성 酒査鼻(주독 또는 병으로 인한 빨간 코) 등에 효과가 있다.

목 표

酒査鼻라 하면 당연히 본 처방이라 할 만큼 유명하지만, 그에 비해 일반적으로 사용되지는 않는다. 酒査鼻란 頭部, 顔面의 充血, 血管運動神經異常 등의 원인으로 鼻頭部, 頰部, 顎 등에 국한적인 모세혈관확장으로 인하여 發赤이 일어나고, 조직의 增殖과 腫脹을 수반하는 것을 말하며, 만성이 되기 쉬우므로 장기 복용할 필요가 있다. 細野史郎 선생에 따르면 3~4년 정도 복용할 필요가 있다

K19. 葛根紅花湯

[成分 · 分量]

葛根	3.0
地黃	3.0
芍藥	3.0
黃連	1.5
山梔子	1.5
紅花	1.5
甘草	1.0
大黃	1.0
이상 8味	15.5

cut. 500 → 250煎

[効能 · 効果]

붉은 코, 검버섯

[한마디]

酒査鼻(붉은 코)에 사용한다.

고 한다.

大塚 선생은 본 처방 중 대황을 제거하고 黃芩, 薏苡仁을 첨가하여 進行性指掌角皮症을 치료한 사례가 있다 하므로, 다른 국한적인 血行障碍에 의한 피부 질환에도 본 처방을 응용할 수 있지 않을까 생각하고 있다.

응 용

1. 酒査鼻
2. 酒査性痤瘡, 日光皮膚炎

유의점

◎ 紅花는 다량을 사용할 경우 어혈을 없애주며, 소량일 경우 피를 활성화한다고 한다(岡本一抱子・和語本草綱目). 본 처방의 분량으로는 活血의 경우에 해당된다. 어혈이 있으면 양을 늘리거나 桃核承氣湯 등 다른 血證劑를 병용하면 좋다.

◎ 홍화는 虫害를 받기 쉽다. 또한 色이 나쁜 것은 양을 늘려 사용한다.

◎ 酒査鼻에 한정되지 않고, 스테로이드 여드름에도 효과가 있다. 이 경우 當歸鬚散이나 桃核承氣湯을 병용한다.

문 헌

1. 有持桂里・稿本方輿輗 大塚敬節氏 소유본을 燎原이 影印 한 것
2. 有持桂里・校正方輿輗 (文政12)
3. 細野史郎 등 方證吟味 (昭和53) P.65

K20. 葛根湯

출 전

갈근탕에 대해서는 너무나 많은 사람들의 입에 오르내리고 있으므로, 다시 새삼스럽게 쓸 것도 없다. 상한론의 太陽 上篇을 출전으로 한다. 江戶時代에 「籔醫者」, 「葛根湯醫者」 등 의사들을 비웃는 말이 될 정도로 넓은 범위의 병에 사용되었던 것을 알 수 있다.

구 성

마황의 주성분인 에페드린(ephedrine)類의 交感神經興奮作用, 기관지확장작용, 말초모세혈관확장작용 등은 잘 알려져 있다. 그밖에 알칼로이드(alkaloid)나 타닌(tannin)質의 驅水작용이 있다고도 한다.

또한 마황과 桂枝를 조합시키면 피부근육의 긴장을 완화시키고, 毛孔을 개방하며, 發汗放熱하는 작용이 강하다.

갈근에는 다이제인(daidzein), 프웨라린(puerarin) 등의 이소플라본(isoflavone) 유도체를 포함하고 있어 혈행을 좋게 하며, 근육의 拘攣(손발이 굽어져서 마음대로 쓰지 못함)을 느슨하게 풀어주는 작용이 있으며, 「葛湯」에 이용되는 澱粉質에는 整腸作用도 있으므로 熱性 설사에 이용된다.

이것들의 종합 작용으로 갈근탕은 血滯에 의한 근육 攣縮을 완화시키며, 發汗解熱作用을 한다.

K20. 葛根湯

[成分・分量]

葛根	6.0
麻黃	4.0
生薑(乾)	1.0
大棗	4.0
桂皮	3.0
芍藥	3.0
甘草	2.0
이상 7味	23.0

cut. 500 → 250煎

[効能・効果]

감기, 코감기, 두통, 어깨결림, 근육통, 손과 어깨의 통증

[한마디]

● 加石膏, 加桔梗石膏, 加蒼朮附子, 加川芎大黃, 加荊芥大黃 등으로 加法이 많다. 原法에 편입시키는 일없이 각각 別添하면 좋다.

목 표

한방에서는 외적 요인, 즉 六淫(風·寒·暑·濕 ·燥·火의 六氣의 過不足으로 상처를 입게 되는 것)에 의해 體表로부터 病變이 일어나는 증상은 急性病이 많다고 본다. 이 體表部에서 시작되는 急性熱性病變의 대다수에 葛根湯을 사용하는 경우가 있다. 또한 만성병에도 응용 범위가 넓은 처방의 하나이다.

그 이유는 이 처방은 한방고전 「傷寒論」에 나오는 기본 처방인 「桂枝湯」에 갈근, 마황이 첨가된 것뿐이므로 계지탕의 「氣血」(정신과 육체), 榮衛(신체의 自營作用과 防衛作用)를 조정하는 작용이 기반이 되기 때문이다.

단, 갈근탕과 같이 계지와 마황이 함께 조합된 처방은 桂枝湯의 조건 목표와는 다른 것이 된다. 즉 感染症 등의 急性熱性疾患 시에 일어나는 질병 반응 중, 오한발열, 두통, 근육긴장, 맥이 浮하게 뛰는 것이 공통되는 증상이다. 그러나 桂枝湯은 피부에 땀이 베어나고 맥도 浮하나 느리고 약한 경우에 이용한다.

한편 葛根湯에서는 맥이 浮하고 긴장되며 땀은 나지 않으며, 오한도 강하다. 특히 項背部緊張(목덜미나 등의 결림) 증상이 강하게 나타날 경우에 사용한다.

또한 만성질환인 경우에는 주로 體表部의 피부·근육·粘膜部의 화농성질환, 예를 들면 鼻炎, 蓄膿症, 中耳炎, 眼疾患 등에 사용되며, 消炎作用을 이용해서 근육통, 五十肩, 肩胛部神經痛 등에서 열이 나는 경우에도 이용된다.

단, 평소에 위장이 허약한 사람, 근육이 이완된 사람, 수족이 냉해져 소변을 자주 보는 사람에게는 적용하지 않는다.

응 용

(1) 감기, 유행성 감기, 폐렴, 麻疹, 丹毒, 성홍열, 뇌염, 일본 뇌염, 임파선염, 扁桃炎, 中耳炎 등으로 발열·오한·두통·項背部(목과 등 부분)에 결림이 있는 자
(2) 어깨가 결림, 四十肩, 고혈압증에 의한 項背部(목과 등 부분) 결림. 목이 돌아가지 않는 자, 腰痛, 관절 류마티스 등이 陽症이며, 腹部에 변화가 없는 자
(3) 破傷風初期. 소아의 경풍(경련) 등으로 項背拘急 하는 자
(4) 입이 벌어지지 않는 자.
(5) 트라홈(트리코마), 결막염, 眼瞼緣炎, 網膜炎, 虹彩炎, 急性球後視神經炎 등의 눈병으로 인한 두통과 목과 등이 딱딱하게 굳어진 자
(6) 副鼻腔炎. 비염 등으로 두통이 있고 목과 등이 딱딱해진 자
(7) 氣管支喘息으로 두통과 목과 등이 굳어진 자
(8) 피부염, 습진, 두드러기 등으로 發赤이 강하며, 분비물이 없는 자
(9) 프룬켈(furunculosis절), 카븐켈(carbunculus 옹종기), 面疔(모낭에 화농균이 감염하여 생기는 것으로 특히 윗입술과 턱 부분에 많음), 皮下膿瘍, 筋炎 등으로 발열·오한·두통이 있는 자
(10) 급성장염, 급성대장염으로 발열·두통·오한이 있는 자

유의점

◎ 갈근탕은 너무나 유명하여 남용되는 경향이 있다. 시장에 엑기스(extract) 분말이나 아스피린이 배합된 동일한 이름의 처방이 많지만, 煎藥(약을 달인 것)과 동일한 효과가 있다고는 말할 수 없다. 煎藥인 갈근탕은 뜨거운

(加川芎大黃은 應鐘散併用과 同義임)
● 加石은 發熱에. 加桔石은 편도염과 인후염에. 加朮附는 肩痛臂痛. 加芎黃은 축농증, 眼耳痛에. 加荊芥大黃은 피부병에.
● 生薑은 묵은 생강을 사용하고 싶다.
● 炙甘草를 사용한다.

것을 복용하면 빠른 효과가 있으므로, 엑기스 제품과는 비교할 수 없다. 반드시 오한이 있거나 어깨 결림이 있는 경우를 대상으로 하여 남용을 피하고자 한다.

문 헌

1. 校正宋板傷寒論. 2卷
2. 龍野一雄 · 新撰類聚方 (昭和34) P.76~78
3. 難波恒雄 · 原色和漢藥圖鑑 (昭和56) 上卷 P.165~167

K21. 葛根湯加川芎辛夷

출 전

傷寒論의 갈근탕에 두통이 있는 사람은 川芎을 첨가하며, 또한 코의 질환에 특효가 있는 辛夷를 덧붙이고 있다. 이 川芎과 辛夷를 가미한 처방은 문헌상으로는 확실하지 않다. 그러나 辛夷淸肺湯(外科正宗, 1615년경)이나 辛夷散(濟生方, 1250년경) 등의 처방이 코의 질환에 이용되어 온 것을 보면 상당히 오래 전부터 경험적으로 가미되고 있었던 것이라 여겨진다.

구 성

川芎은 精油성분이 많고, 독특한 향기를 갖고 있으며, 이것이 혈행을 좋게 한다. 특히 頭部의 鬱血, 充血을 제거하며, 氣를 돌게 하고, 통증을 멈추게 한다.

辛夷는 神農本草經에 上藥으로서 기재되어 있으며, 肺를 따뜻하게 하고, 鼻孔을 통해 風寒을 발산한다고 한다.

목 표

만성병 가운데 갈근탕이 가장 많이 사용되는 것은 축농증에 대한 응용이다. 물론 모든 축농증은 아니고, 축농증으로 어깨가 결리고 後頭部가 아프다고 하는 갈근탕의 證을 나타내는 경우가 있다. 이러한 경우, 갈근탕뿐만 아니라 두통이 있는 사람에게 천궁을 첨가한다.

또한 코의 특효약이라 일컬어지는 辛夷를 첨가하면 갈근탕의 소염해열작용을 더욱 높이게 된다. 따라서 우선 갈근탕을 사용할 수 있는 증상이어야 하며, 체력이 약한 사람에게는 다른 처방을 고려해야 한다.

응 용

慢性副鼻腔炎, 축농증

유의점

◎ 콧물이 짙고, 끈끈할 경우에는 薏苡仁을 첨가한다. 또한 변비가 있는 사람의 경우 다량의 大黃을 첨가하여 변을 잘 나오게 하면, 頭部의 充血炎症에도 효과를 볼 수 있다.

◎ 소위 食毒을 생각하게 하는 체질, 얼굴에 여드름 같은 것이 나는 사람에게는 본 처방과 병용하여 三黃丸 등의 黃芩黃連劑를 사용하면 좋다.

K21.
葛根湯加川芎辛夷

[成分 · 分量]

葛根	4.0
麻黃	4.0
生薑(乾)	0.3
大棗	3.0
桂皮	2.0
芍藥	2.0
甘草	2.0
川芎	3.0
辛夷	3.0
이상 9味	23.3

cut. 500 → 250 煎

[効能 · 効果]

코막힘, 축농증, 만성비염

[한마디]

● 蛇足일지 모르지만 薏苡仁 10.0을 첨가하는 것이 좋다고 말한다.(長倉音藏)

● 炙甘草를 사용한다.

문 헌

1. 細野史郎・漢方醫學十講 (昭和57) P.87

K22. 加味溫膽湯

출 전

萬病回春의 虛煩의 항에 加味溫膽湯이 있다. 이것은 본 처방과 한 가지 맛의 차이가 있으며, 玄參 대신에 五味子가 들어 있다. 玄參이 들어 있는 加味溫膽湯은 「醫療衆方規矩大成」에 나와 있다.

구 성

二陳湯에 枳實, 竹茹를 첨가한 것이 溫膽湯으로, 그 위에 酸棗仁, 遠志, 오미자, 인삼, 熟地黃을 첨가하면, 만병회춘의 加味溫膽湯이 된다.

醫療衆方規矩大成의 동일한 명칭의 처방에는 五味子 대신 현삼이 들어있는데, 이것은 改版시에 잘못 기록된 것으로 玄參인 것에 의미는 없다.

가미된 遠志, 오미자, 인삼, 숙지황은 모두 영양제이며, 또한 정신안정 작용을 가지고 있다. 온담탕보다 몸이 약한 사람에게 좋다.

목 표

현대의 수면제가 거의 要指示藥이기 때문에 한방약으로 무언가 없을까라고 同業者나 제약회사로부터 자주 질문을 받는다. 한방에서는 그 病情에 따라 瀉心湯, 酸棗仁湯, 柴胡加龍骨牡蠣湯, 抑肝散 등을 구분하여 사용하므로 하나의 처방만을 고려하는 것은 불가능하다.

그러나 한마디로 말해 陽性의 정신불안은 瀉心湯, 신경질적인 사람에게는 抑肝散, 쉽게 놀라는 사람에게는 柴胡龍牡를 사용한다. 그리고 陰症으로 정신이 불안하면 溫膽湯이나 酸棗仁湯, 驚悸가 있으면 加味溫膽湯이 된다.

酸棗仁湯은 원 처방에서는 15g정도의 산조인을 사용하고 있다. 상당히 많은 양이므로 위장장애가 잘 일어나, 어쩔 수 없이 양을 반으로 줄이면, 이번에는 효력이 없거나 혹은 오히려 잠을 잘 수 없거나 한다.

그 점에서 加味溫膽湯은 위장약이 원래의 처방이며, 그것에 가미된 것이기에 위장이 허약한 사람에게도 안심하고 사용할 수 있다.

응 용

불면증, 불면증에 수반하는 驚悸症, 心悸亢進, 氣鬱症, 胃障碍, 神經症

유의점

◎ 指針의 처방은 현삼이 있고 오미자가 없다. 이것은 신속하게 오미자가 들어 있는 回春 처방으로 고쳐야 한다.

◎ 酸棗仁은 검은 것과 빨간 것이 있다. 검은 것은 北方產이며, 붉은 것은 南方產이라고 한다. 예로부터 검은 것을 선택하게 되어 있다.

◎ 또 酸棗仁은 반드시 볶아서 사용해야 한다. 볶아서 사용하면 催眠에, 볶지 않고 사용하면 覺醒에 쓰이므로 용도가 다르다.

◎ 地黃은 熟地黃을 사용한다.

K22. 加味溫膽湯

[成分・分量]

半夏	5.4
茯苓	4.0
陳皮	3.0
竹茹	3.0
酸棗仁	2.0
玄參	2.0
遠志	2.0
人蔘	2.0
地黃	2.0
大棗	2.0
枳實	2.0
生薑(乾)	2.0
甘草	2.0
이상 13味	33.0

cut. 500 → 250煎

[効能・効果]

위장이 허약한 자의 다음의 諸症; 신경증, 불면증

[한마디]

● 黃連 1.0-2.0의 加味가 좋다고 衆方規矩에 실려 있다. 물론 玄參이 들어있는 것이 아니고 五味子가 들어있다.

◎ 竹茹는 자칫하면 竹細工의 찌꺼기가 섞일 수 있다. 특히 약용으로 제조된 것을 엄선한다.
◎ 枳實은 향기가 있는 것을 사용한다. 이상한 냄새가 나거나 검은 것은 건조하기 전이나 건조 중에 부패된 것이다.

문 헌

1. 萬病回春(香港・醫林書局版) 上卷 P.233
2. 醫療衆方規矩大成 (寬政一天保年間, 吉文字屋版) 112丁
3. 校正衆方規矩(寬保2年 万屋作右衛門板) 下卷 5丁 表

K23. 加味歸脾湯

출 전

內科摘要의 저자인 明의 薛己는 많은 처방의 가미방을 창제하였는데, 加味歸脾湯도 그의 가미방이다. 그의 저서를 모은 薛己 16종 또는 薛己 32종의 곳곳에 加味方이 나와 있다.

歸脾湯의 證으로 熱狀이 있는 사람에게는 시호와 산치자를 부가하여 加味歸脾湯으로 사용한 것이다.

원래 귀비탕은 염증성, 충혈성인 경우에 적용하는 것은 아니므로 熱狀이 있는 사람이라고 해도 저절로 일어나는 實熱이 아니라 虛熱로, 얼굴의 화끈거림이나 손발에 나타나는 消耗熱이다.

우울한 생각은 肺火를 만들고 분노는 肝火를 만든다고 하지만, 정신의 과도한 피로란 단순히 우울한 생각뿐만이 아니라, 분노나 초조함도 있는 것으로, 이러한 경우의 熱狀은 肝虛火의 上亢으로서 肝의 虛熱을 맑게 하는 시호와 산치자를 배합한 것이다.

목 표

大塚敬節 선생은 본 처방을 사용하여 白血病이나 반티씨병(Banti's syndrome) 등의 난증을 치료하고 있었지만, 귀비탕과 가미귀비탕의 구별은 그다지 중시하지 않았다.

의사에게 (가망이 없다고) 버림받고 수명이 얼마 남지 않았다고 선고받은 젊은이에게 어쩔 수 없다고 말하지 않고, 될대로 되라는 마음으로 본 처방을 해준 경우가 있는데, 이상하게도 효과가 있어 20년이 지난 지금도 여전히 건강하게 살고 있다. 생각해보면 좀더 가벼운 증상이라 여겨지는 사람에게는 효과를 볼 수 없었던 것으로, 어쩌다 행운을 잡았다고 해서 늘 같은 방법으로 그것을 얻을 수 있는 것은 아니라는 사실을 절실히 깨달았다.

大塚 선생의 악성빈혈에 관한 치료 경험을 지면이 허용하는 한 소개해 두겠다.

"1941년 장마로 잔뜩 찌푸린 날이었다. 나는 동경의 어느 병원으로 그 환자의 문병을 갔었다. 환자는 28세의 부인으로 1남 1녀가 있으며, 몇 개월 전부터 이 병원에 입원해 있었지만 병세는 점점 악화되어 앞으로 1개월도 살 수 없을 것이라는 진단을 받았다고 한다. 병실에 들어 간 나는 (환자가 누운 채로 물이

K23. 加味歸脾湯

[成分・分量]

人蔘	3.0
茯苓	3.0
龍眼肉	3.0
當歸	2.0
柴胡	3.0
甘草	1.0
大棗	2.0
生薑(乾)	0.5
白朮	3.0
酸棗仁	3.0
黃耆	3.0
遠志	2.0
山梔子	2.0
木香	1.0
牧丹皮	2.0
이상 15味	33.5

cut. 500 → 250煎

[効能・効果]

허약체질로 혈색이 나쁜 사람의 다음의 諸症; 빈혈, 불면증, 정신불안, 신경증

[한마디]

쓸데없는 걱정으로 인한 불면증에.

나 약을 마실 수 있게 만든) 긴 부리가 달린 그릇에 입을 대고 있는 혈색이 나쁜 부인을 보았다. 갈증이 나지만 물을 마셔도 곧 토해내기 때문에 겨우 입을 적시는 것으로 만족해하고 있었다. (……중략……) 체온은 38.7℃, 腹部는 함몰되어 있으며, 臍部는 動悸가 亢進하며 하반신에는 부종이 있었다.

이 같은 병의 증상으로 보아 처방을 고려해 보면 四逆加人蔘湯이나 附子理中湯 등이 떠올랐지만, 貧血이 심했기 때문에 加味歸脾湯으로 결정했다. 이것을 마시자 완고한 구토가 그치고, 그날 밤에는 소변이 이상할 정도로 많이 나왔다. 4~5일이 지나자 체온도 37℃정도로 내리고 식욕도 생겼다(이후 생략)."

응 용

歸脾湯의 證에 약간의 熱狀이 더해진 자

유의점

◎ 大塚 선생은 證을 착각해서는 안 되며, 實證에는 투여하지 않도록 하라고 기회가 있을 때마다 가르쳐 주셨다. 發狂하여 자살했다는 기록이 많기 때문이라고 한다.

문 헌

1. 大塚敬節・漢方診療30年 (昭和34) P.340
2. 山田業廣・椿庭夜話
3. 大塚敬節・症候에 의한 漢方治療의 實際 (昭和38) P.87

K24. 加味逍遙散

출 전

원 처방의 逍遙散은 和劑局方(1100년경)에 실린 처방이다. 山梔子, 牡丹皮를 부가한 加味逍遙散은 淺田方函口訣에 따르면 明나라 薛己의 女科撮要에서 비롯된 것으로 되어 있다.

출 전

小柴胡湯보다 肝虛한 상태에서, 補中益氣湯을 처방하기 직전에 이용하는 처방이다. 당귀와 작약은 보혈과 血行促進에, 시호는 胸隔部의 열을 내리고 肝 기운이 높은 것을 가라앉히며, 작약 및 감초와 함께 心下部나 兩脇部의 긴장을 완화시킨다.

薄荷는 辛凉으로 體表部의 風熱을 발산하며, 생강과 함께 胃의 활동을 높인다. 白朮, 茯苓도 胃 안에 있는 停水를 제거하여 健胃利尿에 효과가 있다.

산치자는 소염・진정・지혈・이담효과가 있으며, 牡丹皮는 驅瘀血藥으로서 淨血消炎作用이 있으므로 山梔子와 함께 肝이나 心의 虛熱을 제거하는 작용을 한다.

목 표

和劑局方의 逍遙散項에는『血虛勞倦, 五心(심장부와 手足의 중심부) 煩熱, 肢體疼痛, 頭目昏重, 心忪頰赤(가슴이 두근거리고 볼이 빨개지는 것), 口燥咽乾, 發熱盜汗, 減食嗜臥 및 血熱相搏月水不調, 臍腹脹痛, 寒熱瘧(말라리아)과 같은

K24. 加味逍遙散

[成分・分量]

當歸	3.0
白朮	3.0
柴胡	3.0
山梔子	2.0
生薑(乾)	1.0
芍藥	3.0
茯苓	3.0
牧丹皮	2.0
甘草	1.5
薄荷	1.0
이상 10味	22.5

cut. 500 → 250煎

[効能・効果]

허약체질인 婦人으로 어깨가 결리고 쉽게 피로하고, 정신불안등의 정신신경증상, 때로는 변비경향이 있는 다음의 諸症; 冷症, 허약체질, 월경불순, 월경곤란, 갱년기장애, 血道症

[한마디]

● 변명이 많은 婦人에게는 먼저 本方을 고려한다.
증상을 종이에 잘 적어오는 사람에게는 대체로 本方이 좋다.

것을 고친다. 또한 血弱陰虛한 室女(處女)의 榮衛不和, 夜嗽潮熱, 肌體羸瘦, 肺結核을 고친다.』고 적혀 있다.

또한 淺田方函口訣의 본 처방 항목에는『이 처방은 주로 열을 내리게 하며, 上部의 血證에 효과가 있다. 따라서 逍遙散의 證으로 하여 頭部面熱, 어깨 및 등의 결림, 코 출혈 등이 있는 자에게 적용한다. 또한 下部의 濕熱을 풀어주는 것으로 婦人淋疾(膀胱炎, 尿道炎 등)의 경우 龍膽瀉肝湯보다 한층 虛候한 사람에게 사용하면 효과를 볼 수 있다.』고 되어 있다.

이것들을 요약하면 少陽病의 虛候狀態로 지치기 쉽고, 두통이나 頭重感, 어깨 결림이 자주 나타난다. 또한 오전에는 빈혈 기미가 있고, 오후에는 上氣 기미가 있다. 微熱 혹은 때때로 灼熱感이 수반되며, 여러 가지 不定愁訴가 많고 초조해 하거나 기분의 변동이 심한 경우를 목표로 한다.

응 용

(1) 월경장애, 월경불순, 갱년기장애, 血道症
(2) 결핵 초기 증후, 간질환, 간경변의 초기
(3) 口內炎, 濕疹, 不眠症, 神經症
(4) 手掌角化症, 肝斑, 黑皮症 등에 四物湯을 함께 적용한다.

유의점

◎ 逍遙散과 加味逍遙散의 사용 분리는 上氣의 有無에 따른 것이며 顔面紅潮, 頭冒, 頭重 등이 있으면 가미소요산을 사용한다.
◎ 五心煩熱을 응용하여 手掌角化症에 사용하는데, 地骨皮, 荊芥를 첨가하거나 四物湯과 합방하거나 한다.

문 헌

1. 矢數道明・漢方後世要方解說 (昭和34) P.49
2. 大塚敬節 등・漢方診療醫典 (昭和44) P.361
3. 淺田宗伯・勿誤藥室方函口訣 (明11) 上卷 46丁

K25. 加味逍遙散合四物湯

출 전

淺田宗伯 선생(1815~1894)의 저서 勿誤藥室方函口訣의 加味逍遙散條에『男子婦人遍身에 疥癬(옴)과 같은 것이 생겨 가려워 참을 수 없는 상태로, 여러 가지 치료에도 효과가 없는 경우 이 처방에 四物湯을 합하여 효과를 볼 수 있다.』고 기재되어 있다.

구 성

사물탕은 당귀, 작약, 천궁, 지황으로 구성되어 있다. 가미소요산 중에는 이미 당귀, 작약이 있으므로 두가지 처방의 합방이라 해도, 단순히 천궁이나 지황을 가미하는 것만으로도 괜찮다. 皮膚病에 四物湯이 효과가 있는 것은 황해산의 合方인 溫淸飮이나 當歸飮子 등에서 잘 이해할 수 있다. 加味逍遙散도 또한 地骨皮, 荊芥 등을 가미하여 鵝掌風(진행성指掌각피증) 등에도 응용되고 있다.

K25.
加味逍遙散合四物湯

[成分・分量]

약재	분량
當歸	3.0
芍藥	3.0
柴胡	3.0
茯苓	3.0
白朮	3.0
川芎	3.0
地黃	3.0
甘草	1.5
牧丹皮	2.0
山梔子	2.0
生薑(乾)	1.0
薄荷	1.0
이상 12味	28.5

cut. 500 → 250煎

목 표

加味逍遙散이라고 하면 즉시 신경질적인 부인을 연상하게 된다. 이러한 虛證인 부인 혹은 남자의 경우라 하더라도 惡液質(암종, 결핵, 학질, 내분비 질환 등의 경과 중 특히 그 말기에 나타나는 특이한 쇠약 상태)인 사람의 피부병, 특히 面疱, 肝斑(기미)에 자주 이용된다.

습진 일반에도 이용되지만, 급성이 아니라 급성에 버금가는 상태나 만성 피부염으로 滲出液이 적고 結痂도 생기지 않으며, 건조성으로 가려움이 격심한 경우에 좋다. 또한 화장품 독으로 인한 재발성 안면피부염이나, 그 후의 릴씨 흑피증에도 효과가 탁월하다. 단지 마른 체형으로 영양상태가 나쁜 사람이라는 조건과, 적어도 1년 이상 장기간 약을 복용할 필요가 있다는 것을 잊어서는 안 된다.

(1) 肝斑(기미), 릴 黑皮症, 여드름, 雀班(주근깨)

(2) 여자 안면재발성 피부염, 만성습진

(3) 進行性 指掌角皮症

유의점

◎ 여드름에는 當歸芍藥散加薏苡仁, 桂枝茯苓丸加薏苡仁이 상식이지만, 이것이 듣지 않을 경우, 본 처방으로 효과를 보는 경우가 많다.

◎ 단 것을 좋아하고, 물을 많이 마시는 사람에게 본 처방이 사용되는 경우가 많다. 어느 쪽이든 금지하는 것이 병을 치유하는 지름길이다.

◎ 지황은 위장 장애 및 두드러기의 원인이 된다고 보고되고 있지만, 본 처방에 들어간 경우에는 그런 사례는 거의 없었다. 만일 그와 같은 현상이 나타나면 본 처방의 證이 아니라는 것의 증명이기도 하다.

문 헌

1. 淺田宗伯・勿誤藥室函口訣 (明11) 46丁

2. 大塚敬節 등・漢方診療의 實際 (昭和29) P 275~276

3. 細野史郞 등・漢方治療方證吟味 (昭和53) P 418. 576, 582, 597, 612, 618, 636, 651

[効能・効果]

피부가 枯燥하고 윤기가 없는 허약체질인 婦人으로 위장장애는 없고, 어깨가 결리고 쉽게 피로하고, 정신불안등의 정신신경증상, 때로는 변비경향이 있는 다음의 諸症; 冷症, 허약체질, 월경불순, 월경곤란, 갱년기장애, 血道症, 습진, 기미

[한마디]

- 온몸에 疥癬과 같은 피부염을 일으키고 매우 가려운 것을 치료한다.(淺田口訣)
- 炙甘草를 사용한다.

K 26. 乾薑人蔘半夏丸料

K 26-① 乾薑人蔘半夏丸

원처방은 丸劑로 「金匱要略」의 婦人姙娠病脈證篇이 출전이다. 乾薑 1량, 인삼 1량, 半夏 2량을 분말로 해서 생강즙 풀(糊)로 붙여 동그랗게 丸으로 만들어 1회 10丸, 1일 3회 복용하게 되어 있다.

丸劑를 煎劑(달여 먹는 약)로 만들 때는 환제의 1일 양의 3배를 하루 분량으로 하는 것이 전승되어 왔다. 이 경우에도 乾薑 3.0, 인삼 3.0, 半夏 6.0으로 한다.

예로부터 묵은 생강을 짜낸 즙을 풀로 사용하여 환을 만들어 왔으므로, 煎藥도 묵은 생강을 짠 즙과 벌꿀을 넣으면 좋다. 차게 하여 마시는 것이 수월하다. 달인 약은 乾薑人蔘半夏丸料라 부른다.

K26.

乾薑人蔘半夏丸料

[成分・分量]

乾薑	3.0
人蔘	3.0
半夏	6.0
이상 3味	12.0

cut. 500 → 250煎

K26-①.

乾薑人蔘半夏丸

[成分・分量]

乾薑	3.0
人蔘	3.0
半夏	6.0
이상 3味	12.0

구 성

입덧의 치료약으로서는 小半夏加茯苓湯이 유명하다. 최근에는 부작용을 극단적으로 두려워하는 풍조가 있어, 임신하면 현대 약은 물론 한방약까지도 거부하는 듯 하다.

따라서 모처럼 좋은 약이 있다 해도 그 은혜를 입지 않고 결국 몸이 심하게 쇠약해진 후에야 마지못해 "한방약이라도 복용해볼까, 한방약이라면 부작용도 적을 테지!" 하며 방문하는 사람이 있다. 이러한 경우에 소반하가복령탕의 복용은 이미 늦어 버렸다.

乾薑으로 몸을 따뜻하게 하고, 半夏로 구토를 멈추게 하며, 인삼으로 元氣를 회복하는 방법을 취해야 한다. 이것이 본 처방이다. 또한 원인을 불문하고 구토가 멈추지 않으며, 胃의 氣가 허한 자에게 사용하면 빠른 효과를 볼 수 있다.

응 용

(1) 입덧이나 그 밖의 구토로 몸이 쇠약해 진 자
(2) 胃의 虛寒으로 수족이 냉해지고, 心下痞硬 한 자

유의점

◎ 지침에는 乾薑에 소위, 뜨거운 물을 통과한 乾薑을 지정하고 있지만, 古方의 乾薑은 乾生薑이므로 局方의 생강을 사용하는 편이 좋다.
◎ 사용상의 주의사항은 따뜻하게 하여 복용하도록 지시되어 있지만, 반드시 따뜻하게 해야 하는 경우만 아니라 차게 하는 편이 좋은 경우도 있다. 이것은 입덧 등에는 따뜻한 것을 받아들일 수 없기 때문이며, 오히려 얼음을 띄워 마시는 편이 좋은 경우도 있다.
◎ 猪苓散도 또한 입덧에 사용한다. 본 처방과의 감별은 목이 마르지 않으며, 물을 탐하지 않음에도 불구하고 토한 후에는 심하게 물을 마시고 싶어 한다는 특이한 증을 나타내면 猪苓散이라고 외워 둔다.

문 헌

1. 金匱要略方論(中國・人民衛生出版社版) P68
2. 龍野一雄・新撰類聚方(昭和34) P 254
3. 淺田宗伯・勿誤藥室方函口訣(明11)上卷4 1 丁

가루로 하여 생강즙 풀을 結合劑로서 丸藥120개로 한다.

[効能・効果]
체력이 떨어지고 嘔氣, 구토가 그치지 않는 다음의 諸症 ; 입덧, 위염, 胃무력증

[한마디]
● 입덧에 국한되는 것이 아니고 嘔氣가 멈추지 않고, 胃氣가 쇠약해져 있는 것이라면 어떤 병에도 좋다.
● 본래는 丸이지만 丸보다도 丸料쪽이 효과가 있는 것 같다.
● 指針에서는 생강즙과 쌀풀로 製丸하도록 되어있는데, 原典에서는「생강즙풀」이다. 생강즙을 따뜻하게 하여 糊化한 풀을 가리킨다.

K 27. 甘草瀉心湯

출 전

傷寒論의 태양병 하편과 金匱要略의 百合狐惑陰陽毒病脉證篇에 나온다.

『급성열성병의 緩症으로, 下法을 사용해서는 안 되는 경우에 이것을 처방했기 때문에, 하루에 수 십 번이나 설사를 하고, 음식을 소화하지 못하며, 뱃속에서 심한 소리가 나며, 심하부가 막혀 누르면 굳어서 팽팽하다. 울컥 구역질이 나며, 心煩으로 불안해한다. 의사는 이 心下痞를 보고 이것은 병이 남아있는 것이라 하여, 다시 설사약을 복용시키자 그 막힘(痞)은 점점 심하게 되었다. 이것은 結熱이 아니라 다만 위 속이 허하여 客氣가 上逆 하기 때문에 心下部가 굳

K27. 甘草瀉心湯

[成分・分量]

半夏	5.0
乾薑	2.5
人蔘	2.5
大棗	2.5
黃芩	2.5
甘草	3.5
黃連	1.0
이상 7味	19.5

cut. 500 → 250煎

어져 있는 것뿐이다. 甘草瀉心湯을 사용해야 된다.』(太陽中)

『狐惑의 병이라고 하는 것은, 傷寒과 같은 병의 형태를 보인다. 졸리지만 눈이 감기지 않고, 잠잘 때나 깨어 있을 때나 가만히 있을 수 없는 불안감이 따라다닌다. 咽喉에 潰瘍이 생겼을 때는 惑이며, 음부에 潰瘍이 생겼을 때는 狐이다. 음식을 탐하지 않으며, 음식 냄새를 싫어하고, 안색이 벌개졌다가는 곧 검어지거나 창백해지거나 한다. 上部에 궤양이 있을 때는 목이 쉰다. 이 경우는 甘草瀉心湯을 사용해야 된다.』(金匱要略)

구 성

半夏瀉心湯의 甘草 2.5g을 3.5g으로 增量한 처방이다. 傷寒論의 同 처방에는 인삼이 들어 있지 않다. 이것은 누락되었다는 설과, 원래 傷寒論의 甘草瀉心湯과 金匱要略의 감초사심탕은 별개의 처방으로서 동일한 것으로 논의해서는 안 된다는 說이 있다.

목 표

반하사심탕은 心下痞硬, 惡心, 구토, 식욕부진 증상을 목표로 하며, 뱃속에서 소리가 나면서 설사를 하는 경우에도 이용된다. 그러나 이 뱃속에서 소리가 나는 不消化 증상이 심해지고 정신불안 증상이 겹쳐서 나타나면 甘草瀉心湯을 사용해야 한다. 이 단계에서 위장전체가 腹鳴이나 心下痞硬이라는 것에 국한되지 않을 경우에는 반하사심탕을, 보다 급성으로 구토나 설사가 있고 특히 증상이 胃쪽에 기울고 있는 경우에는 生薑瀉心湯을, 腸쪽에 증상이 강한 경우에는 甘草瀉心湯을 사용한다.

설사에 있어서 半夏瀉心湯의 경우는 輕症으로 무른 변에 가깝고, 본 처방의 경우는 水液 설사에 해당한다. 인삼탕의 설사도 설사 변으로 착각하기 쉬운데, 甘草瀉心湯의 경우에는 설사를 하면 잠시 기분이 좋아지지만, 인삼탕의 경우는 오히려 피로감이 증가한다. 甘草瀉心湯으로 설사가 오히려 심해지는 경우가 있는데, 이 때는 인삼탕이 좋으며, 그 반대로 인삼탕으로 낫지 않는 경우에는 감초사심탕이 좋은 경우도 있다.

金匱要略에서는 狐惑病의 치료법으로서 甘草瀉心湯을 처방하고 있는데, 불면, 환상, 환각, 多夢, 夢遊, 강박관념 등의 정신과 영역의 증상에 사용한다. 이 경우에도 대부분 心下痞硬, 腹鳴, 설사 등의 증상을 수반한다.

또한 입안에 潰瘍이 생기는 것이 惑이라는 조문을 이용해서 口內炎, 舌炎, 쉰 목소리 등에도 응용하는데, 이 경우에도 위장증상이나 정신증상이 있는지를 확인 한 후, 그 증상이 있을 경우에 적중하는 사례가 많다. 최근 중국에서는 베체트(피부습진・관절염 따위를 일으키는 원인불명의 병) 증후군이 狐惑病에 해당한다고 하여 연구가 진행되고 있는 듯 하다.

응 용

(1) 위염, 장염, 위장염, 소화불량, 食傷, 신경성설사, 腹鳴, 心下痞硬 증상이 있는 자, 혹은 구토나 복통을 수반하는 자

(2) 위무력증, 위확장, 위하수, 식욕부진 등으로 위가 참기 어려울 정도로 고통스러우며, 식욕감퇴 또는 불안 불면 등의 신경증상이 있거나, 腹鳴, 트림, 묽은 변 등의 증상이 있는 자

(3) 신경쇠약, 노이로제, 정신분열증 등에 의한 정신불안, 안절부절, 불면, 착

[効能・効果]
명치가 막힌 듯한 느낌이 있는 다음의 諸症; 위염, 장염, 구내염, 口臭, 불면증, 신경증

[한마디]
- 배가 우르르 우르르 소리가 나는 것이 본방의 下痢로 雷鳴이 없는 下痢는 人蔘湯과 四逆湯이다.
- 半芩連參, 姜甘棗의 甘草倍量
- 乾薑은 乾生薑을 사용하고 싶다.
- 炙甘草를 사용한다.

각, 환상, 환각, 氣鬱, 기분이 쉽게 바뀌는 현상 등이 있다. 혹은 心下痞硬, 복명 설사 등이 있는 자

(4) 토혈, 咯血로 흥분하고 있지만 瀉心湯만큼 逆上과 顔面紅潮가 없는 자

(5) 목이 쉬는 것으로 정신불안, 흥분, 不眠, 心下痞硬 등이 있는 자

(6) 小舞踏病, 夢遊病에 이용한 사례가 있다.

유의점

◎ 감초에는 僞 알도스테론(aldosterone) 症發症이나 전해질 이상이 부작용으로 보도되고 있지만, 炙甘草로 하는 것에 의해 방지할 수 있다. 특히 단서가 붙어있지 않는 한, 감초는 전부 프라이팬에 볶은 것을 사용하면 좋다.

◎ 甘草瀉心湯의 불면은 多夢에 의한 불면과 옅은 잠에 의한 불면으로 전혀 잘 수 없는 것은 아니라는 점에 유의한다.

◎ 맥주를 마시고 설사를 호소하는 환자는 거의 본 처방의 證에 해당한다. 구내염에 이용할 경우에는 VB_2를 병용하면 좋다. (西岡一夫・明解漢方處方)

문 헌

1. 龍野一雄・新撰類聚方 (昭和34) P.171
2. 細野史郎・漢方治療方證吟味 (昭和53) P.83
3. 大塚敬節・漢方診療30年 (昭和34) P.180, 224
4. 大塚敬節 등・金匱要略講話 (昭和54) P.84

K28. 甘草湯

출 전

傷寒論의 少陰病編에 『소음병이 되어 2~3일, 咽喉가 아픈 사람은 감초탕을 투여하면 좋다. 그래도 낫지 않는 자에게는 桔梗湯을 투여하라.』 또한 金匱要略의 肺痿肺癰咳嗽上氣病脉證治 第7편 附方에 千金方으로서 『肺痿로 涎唾(침과 같은 장액성의 痰)가 많고, 胸中이 溫溫(wēn wēn) 液液(yè yè)할 경우에는 甘草湯을 사용해야만 한다.』고 적혀 있다.

구 성

감초 한 가지 맛뿐이다. 이 처방과 길경탕의 감초는 굽지 않는다. 그 밖의 古方의 감초는 炙甘草가 많다.

甘草에는 ① 抗潰瘍作用, ② 抗炎症作用, ③ 鎭痙作用, ④ 鎭咳作用, ⑤ 호르몬 작용, ⑥ 免疫抑制作用, ⑦ 항 알레르기 작용 등이 점차 해명되어 임상효과와도 결부시켜, 지금까지 矯味矯臭劑로서 자리를 차지하고 있던 甘草와는 格이 다른 것으로 받아들여지고 있다.

漢方 특히 古方에서는 본 처방을 비롯하여 甘草가 主劑로 여겨지는 方劑가 몇 가지 존재하는데, 이런 것들이 지금 각광을 받으며 급부상하고 있다.

목 표

吉益東洞의 「藥徵」에 "甘草는 급박함을 고친다."고 되어 있다. 따라서 傷寒論

K28. 甘草湯

[成分・分量]

甘草	5.0
이상 1味	5.0

cut. 500 → 250煎

[効能・効果]

심한 기침, 咽喉痛의 緩解

[한마디]

● 授乳婦에게 주어서 乳房痛은 치유되었지만 乳汁分泌가 뚝 끊어져 호된 꾸중을 들은 적이 있다.

중의 咽痛을 치유하는 것뿐만 아니라, 그 밖의 急迫症狀에도 사용된다. 심한 기침, 치통, 치질, 특히 肛門脫出의 嵌頓(장이나 자궁 같은 복부의 내장기관이 병적으로 생긴 틈으로 탈출된 채 원위치로 돌아가지 못하는 상태), 打撲痛, 急性腹症의 疼痛 등에 한꺼번에 많은 양을 복용하여 극적인 효과를 보는 경우가 많다. 단 일시적으로 急迫症狀을 없애는 것뿐이므로, 당연히 다음 대책을 강구해야 한다.

또한 外用으로 사용할 경우, 그 煎液으로 濕布함으로써 痔疾의 동통이나 외상의 동통을 완화시킬 수 있다. 이것을 忘憂湯이라 한다.

응 용

각종 急迫症狀으로 국소적인 증상에 사용하며, 다른 부위나 전체적인 몸에는 변화가 없는 것. 예를 들면 咽痛, 疼痛, 痙攣, 呼吸促迫, 窒息, 心悸亢進, 咳漱, 上逆, 위경련 등의 腹痛發作, 尿閉, 排尿痛, 藥物中毒, 牛馬肉, 菌類 등의 中毒, 벌레물림, 口瘡의 통증, 갑자기 목소리가 잠긴 자

유의점

◎ 대부분이 無熱性이며, 때때로 有熱性이라 해도 頭痛 등의 陽症 및 表症이 없다는 것에 유의해야 한다.

◎ 세상에 알려져 있는 바와 같이 한꺼번에 많은 양을 복용함으로써 나타난다고 하는 浮腫, 高血壓 및 명치 언저리가 쓰리고 아픈 증상이 나타나는 경우는 전혀 없다. 연속적으로 복용하면 발생하는 경우도 있지만, 그러한 경우에는 五苓散을 사용하면 해결된다.

◎ 金匱要略의 조문 중 「溫溫・液液」은 겉으로 나는 소리에 지나지 않는다고 생각한다. 溫, 液이라는 문자의 의미를 추구할 필요는 없다. 중국어로 읽을 때에 「wēn wēn, yè yè」라고 발음하면, 옛날부터 일컬어지고 있는 「속이 메스꺼워 토할 것 같다」는 표현이 아니라 웬웬, 에에라고 헛기침을 하고 涎唾를 喀出하고자 하는 상태라는 것을 알 수 있다.

문 헌

1. 龍野一雄・新撰類聚方 (昭和34) P.328
2. 淺田宗伯・勿誤藥室方函口訣 (明11) 上卷 41 丁

K29. 甘麥大棗湯

출 전

金匱要略의 하권 婦人雜病脉證治 제22편에 "부인이 히스테리로 울거나 웃거나 하며, 신령에게 홀린 것처럼 되어 빈번히 하품을 하는 경우에는 甘麥大棗湯을 사용해야 한다."고 되어 있다.

구 성

甘草와 小麥 및 大棗의 3味로 이루어져 있다. 감초의 急迫症狀을 치유하는 작용은 신경의 흥분에도 확대하여 사용할 수 있다. 大棗도 급박한 증상을 완화하는 精神安定作用이 있다고 해도, 藏躁(여자에게 흔히 있는 신경병으로 감정

K29. 甘麥大棗湯

[成分・分量]

甘草	5.0
大棗	6.0
小麥	20.0
이상 3味	31.0

cut. 500 → 250煎

[効能・効果]

갓난아이가 밤에 운다, 어린애의 경련.

의 변화가 심하여 웃고, 울고, 기뻐하고 슬퍼함이 대중없이 극단으로 흐르며 하품을 자주 하는 증세)가 심한 精神興奮을 진정시키는 작용은 생각할 수 없다. 또한 이 조합은 다른 처방제에도 많이 들어가 있지만 그 작용은 없다.

이 처방에서 특이한 것은 小麥이다. 이것은 우리들이 쌀과 동시에 주식으로 하고 있다. 이것에 鎭靜作用이 있다고는 생각되지 않는다. 龍野一雄 선생은「小麥은 木性으로, 소량이면 肝氣와 心氣를 보양하지만, 대량이면 오히려 肝心氣를 상하게 한다. 終戰 後 노이로제나 肝機能 障碍가 많은 것은 小麥의 粉食을 과도히 섭취한 것도 한 가지 원인이다.」고 기술하고, 甘麥大棗湯의 경우에는「心氣를 보양하는 것과 동시에 肝氣가 虛한 것도 보충하는 것이라 생각된다.」라고 추측하고 있다.

이 3가지 맛의 복합작용은 알 수 없다고 해야 할 것이다.

[한마디]
●法에 맞는지 어떤지가 문제이지만 甘草와 大棗를 달인 여과액에 小麥粉을 섞은 것이라도 효과가 있다.

목 표

조문의「喜悲傷」에는 2개의 訓讀이 있는데, 喜를「시바시바」라고 훈독하거나,「코논데」라고 훈독하면 슬픔으로 상처 입은 정신상태로 해석된다. 그러나 喜(기쁨)는 心의 정신 현상, 悲(슬픔)는 肺의 정신 현상으로서「기쁘거나 슬프거나」하는 정신 통제력을 잃은 상태라고 생각할 수도 있다.

따라서 히스테리, 조울병, 우울병 등의 精神神經症이나, 중풍으로 인한 탄식 및 갓난애가 밤중에 우는 경우에 응용된다.

淺田宗伯 선생은『이 처방은 부인의 藏躁에 주로 쓰이는 약이지만, 언제나 오른쪽 腋下臍邊에 拘攣이나 結塊가 있을 때 사용하면 효과가 있다. 또한 소아가 울음을 멈추지 않을 때는 빠른 효과를 볼 수 있다. 또한 어른의 癎症(간질증상)에 이용하는 경우가 있다. 병이 급한 사람은 甘味를 먹으면 완화될 수 있다고 하는 옛말의 의미를 생각하면서 사용하면 좋다. 先哲은 갓난애가 밤중에 울거나 실신했을 경우에, 왼쪽에 拘攣이 있는 사람은 柴胡劑를, 오른쪽에 拘攣이 있는 사람에게는 본 처방을 적용한다고 하지만, 구애받으면 안 된다. 失神한 경우에는 대부분 이 처방으로 치유된다.』고 한다. 腹證을 진료할 수 없는 나로서는 경험이 없다는 것을 항상 안타깝게 생각한다.

응 용

(1) 히스테리, 고통스러운 중풍, 웃음이 멈춰지지 않는 자, 夢遊病, 小舞踏病, 티크병, 간질병(癲癎), 근심병, 狂躁病 등으로 인한 不隨意運動, 무의식적인 꿈속의 운동, 하품이나 기지개 혹은 울면서 슬퍼하거나 울면서 웃는 등의 정신증상이 있는 자
(2) 소아가 밤중에 우는 현상으로 우는 것이 지나치게 긴 자
(3) 위 아토니, 內臟無力 혹은 下垂, 饑餓感이 심하고 쉽게 지치며 하품이 나오는 자

유의점

◎ 하품이 많다는 것을 조건으로 하는 사례가 있지만, 단순히 하품이 많다는 것만으로는 효과를 볼 수 없었던 경우도 있다. 격렬한 정신증상이 완화되기 시작했을 때, 이런 하품을 자주 하게 된다. 그러므로 역시 그 밖의 정신 증상과 아울러 證을 발견해야 한다.

◎ 이 처방제 그대로는 절대로 엑기스제가 되지 않는다. 극단적으로 묽든가,

화학변화를 일으켜(예를 들면 캐러멜) 다른 물질이 되어버리든가 하기 때문이다. 시럽으로는 쉽게 製劑할 수 있으므로 앞으로는 이러한 약제의 형태도 인정해야 할 것이다.

◎ 본 證은 動的이고 급격하다. 證이 나타난 후에 약을 달이게 되면 너무 늦어버리므로 法을 초월하여 앞에서 서술한 시럽을 常備하고 있어야 한다고 생각한다. 靜的인 것은 半夏厚朴湯을 적용한다.

문 헌

1. 龍野一雄・漢方入門講座 (昭和31) P.1270
2. 大塚敬節・症候에 의한 漢方治療의 實際(昭和38) P.105
3. 淺田宗伯・勿誤藥室方函口訣(明11) 上卷 41 丁

K30. 桔梗湯

출 전

金匱要略의 肺痿肺癰咳嗽上氣病脉證治 제7편에 『기침을 하고 胸滿하며 오한으로 몸이 떨려 맥박수가 많고, 목은 건조하지만 목마른 것은 아니다. 때때로 진한 비린내가 나는 痰을 뱉거나, 오랫동안 미음(粥)과 같은 고름을 뱉게 된다. 이 증상을 肺癰이라고 한다. 길경탕을 사용해야 된다.』고 되어 있다. 肺癰이란 현대의 病名으로는 肺壞疽에 해당한다.

또한 傷寒論의 少陰病 편에는 『少陰病이 되어 2~3일, 목이 아픈 사람은 감초탕을 주면 좋다. 그래도 낫지 않을 경우에는 길경탕을 주라.』고 되어 있다.

구 성

길경과 감초의 2味이다.

목 표

甘草의 急迫症狀을 고치는 작용과 桔梗의 抗炎症作用을 조합시키고 있다. 桔梗은 사포닌(saponin)을 포함하고 있고 祛痰鎭咳 작용이 있다. 또한, 桔梗 자체로는 抗菌 성분은 없지만, 마크로파지(macrophage)의 貪食 능력을 높이는 작용이 있다. 따라서 궁극적으로 抗菌性을 갖는 것과 마찬가지 결과가 되어, 炎症을 진압할 뿐 아니라 原因菌도 제거하는 효과를 기대할 수 있다.

응 용

(1) 咽頭炎, 喉頭炎, 扁桃炎으로 목에 통증이 있고, 발열하더라도 다른 증상이 겉으로 드러나지 않는 자

(2) 肺壞疽, 肺化膿症, 부패성 기관지염 등으로 咳嗽 및 진한 痰을 뱉는 증상(膿性咯痰)이 있지만 輕症이거나 초기에 해당하는 자

유의점

◎ 본 처방만을 이용하는 것보다도 小柴胡湯이나 葛根湯과 병용하는 경우가 많다.

◎ 목소리가 나오지 않을 때 訶子 2.0, 薄荷 2.0을 加하는 것이 좋다. 別添하여 동일하게 달인다. 박하는 휘발성이기 때문에 나중에 넣는다.

K30. 桔梗湯

[成分・分量]

桔梗	2.0
甘草	3.0
이상 2味	5.0

cut. 500 → 250煎

[効能・効果]

咽喉가 부어서 아픈 다음의 諸症 ; 편도염, 편도주위염

[한마디]

● 본문 목표에 쓴 桔梗의 마크로파지 遊走增强作用은 부정적인 報告文이 나와 있다. 그러나 桔梗+芍藥은 항염증작용이 있고 本方+生薑, 大棗의 排膿湯에도 항염증작용이 동일한 사람에 의해 보고되어 있다.

문 헌

1. 龍野一堆・新撰類聚方 (昭和34) P.329
2. 久保道德 등・日本藥學會第98年會講演要旨集(1977)・동일 第99年會講演要旨集(1978)
3. 上海中醫學院・中草藥學(1975) P.469

K31. 歸耆建中湯

출 전

外科의 名醫, 華岡青洲가 남긴 瘍科方筌에 실린 처방이다.

古方인 當歸建中湯과 黃耆建中湯의 合方으로, 桂皮加芍藥湯加當歸黃耆라고도 할 수 있다. 青洲가 즐겨 사용했다 한다.

구 성

太陰病의 대표적 치료제인 桂枝加芍藥湯은 內虛인 腹滿, 腹痛을 다스리는 방제이다. 본 처방은 거기에 血虛를 보충하는 당귀와 表虛를 치료하는 黃耆를 부가한 것으로 볼 수 있다.

當歸는 니코틴산, 葉酸 등의 비타민 B군과 리구스틸라이드(ligustilide) 등을 포함한다. 精油 성분인 부틸리덴프탈라이드(butylidenephthalide), 리그스티딘(ligustidin)은 자율신경이나 호르몬을 조절하는 역할을 하는 일종의 정신안정제(tranquilizer)와 같은 작용이 있다고 보고되고 있다.

黃耆는 피부 표면의 水毒(皮水, 浮腫, 盜汗 등)을 제거하는 利尿작용 이외에, 감마(γ) 아미노부틸산(aminobutyric acid)을 主體로 하는 혈압강하 작용도 보고되고 있다.

목 표

青洲는 『여러 가지 병을 앓고 난 후의 虛脫 증상이나 盜汗이 나는 증상을 치유한다.』고 말하고 있지만, 金匱要略의 黃耆建中湯에는 「虛勞裏急(腹直筋의 拘攣), 여러 가지 부족(기력・체력 등)」이라고 되어 있다. 마찬가지로 當歸建中湯에는 「출산 후 虛勞, 腹中刺痛이 멈추지 않으며, 얕은 호흡(少氣), 혹은 小腹拘急의 고통, 허리와 배가 아프고 당기며, 음식을 탐하는 것을 치유한다. 산후 1개월, 하루에 4~5제를 복용하면 좋으며, 혈액순환을 고르게 한다.」고 되어 있으므로, 이 두가지 처방의 合方인 본 처방의 목표로서도 참고가 된다.

즉 병을 앓고 난 이후나 產後 등에 기력과 체력이 소모되어 피부의 윤기가 부족하고, 탄력이 없고, 손발이 화끈거리며, 몸을 조금만 움직여도 심장의 고동이 보통 때보다 심하여 가슴이 두근거리거나 숨이 차거나 땀이 나는 사람으로, 배에 힘이 없고, 腹筋이 얇아 표면이 당기는 경우 등이 목표가 된다.

체력 회복제로서 이용되지만, 青洲는 痔瘻나 카리에스(caries), 慢性中耳炎, 癰, 癤(부스럼) 등 慢性潰瘍이나 化膿性腫物 등으로, 염증이 적고 희박한 분비물이 장기간 계속되는 자에게도 사용하였다. 또한 청력을 상실하는 것은 체질적인 것이므로 본 처방이나 小建中湯이 적합한 경우가 많은 것 같다.

K31. 歸耆建中湯

[成分・分量]

當歸	4.0
桂皮	4.0
生薑(乾)	1.0
大棗	4.0
芍藥	5.0
甘草	2.0
黃耆	2.0
이상 7味	22.0

cut. 500 → 250煎

[効能・効果]

신체허약으로 피로하기 쉬운 자의 諸症 ; 허약체질, 病後의 쇠약, 수면 시의 식은땀(盜汗)

[한마디]

- 몸이 허약하고 盜汗하는 자, 증상에 따라서는 反鼻를 加味한다.
- 炙甘草를 사용한다.

응 용

(1) 小建中湯의 證으로 더욱 허한 상태에 있는 자
(2) 盜汗
(3) 慢性中耳炎, 痔瘻
(4) 癰
(5) 寒性膿瘍, 下腿潰瘍
(6) 경부 임파선의 종기, 카리에스(Karies 骨瘍)

유의점

◎ 金匱要略의 産後篇에 실려 있는 當歸建中湯에는 膠飴가 들어 있지 않다. 當歸建中湯加黃耆라고 보는 경우, 膠飴가 들어있지 않아도 되지만, 黃耆建中湯加當歸라고 생각한다면 膠飴가 필요하다.

◎ 치루 등에 反鼻를 첨가하거나, 伯洲散을 겸용하거나 하는 응용 사례도 있다.

◎ 황기는 日本産이 아닌 紅耆나 晋耆라고 하는 중국산을 사용하는 것이 좋다. 단 값은 10배 정도이다.

◎ 當歸는 大和당귀를 이용한다. 중국산은 別種이다. 한국산은 일본의 大和당귀의 종자를 사용하고 있으므로, 北海당귀라고 하는 일본재래종과 大和種과의 교배종보다 좋은 경우가 있다. 사용해도 좋다.

문 헌

1. 大塚敬節 등 · 漢方診療醫典 (昭和44) P.386
2. 華岡青洲 · 瘍科方筌
3. 細野史郎 · 方證吟味 (昭和53) P.226, 604

K32. 歸脾湯

출 전

宋의 嚴用和가 저술한 濟生方의 健忘 항목에 「일에 대한 근심이 지나쳐 심장(心)과 비장(脾)에 상처를 입어 健忘症이나 가슴이 두근거리는 병이 되었다.」고 하며, 이를 고치는 약으로써 歸脾湯을 기재하고 있다.

처음에는 白朮, 茯苓, 黃耆, 龍眼肉, 酸棗仁, 人蔘, 木香, 甘草, 生薑, 大棗의 10味였는데, 명나라의 왕륜은 明醫雜著에 當歸, 遠志를 넣은 12味를 기재했다.

구 성

약방의 조성은 四君子湯을 골자로 하여 增血作用이 있는 당귀와 龍眼肉, 진정작용이 있는 酸棗仁과 遠志로 이루어져 있다.

遠志는 일찍이 戰時中에 수입이 두절된 세네가(senega)의 代用 去痰劑로 사용되었지만, 한방에서는 거담제로써가 아니라 진정제, 滋養劑로서 사용된다.

최근 연구에서는 遠志에 헥소바르비탈(hexobarbital)에 의해 睡眠을 연장시키는 작용을 한다는 것이 인정되어 그 鎭靜作用이 입증되었다.

龍眼肉은 무환자나무의 假種皮로 맛이 좋다. 일찍이 약재상의 자녀로 자란

K32. 歸脾湯

[成分 · 分量]

人蔘	2.0
茯苓	2.0
當歸	2.0
甘草	1.0
大棗	1.5
白朮	2.0
黃耆	2.0
遠志	1.0
木香	1.0
生薑(乾)	0.5
龍眼肉	2.0
酸棗仁	2.0
이상 12味	19.0

cut. 500 → 250煎

[効能 · 効果]

허약체질로 혈색이 나쁜 사람의 다음의 諸症; 빈혈, 불면증

나는 창고에 숨어 그것을 포식하여 코피가 멈추지 않았던 기억이 있다.

목 표

원래는 건망증에 이용되었지만 약의 수가 증가함에 따라 그 용도가 확대되어 불면증이나 빈혈에도 이용된다. 그러나 단순히 불면, 빈혈, 건망의 모든 증상에 이용되는 것이 아니라, 큰 병을 앓고 난 이후의 피로나 失血로 육체가 쇠약해진 후, 과도한 정신적 피로로 인해 발생하는 불면, 빈혈, 건망 증상이어야 한다. 또한 염증이 있거나 充血性인 자에게는 사용할 수 없다.

따라서 유명한 것에 비하면 사용방법이 까다롭지만, 조건이 맞으면 起死回生의 목적을 달성할 수도 있다. 예를 들어 失血을 중요한 조건으로 하며, 腸出血, 子宮出血, 胃潰瘍, 血尿, 痔疾出血 등으로 안면이 창백한 자에게는 의외의 효과가 있다. 극단적인 사례로 白血病, 惡性貧血, 再生不良性貧血, 반티氏병(Banti's syndrome), 紫斑病 등에도 현저한 효과를 보는 경우가 있다.

응 용

(1) 각종 출혈(吐血, 衄血, 下血, 溺血, 崩漏, 紫斑病)
(2) 健忘症
(3) 不眠症
(4) 각종 빈혈(백혈병, 악성빈혈, 반티씨병(Banti's syndrome), 재생불량성 빈혈)
(5) 식욕부진
(6) 신경쇠약, 히스테리
(7) 생리불순
(8) 遺精白濁
(9) 頭上白屑
(10) 陰門소양증

유의점

◎ 龍眼肉은 果肉이므로 건포도와 같이 당분이 많고 부드럽다. 그러므로 蟲害가 많고 또한 곰팡이가 생기기 쉽다. 캔 등에 넣어 냉장고에 보관한다.
◎ 酸棗仁은 볶아서 사용한다.
◎ 大棗도 蟲害가 많으며, 쉽게 곰팡이가 생긴다. 그 상태에서 발효하는 것도 있으므로 밀봉용기에 넣어 냉장보관 하면 좋다.
◎ 반드시 證의 陰陽을 분별하여 陽證에 사용해서는 안 된다. 그러나 노인의 腦動脈硬化症의 건망증일 경우 안색이 좋은 사람도 있다. 이 경우 柴胡, 山梔子를 加한 加味歸脾湯을 이용한다.

문 헌

1. 矢數道明 · 漢方後世要方解說 (昭和34) P.29
2. 大塚敬節 · 症候에 의한 漢方治療의 實際 (昭和38) P.660
3. 大塚敬節 등 · 漢方診療醫典 (昭和44) P.364
4. 細野史郎 · 方證吟味 (昭和53) P.232~276

[한마디]
● 어딘가에 출혈이 없는가를 찾아내고 덧붙여 神經症이면 本方이다.

K33. 芎歸膠艾湯

출 전

金匱要略의 婦人姙娠病脈症이 출전이다. 부인의 자궁출혈, 유산 후의 異常出血, 임신 중의 출혈, 임신 시의 복통이나 태아의 발육장애에 사용한다고 쓰여 있다.

구 성

본 처방은 阿膠 이외의 生藥을 물에 술을 첨가하여 달여서 찌꺼기를 제거한 후, 다시 불을 지펴 阿膠를 넣고 잘 녹여 만든다.

當歸・芍藥・川芎・地黃의 4味는 四物湯으로, 이것에 艾葉(苦微溫), 阿膠(甘平), 甘草(甘平)가 첨가된 것으로 보인다.

艾葉은 쑥의 잎을 건조한 것으로, 止血작용을 하며, 몸을 따뜻하게 하여 냉하고 습한 기운을 제거하는 기능이 있다고 한다. 그 생즙이 상처를 지혈하는 민간요법으로 많이 쓰이고 있다는 것은 잘 알려져 있다.

또한 阿膠는 소나 말, 돼지 등으로부터 얻은 阿膠(gelatin과 동일함)이다. 血을 潤하게 하며 출혈을 멈추고, 肌肉, 粘膜의 상처를 치료하는 작용이 있다. 甘草는 이러한 藥物을 조화시킴과 동시에 증상을 완화시키는 작용을 한다.

목 표

사용 목표로서는 冷症 타입으로 혈색이 나쁘고 하복부가 연약하고, 복통이나 腹滿感이 있는 사람의 弛緩性 출혈에 좋다. 痔出血이나 紫斑病, 血尿 등에도 응용하는 경우가 있다.

또한 이 처방은 천궁, 당귀, 아교, 애엽의 4味로 이루어져 있었다는 설이 있으며, 현재의 처방보다는 보다 허약한 체력의 사람에게도 이용되었던 것 같다. 어떠한 경우라도 설사를 하기 쉬운 사람이나 심한 빈혈이 있는 사람에게는 사용하지 않는 편이 좋다.

응 용

(1) 流產 등으로 인한 虛寒性의 자궁출혈이 있는 자
(2) 肛門出血, 痔出血, 腎結核, 腎石, 腎臟腫瘍, 膀胱結核, 膀胱腫瘍 등의 血尿로 足冷, 下腹鈍痛, 腰痛 등을 수반하는 자

유의점

◎ 아교는 겨울철에는 煎液을 응고시키기 때문에, 이것은 변질된 것이 아니라는 것을 사전에 이야기 해두어야 한다. 다른 계절이라도 냉장고에 넣어 두면 마찬가지이다. 다시 가열하여 녹여서 복용하도록 지시한다.

◎ 아교는 板젤라틴, 粉젤라틴, 鹿角阿膠, 驢皮阿膠, 玉阿膠 등의 종류가 있는데, 출혈에 중점을 둔다면 녹각아교, 여피아교 등의 그다지 정제하지 않은 흑갈색의 것이 좋다.

◎ 아교를 삶을 때, 특히 板젤라틴의 경우, 신중하지 않으면 용기의 벽에 부착되어 煎液과 혼합되지 않는 경우가 있다. 阿膠를 별도의 용기에서 물에 불린 후 煎液에 넣는 등의 방법을 지도한다.

K33. 芎歸膠艾湯

[成分・分量]

川芎	3.0
甘草	3.0
當歸	4.0
芍藥	4.0
地黃	5.0
艾葉	3.0
이상 6味	22.0

cut. 500 → 250煎
煎液을 여과하여 따뜻할 때에 阿膠3.0을 녹인다.

[効能・効果]
痔出血

[한마디]
● 四物湯에 阿膠・艾葉・甘草라고 기억한다.

[追補]
1992년 6월24일 후생성 약무국장 통지에 의해 종래의 阿膠 대신에 젤라틴을 사용하게 되어 있던 것을 阿膠를 사용하도록 개정되었다.

◎ 애엽은 그대로 사용할 경우 부피가 크다. 사전에 손으로 잘 비벼 두면 조합할 때 편리하다.

문 헌

1. 金匱要略 (中國・人民衛生出版社版) P.67
2. 龍野一雄・新撰類聚方 (昭和34) P.354

K34. 芎歸調血飮

출 전

明의 龔雲林의 萬病回春・産後門이 출전이다.『産後에 생기는 각종 질병으로 氣血이 虛損하고 소화기가 약하거나, 惡露가 나오지 않거나, 출혈이 과다하거나, 음식을 불규칙하게 먹거나 노한 기운이 겹치거나 하여 發熱惡寒, 自汗口乾, 心煩喘急, 心腹疼痛, 脇肋脹滿, 頭暈, 눈에서 불이 일거나 耳鳴으로 입을 열 수 없거나, 말을 할 수 없을 정도로 머리가 멍한 증상을 치료한다.』고 되어 있다.

「芎歸調血飮」이라는 이름의 처방은 동일한 저자의 濟世全書에도 나와 있다. 烏藥, 牡丹皮, 益母草가 없고, 용도는 「산후의 각종 질병을 고친다」고 되어 있고, 方後에 30여 종의 加減이 기술되어 있다. 益母草, 牡丹皮의 加味는 그 중의 하나로 「惡露殘存의 症」에 효과가 있다고 한다.

구 성

팔진탕(당귀, 작약, 지황, 천궁, 인삼, 복령, 백출, 감초)에서 작약과 인삼을 제외하고 香附子를 넣은 濟世全書의 芎歸調血飮에 烏藥, 益母草, 牡丹皮를 가미한 것이다.

香附子는 예전에 「부인과의 主帥」라고 하여 단독으로도 월경불순, 월경통이나 月經前緊張症 등의 신경장애에 사용되었고, 四物湯에 烏藥, 延胡索 등과 함께 사용되는 것이 가장 일반적인 사례이다. 東京大學 生藥學敎室의 三川潮 교수의 프로스타글라딘(Prostagladin) 生合成阻害物質의 스크리닝에도 유효하여, 현대 약학적으로도 그 유용성이 입증되고 있다.

益母草는 일본명으로 「메하지키」(茺蔚)라고 하며, 婦人藥으로서 民間藥 분야에서 많이 사용되고 있다. 이것은 약하지만 옥시토신(oxytocin)과 유사한 작용이 있다. 마찬가지로 자궁점막의 充血을 촉진시키는 牡丹皮와 함께 자궁 수축력이 약해서 생기는 産後 출혈, 惡露殘存 등의 여러 증상을 고칠 수 있다.

목 표

萬病回春의 芎歸調血飮은 산후의 惡露殘存에 의한 여러 가지 증상에 대해 기술하고 있으며, 이어서 去加法을 30法 거론하고 있다. 그런데 그 30법 중 23법까지가 牡丹皮와 益母草를 제거한 방법이다. 즉 출전에서 기술한 濟世全書의 芎歸調血飮에 烏藥을 부가한 처방에 대한 加法을 서술하고 있으므로, 오히려 그 주요 치료대상인 「산후의 여러 질병을 치료하는 것에 加減하여 이것을 이용한다」는 것을 목표로, 牡丹皮와 益母草를 제거한 것을 기본으로 생각하는 편이 좋을 것이라 여겨진다.

K34. 芎歸調血飮

[成分・分量]

當歸	2.0
川芎	2.0
地黃	2.0
白朮	2.0
茯苓	2.0
陳皮	2.0
香附子	2.0
牧丹皮	2.0
大棗	1.5
甘草	1.0
生薑	1.0
烏藥	2.0
益母草	1.5
이상 13味	23.0

cut. 500 → 250煎

[効能・効果]

産後의 신경증. 체력저하, 월경불순

[한마디]

● 古方의 當歸芍藥散의 목표와 유사하다.
● 回春에는 乾薑炒黑이 들어있다.

濟世全書의 去加法도 19法이 있다. (1)산후에 정신이 몽롱하여 말을 하지 못하는 자에게는 荊芥, (2)입이 쓰고 목이 마른 자에게는 麥門冬, (3)氣鬱이 있으면 木香·烏藥, (4)발열이 멈추지 않는 것에는 炒黑生薑, (5)腸이 수렴되지 않는 경우에는 黃耆·人蔘, (6)기침에는 五味子·杏仁, (7)양쪽 옆구리가 아픈 경우에는 靑皮·肉桂, (8)痰을 뱉는 경우에는 半夏·貝母, (9)구토에는 砂仁과 半夏를 첨가하고 地黃을 제거하며, (10)盜汗·自汗에는 黃耆·炒酸棗仁, (11)설사가 멈추지 않는 경우에는 黃耆·炒乾薑을 첨가하고 地黃을 제거하며, (12)훗배앓이(兒枕痛)로 통증이 있는 경우에는 肉桂·五靈脂·蒲黃·延胡索·牡丹皮, (13)출혈이 과다하여 眩暈이 있는 경우에는 荊芥·인삼·炒黑乾薑, (14)胸膈脹滿悶에는 砂仁·枳實·山査子·厚朴, (15)惡露殘存하여 오로가 멈추지 않는 경우에는 益母草·牡丹皮, (16)출혈과다로 멈추지 않는 경우에는 炒黑蒲黃을 별도로 달여서 조합함, (17)산후의 복통에는 白朮·茯苓을 제거하고 延胡索·牡丹皮·桃仁·紅花·靑皮·澤蘭, (19)驚悸怔忡에는 遠志·麥門冬·酸棗仁, (19)정신착란에는 朱砂.

본 처방은 이 去加法의 (15)에 해당된다.

응 용

(1) 산후의 惡露殘存의 여러 가지 증상

(2) 月經不順

유의점

◎ 산후라는 제목을 떼어내고 婦人科 영역의 각종 증상, 특히 신경 증상에 사용해도 좋다. 그러나 產前이나 임신을 했을지도 모르는 사람에게는 사용하지 않는다는 점에 유의해야 한다.

문 헌

1. 矢數格·漢方一貫堂醫學 (昭和39) P.128
2. 龔雲林·萬病回春 (香港醫林書局版) 下卷 P.109
3. 龔雲林·濟世全書 (寬氷 13·村上平樂寺版) 6卷 52 丁
4. 下津壽泉·藥箱衆方規矩 (寬保 2·1742) 下卷 48 丁
5. 龔雲林·萬病回春 (萬治3年·林屋傳左衛門尉版) 6卷 38 丁

K35. 芎歸調血飮第一加減

출 전

第1加減이라는 이름은 矢數格氏의 命名인데, 萬病回春의 產後門, 芎歸調血飮의 方後의 加減法 제3법으로 기재되어 있는 것이 地黃, 芍藥의 有無를 제외하면 일치한다.

"產後惡露가 없어지지 않고, 胸膈이 당겨 괴로운 통증이 있거나 혹은 뱃속에 응어리가 있어 惡寒發熱하는 것은 惡血이 있기 때문이다. 본 처방(궁귀조혈음)에 桃仁, 紅花, 肉桂, 牛膝, 枳殼, 木香, 延胡索, 童便, 薑汁少許를 첨가하고, 熟地黃을 제거한다."

K35.

芎歸調血飮第一加減

[成分·分量]

當歸	2.0
地黃	2.0
茯苓	2.0
烏藥	2.0
牧丹皮	2.0
大棗	1.5
生薑	1.0
川芎	2.0
白朮	2.0
陳皮	2.0
香附子	2.0
益母草	1.5
甘草	1.0
桃仁	1.5
紅花	1.5
枳實	1.5
桂皮	1.5
牛膝	1.5
木香	1.5
延胡索	1.5
芍藥	1.5
이상 21味	35.0

cut. 500 → 250煎

구 성

芎歸調血飮에 牛膝散(婦人良方)을 합방하고 枳實을 가한 처방이다.

목 표

一貫堂에서는 瘀血을 판단할 수 없는 부인병의 모든 증상에는 芎歸調血飮을 이용하고, 產後惡露의 배출이 불충분하여, 어혈로 판단되면 이 第1加減을 이용한다. 뱃속이 瘀血膨滿으로 퉁퉁 부풀어 복근의 拘攣을 느끼지 못하는 것이 특징이다.

본 처방은 當歸芍藥散과 桂枝茯苓丸과 八珍湯을 합방한 후에 人蔘과 澤瀉를 제거하고, 익모초, 陳皮, 烏藥, 香附子, 枳實, 木香을 가한 것으로 풀이된다. 腹證을 확인할 수 없는 경우에는 이 3가지 처방의 증상을 복합하여, 거기에 신경증상이 더해진 것을 목표로 하면 좋다.

응 용

(1) 부인어혈에 의한 胃腸病, 子宮內膜炎, 肺結核
(2) 산후의 血脚氣, 산후의 腹膜炎, 산후의 血道症
(3) 瘀血에 의한 頭痛, 耳鳴, 眩暈, 動悸, 眼病

유의점

◎ 芎歸調血飮과 第1加減은 一貫堂派에서는 부인약으로 사용하였다. 약한 쪽부터 나열해 보면 芎歸調血飮去牡丹・익모초(濟世의 궁귀조혈음) – 芎歸調血飮 – 第1加減 – 活血散瘀湯 – 通道散이 된다. 古方으로 말하면 當歸芍藥散 – 桂枝茯苓丸 – 桃核承氣湯 – 大黃牡丹皮湯의 관계와 유사하다. 따라서 當歸芍藥散과 桂技茯苓丸의 합방이라 생각하고 사용해도 좋은 편리한 처방이다. 다만 다른 점은 자궁 수축작용이 있으므로 產前이나 姙娠安胎藥으로서는 不可하다.

문 헌

1. 矢數格・漢方一貫堂醫學 (昭和39) P.128
2. 龔雲林・萬病回春(香港醫林書局版) P.110
3. 龔雲林・(萬治3년・林傳左衛門尉版)

[効能・効果]
血道症, 產後의 체력저하, 월경불순

K36. 響聲破笛丸料
K36-①. 響聲破笛丸

출 전

明의 龔雲林이 편집한 「萬病回春」 咽喉門에 "노래를 불러서 失音하는 것은 火動이 원인이다."라고 하여, 9종류의 生藥을 분말로 하여 달걀 흰자위(卵白)로 丸藥을 만든 것을 취침 때 입에 넣고 서서히 嚥下하도록 지시하고 있다.

구 성

連翹, 大黃, 桔梗의 抗炎症劑와 阿仙藥, 訶子의 收斂劑, 薄荷, 縮砂, 川芎의 鎭痛淸凉藥으로 구성되어 있다.

K36. 響聲破笛丸料

[成分・分量]

連翹	2.5
甘草	2.5
桔梗	2.5
薄荷	4.0
阿仙藥	2.0
縮砂	1.0
川芎	1.0
大黃	1.0
訶子	1.0
이상 9味	17.5

cut. 500 → 250煎

구 성

감기나 편도염 등의 急性熱性病과 동시에 일어나는 急性喉頭炎에 의한 咽喉痛이나 失聲(목소리가 쉬는 것) 현상은 본 처방의 영역이 아니다. 또한 알레르기, 結核, 梅毒, 癌 등으로 인해 목소리가 쉬는 경우에도 본 처방을 적용하지 않는다.

본 처방은 장기간에 걸쳐 성대를 혹사하거나 무리한 발성 등으로 인해 목이 쉬는 현상으로 노래 발표회를 위해 연습을 지나치게 하거나, 선거 연설로 큰소리를 질러 목이 쉰 경우와 그 예방에 효과를 발휘한다.

또한 지나친 흡연이나 공기의 오염으로 인해 咽喉가 간질간질 하거나, 정신적인 스트레스로 인한 失聲 현상에도 효과를 볼 수 있다고 한다.

응 용

목이 쉬는 현상, 失聲

유의점

◎ 단순히 목이 쉬었다고 해도 감기에 걸린 경우, 성대를 지나치게 사용하여 발생하는 경우, 소리를 내고 싶지만 목소리가 쉬어 잘 낼 수 없는 경우, 목소리가 뚝하고 끊어지거나 혹은 오전 중에는 보통이나 오후가 되면 악화되는 등 여러 가지 상태가 있다. 각각의 경우에 맞는 처방이 있으므로 주의해야 한다. 본 처방은 2번째의 목소리를 지나치게 사용한 경우에 해당한다.

◎ 원래 丸藥을 입에 넣고 시간을 들여 천천히 삼켜야 하므로, 煎藥인 경우에도 단숨에 마시는 것이 아니라 천천히 마셔야 한다.

문 헌

1. 增補萬病回春(香港醫林書局版) 下卷 P.34
2. 山ノ內愼一・壯快 Vol.7 No.7(昭和55)

K36-①. 響聲破笛丸

성분과 분량은 K36과 같다. 가루로 하여 벌꿀을 結合劑로서 175丸으로 한다. 1회 20丸 1일 數回 입에서 녹여 복용

[効能・効果]

쉰 목소리, 咽喉불쾌

[한마디]

● 訶子에는 收斂性이 있는 점에 유의한다.

K37. 杏蘇散

출 전

楊仁齋(宋)의 「直指方」에 "上氣하여 喘嗽하고 부종이 생기는 것을 치료한다."고 되어 있다. 虞天民(明)의 「의학정전」에는 "上氣하여 喘嗽하고 面目浮腫하는 증상을 치료한다."고 되어 있다.

구 성

麻黃, 杏仁, 甘草, 桑白皮는 五虎湯去石膏라고 풀이할 수 있다. 麻黃, 杏仁, 桑白皮, 大腹皮, 陳皮는 利水劑이고, 五味子와 烏梅는 收斂劑이며, 감초와 아교는 緩急劑이다.

목 표

氣와 함께 물이 상충하여 喘咳(헐떡거리는 기침)가 되거나, 안면부종이 나타나는 증상에 사용한다. 心不全인 경우의 호흡곤란에 해당하지만, 衆方規矩의 新版에 의하면 "痰이란 글자를 사용하지 않는다는 것은 당연히 痰이 없는 기침에

K37. 杏蘇散

[成分・分量]

蘇葉	3.0
五味子	2.0
杏仁	2.0
大腹皮	2.0
烏梅	2.0
紫苑	1.0
桔梗	1.0
桑白皮	1.0
甘草	1.0
陳皮	1.0
麻黃	1.0
阿膠	1.0
이상 12味	18.0

cut. 500 → 250煎

[効能・効果]

기침, 痰

사용해야 한다."고 되어있다. 이것은 脾胃에 痰飮이 없다는 것으로, 희박한 痰이 끊임없이 나와 환자가 누워있지 못하고 상체를 일으키고 있지 않으면 안 되는 상태에도 사용하면 좋다.

또한 "久喘, 久咳, 勞嗽로 땀이 없는 사람에게 사용하면 신기한 효과가 있다."고 되어 있는 것도 목표에 덧붙이면 좋을 것이다.

응 용

(1) 心臟喘息, 肺水腫

(2) 만성기관지염으로 痰이 나오지 않는 것

유의점

◎ 中醫學에서 風寒感冒에 동일한 명칭을 사용하지만 전혀 처방의 뜻이 다르므로 주의가 필요하다. 그것은 溫病條辨으로 香蘇散去香附子의 加味方이다.

문 헌

1. 北山友松子・增廣口訣中卷 17丁 (寶曆4)
2. 衆方規矩(燎原書房覆刻・昭和55) P.159

[한마디]
1992년 6월 24일 厚生省 약무국장 통지에 의해 종래의 阿膠대신에 젤라틴(gelatin)을 사용하도록 지정되어 있던 것을 阿膠를 사용하게 되었다.

K38. 苦蔘湯

출 전

金匱要略의 百合狐惑陰陽毒病脉證治 제3편에 나와 있다. "陰部에 潰瘍이 생기면 咽喉가 건조하다. 이것은 苦蔘湯으로 씻으면 좋다."

구 성

苦蔘湯은 처방이 기재되어 있지 않다. 관행적으로 苦蔘 單味를 달여 外用하고 있다.

목 표

苦蔘은 알칼로이드(alkaloid)의 마트린(matrine)을 포함하고 있어서, 예전부터 민간에서 소나 말의 몸에 있는 벼룩이나 이를 잡는 洗滌藥으로써 사용되어 왔다. 眞菌, 트리코모나스(trichomonas), 런풀 편모충(*Giardia lamblia*) 등에 살균 및 살충효과가 있으므로 濕疹, 皮膚化膿症, 皮膚眞菌症, 여성의 陰部瘙痒症 등에 효과가 있다.

또한 욕창이 생기면 苦蔘湯으로 씻고 紫雲膏를 바르면 빨리 낫는다.

응 용

(1) 皮膚나 陰部의 瘙瘍에 洗淨藥으로 外用한다.

(2) 褥瘡

유의점

◎ 苦寒藥이기 때문에 發赤 등의 熱症狀에는 유효하지만, 단지 가려움증만 있는 것에는 사용하지 않는 편이 좋다.

K38. 苦蔘湯

[成分・分量]

苦蔘	10.0
이상 1味	10.0

cut. 500 → 250煎
여과액을 적당히 幹部에 바른다.

[効能・効果]
白癬, 진무름, 땀띠, 가려움

[한마디]
● 옛날에 苦蔘液으로 속옷을 물들여서 「이」퇴치에 사용했다는 이야기가 있다.

문 헌

1. 大塚敬節 · 金匱要略講話 (昭和54) P.85
2 上海中醫學院 · 中草藥學 (1975) P.205

K39. 驅風解毒湯

출 전

萬病回春의 하권 咽喉門에 나와 있다. 원처방은 驅風解毒散이다.

"痄腮(볼거리)는 風熱腫痛이며, 驅風解毒散은 痄腮로 통증이 있는 종기(부스럼)가 생긴 자를 치료한다."고 되어 있다.

金匱要略의 桔梗湯(K30)에 완화한 3종의 發表藥 荊芥, 防風, 連翹와 羌活을 넣고, 風熱疎散(消炎)의 牛蒡子, 清熱瀉火(消炎)의 石膏를 더한 것이다.

목 표

痄腮라는 것은 耳下腺炎으로, 回春에서는 桔梗과 石膏는 들어 있지 않다. 轉用되어 扁桃炎, 扁桃周圍炎, 口內炎에 이용된다.

煎液의 반은 복용하고 반은 양치질에 사용한다. 이때 아주 차갑게 한 액체를 입에 넣고 입 속에서 따뜻해질 정도로 양치질을 하면 좋다.

응 용

급성편도염, 만성인두염, 이하선염, 顎下腺炎

문 헌

1. 萬病回春(香港 · 醫林書局刊) 下卷 P.34
2. 勿誤藥室方函口訣 · 74

K39. 驅風解毒湯

[成分 · 分量]

防風	3.0
牛蒡子	3.0
連翹	5.0
荊芥	1.5
羌活	1.5
甘草	1.5
桔梗	3.0
石膏	5.0
이상 8味	23.5

[效能 · 効果]

咽喉가 부어서 아픈 다음의 諸症; 扁桃炎, 扁桃周囲炎. 한편, 본방은 양치질하면서 천천히 마시는 것을 특징으로 한다.

K40. 荊芥連翹湯

출 전

원래 이 처방은 萬病回春과 동일한 명칭의 처방으로, 森道伯(一貫堂)이 경험적으로 加味한 것이다.

森道伯의 一貫堂流는 矢數道明 선생에게 계승되어 수없이 많은 두드러진 효과를 본 사례가 보고되었기 때문에, 回春의 원처방보다 유명하게 되었다.

원처방에는 耳病 · 鼻病의 두가지 처방이 있으며, 藥味는 조금 다르다.

구 성

萬病回春의 耳病門에 "양쪽 귀가 붓고 아픈 증상을 고친다. 腎經에 風熱이 원인이다."고 되어 있다. 鼻病門에 "膽에서 熱이 腦로 전달되어 생기는 鼻淵을 치료한다."고 되어 있다. 이번 허가의 대상이 되는 一貫堂 처방은 이 두가지에 黃連, 黃柏을 첨가한 것이다.

또한 溫淸飮에 荊芥, 連翹, 防風, 薄荷, 白芷, 枳實, 桔梗, 柴胡, 甘草를 加한

K40. 荊芥連翹湯

[成分 · 分量]

當歸	1.5
荊芥	1.5
芍藥	1.5
防風	1.5
川芎	1.5
薄荷	1.5
地黃	1.5
枳實	1.5
黃連	1.5
甘草	1.0
黃芩	1.5
白芷	1.5
黃柏	1.5
桔梗	1.5
山梔子	1.5
柴胡	1.5
連翹	1.5
이상 17味	25.0

cut. 500 → 250 煎

것으로도 해석할 수 있다. 온청음은 혈행을 좋게 하며, 혈열(염증·충혈)을 식히는 작용이 기반이 된다.

형개(辛溫) 방풍(辛溫) 연교(苦微寒) 3가지 성분의 조합은 다른 약을 體表部에 작용하게 하는, 소위 後世方의 發表劑로서 古方의 麻黃과 桂枝의 조합과 자주 대비되는 것이다.

또한 백지(辛溫)와 박하(辛涼)라는 血과 氣에 관련된 약물이 들어가며, 지실(苦寒) 길경(苦平)에 의한 消炎排膿 작용이 첨가되고, 시호(苦平)의 淸熱中和 작용으로 그 처방을 통합하고 있다. 중세 중국의 합리성을 엿볼 수 있는 처방이다.

목 표

解毒症體質者라 일컬어지며, 간 기능이 저하된 사람의 체질을 개선하는 데 자주 사용된다.

전술한 바와 같이 消炎, 發表, 解毒作用이라는 약물의 기능이 강하게 나타나므로 溫淸飮의 기능을 主로 하며, 體表部나 上半身에 작용하게 된다. 즉 피부, 점막부의 화농염증이나 해독작용 불량에 의한 惡液質化가 보이는 질환, 예를 들어 축농증, 만성비염, 비후성비염, 만성중·외이염, 만성편도염, 여드름, 吹出物, 만성호흡기질환이 있는 시기나 신경증 등에 이용할 수 있다.

이 처방에 적합한 경우는 청년·중년기에 많으며, 근육의 발달은 정상이지만 解毒不良으로 인하여 안면이 약간 검으며, 상처를 치료하기 어려운 경향이 있으며, 특히 손발의 안쪽에 진땀이 많이 흐른다고 한다.

나의 선배 중에 피부색과 手足의 濕潤을 목표로, 기관지천식이 있는 청년을 약 1개월 만에 완치했다는 경험담을 들었다. 나도 동일한 목표로 알레르기성 鼻炎으로, 화장품에도 반응하여 재채기나 콧물이 나오는 34세의 남성을 약 3개월 정도 치료하여 일단 반응이 일어나지 않게 한 경험이 있다.

단 이 처방은 일반적으로 체질 개선을 목표로 이용하는 경우가 많으므로 좀 더 장기간 이용해야만 한다.

응 용

(1) 청년기의 腺病 體質改善에
(2) 急·慢性 中耳炎, 急·慢性上顎洞化膿症
(3) 肥厚性鼻炎, 衄血, 扁桃炎
(4) 肺結核 初期
(5) 여드름, 禿髮症
(6) 신경쇠약

유의점

◎ 위장의 기능이 약한 사람, 체력이 저하된 사람에게는 적합하지 않다.
◎ 본 처방에 적응하는 사람은 성실하고 내성적인 성격의 소유자가 많으며, 쾌활하고 낙천적인 성격의 소유자는 적은 것 같다.
◎ 荊芥, 薄荷葉 등의 揮發油를 포함하는 生藥은 새로운 제품이 아니면 효과가 떨어지기 때문에 항상 재고를 갱신해 둘 필요가 있다.
◎ 백지, 방풍, 당귀는 蟲害를 받기 쉬우므로 가능하면 냉장고에 보관하는 편이 좋다.

[効能·効果]
축농증, 만성비염, 만성편도염, 여드름

문 헌

1. 矢數道明・後世要方解說 (昭和34) P.39
2. 大塚敬節 등・漢方診療醫典 (昭和44) P.366
3. 矢數格・漢方一貫堂醫學 (昭和39) P.62

K41. 桂枝加黃耆湯

출 전

金匱要略의 水氣病篇에 黃汗病의 상태를 설명한 후, 본 질병에는 桂枝加黃耆湯이 主治한다고 적혀 있지만, 현재 黃汗病이란 무엇인지는 알려져 있지 않다.

구 성

계지탕에 黃耆 1가지를 추가한 것이지만 용도는 크게 다르다. 황기는 外表의 虛를 보충하고 寒을 제거한다고 하며, 自汗・盜汗(몸이 쇠약하여 잠자는 사이에 저절로 나는 식은 땀)을 치료하는 약물이다. 현대 약학적으로도 중요한 것으로 항알레르기 작용, 항균 작용이 인정되며, 어떤 품종에는 혈압강하작용이나 强精作用을 하는 성분이 들어 있다고 한다.

목 표

黃汗病의 실태를 모르면 출전에 나와 있는 조문의 의미에 구애받을 일은 없다. 桂枝湯의 證에 황기의 약리작용을 가미하여 목표를 둔다.

따라서 신체에 열이 있거나 혹은 열이 없더라도 축축한 땀이 배어 나와 신체가 무겁고 기분이 개운치 않은 자에게 사용한다. 이 땀은 盜汗인 경우가 대부분이며, 피로해서 땀을 흘리는 증상에 특히 좋다.

소변 양은 적어지지만, 부종이 되는 경우는 없으며, 浮腫이 있다고 하여도 경미하다.

外表의 虛를 피부병이 생기기 쉬운 체질로 생각할 수도 있다. 여기저기에 화농성 또는 濕性 피부병이 생기며, 치료한 후에 또다시 생기는 사람에게 좋다.

응 용

(1) 근육 류마티스, 요통 등으로 소변을 잘 보지 못하거나, 상반신에 땀이 나거나, 知覺異常이 있는 자
(2) 盜汗・多汗症이 있는 자, 혹은 가슴이 메는 느낌이나 통증이 있는 자, 知覺異常이 있는 자
(3) 프룬켈(furunculosis), 카븐켈(carbunculus), 潰瘍, 痔瘻, 중이염, 축농증, 臍炎 등으로 살이 잘 붙지 않는 자

유의점

◎ 뭐니 뭐니 해도 黃耆가 主藥이며, 이것을 절약하면 좋은 결과가 나오지 않는다. 東耆, 紅耆, 晋耆 등이 좋으며, 和黃耆는 피해야 하다.
◎ 金匱要略의 조문에 "피부 속에 무엇인가 있는 것처럼 느껴진다."라는 것이 있다. 이것을 知覺異常으로 보고 마비현상 등에도 사용하지만, 多汗症인 것을 조건으로 한다.

K41. 桂枝加黃耆湯

[成分・分量]

桂枝	3.0
芍藥	3.0
大棗	4.0
生薑(乾)	1.0
甘草	2.0
黃耆	3.0
이상 6味	16.0

cut. 500 → 250煎

[効能・効果]

체력이 떨어진 자의 수면시의 식은 땀, 땀띠

[한마디]

● 땀이 많이 나온다. 하반신이 冷하다. 피부가 약하다. 盜汗, 쉽게 피곤하다.
● 피부가 푸석푸석하고 下肢가 저린다.
● 炙甘草를 사용한다.

◎ 식사를 하면 상반신에 갑자기 땀이 나는 경우도 본 증상에 해당한다. 그러한 사람이 병을 앓을 경우에는 어떤 병이든 일단 본 증상을 생각한다.

◎ 痔瘻로 항문 주위가 항상 축축해 있는 것은 본 증상이다. 伯州散과 병용한다.

◎ 축농증으로 늘 코를 줄줄 흘리고 있는 경우는 多汗症으로 해석한다. 그러나 食毒性의 건강한 사람에게는 적용되지 않는다.

문 헌

1. 久保道德・漢方의 臨床藥學 (昭和53) P.85
2. 龍野一雄・新撰類聚方 (昭和34) P.17
3. 荒木性次・新古方藥囊 (昭和47) P.492

K42. 桂枝加葛根湯

출 전

상한론과 태양병 上篇에 桂枝湯에 이어 2번째로 나와 있는 처방으로 "太陽病에 목과 등이 딱딱하게 굳어지거나, 반대로 땀이 배어 나와 惡風 증상이 있는 자에게는 桂枝加葛根湯을 주로 사용한다."에 의한다.

구 성

계지탕에 갈근을 첨가한 것이지만, 갈근탕에서 麻黃을 제거한 것이라고 볼 수 있다. 갈근은 藥性能毒(曲直瀨道三 1600년경)에 의하면, ① 갈증을 멈추게 하며, ② 酒毒을 풀어주며, ③ 表邪를 발산하고, ④ 痘疹이 생기지 않게 한다.

주성분인 다이제인(daidzein), 페라린(puerarin) 등의 강한 鎭痙解熱作用은 자주 목과 등의 근육이 결리는 증상을 풀어주는 기능을 하며, 澱粉質에는 整腸作用이 있다.

목 표

계지탕의 證으로 목에서 등에 걸친 근육이 굳어지고, 어깨 결림이 심하며, 땀이 쉽게 나는 유형의 사람이 목표가 된다.

응 용

(1) 감기로 땀이 나서 목의 근육이 뭉친 자
(2) 평상시에도 땀이 나기 쉬운 사람으로 목이나 등의 근육이 뭉친 자
(3) 가벼운 腰痛이나 등의 통증

유의점

◎ 갈근에는 鎭痙作用과 拮抗한다고 생각되는 平滑筋臟器에 대한 수축작용을 나타내는 것이 보고되었다.

◎ 시판되는 葛粉은 감자나 고구마의 澱粉이므로 주의해야 한다.

문 헌

1. 大塚敬節・傷寒論解說 (昭和41) P.152
2. 刈米達夫・最近生藥學 (昭和56) P.214

K42. 桂枝加葛根湯

[成分・分量]

桂皮	3.0
芍藥	3.0
大棗	3.0
生薑(乾)	1.0
甘草	2.0
葛根	6.0
이상 6味	18.0

cut. 500 → 250煎

[効能・効果]

신체가 허약한 자의 감기 초기로 어깨 결림과 두통이 있는 자

[한마디]

- 生薑은 묵은 生薑 3.0을 사용한다.
- 炙甘草를 사용한다.

K43. 桂枝加厚朴杏仁湯

출 전

傷寒論 太陽病中篇에 "태양병을 下한 후에 약간 헐떡거리는 사람은 아직 表가 풀리지 않았기 때문이므로, 桂枝加厚朴杏仁湯을 주로 사용한다."는 것에 의한다.

구 성

계지탕에 厚朴과 杏仁을 첨가한 것으로, 傷寒論의 치료 원칙인 先表後裏, 즉 體表部의 증상을 먼저 치료하고 그 후 內臟 쪽을 치료한다는 원칙에 반하여, 내부의 열을 없애기 위해 瀉下的 치료법을 먼저 실시했기 때문에 복부의 에너지가 소모되고 상부의 에너지만이 흥분 상태가 되었다고 한다.

후박(苦溫)은 흉복부를 따뜻하게 하여 氣鬱에 의한 腹滿을 제거하며, 인후가 막힌 것을 치료하며, 함유 성분인 매칠롤(machilol), 매그놀롤(magnolol) 등의 鎭靜, 抗痙攣, 中樞性筋弛緩 등의 강한 中樞抑制作用에 의한 것으로 되어 있다.

행인(甘溫)은 杏仁水로서 기침을 진정시키고 痰을 제거하는데 이용된다는 것은 잘 알려져 있지만, 주로 아미그달린(amygdalin)의 분해물, 벤즈알데히드시안히드린(benzaldehydecyanhydrin)의 작용이 있으며, 杏仁 약효의 일부이다. 그 외에 食滯를 소화시키고, 氣의 停滯를 분산시키며, 消腫 및 緩下작용을 하는 것은 脂肪油에 있는 듯 하다.

목 표

감기로 발열하고 오한이 있으며 땀이 나고, 목을 헐떡이며 가쁜 숨을 쉬는 자, 혹은 심한 기침을 계속해서 하는 자

응 용

(1) 허약한 사람이나 소아의 감기 喘鳴이나 기침
(2) 喘鳴, 喘息様기관지염의 輕症
(3) 천식을 동반한 감기

유의점

◎ 杏仁과 桃仁은 형상 및 성분이 모두 유사하지만, 한방에서 杏仁은 氣를 잘 통하게 하고, 桃仁은 血을 치료한다고 하여 약효가 다른 것으로 구분하여 사용한다는 점에서 藥理學的으로 흥미가 깊다.

문 헌

1. 大塚敬節・傷寒論解說 (昭和41) P.216

K43.
桂枝加厚朴杏仁湯

[成分・分量]

桂皮	3.0
芍藥	3.0
大棗	3.0
甘草	2.0
厚朴	2.0
杏仁	3.0
生薑(乾)	1.0
이상 7味	17.0

cut. 500 → 250煎

[効能・効果]

신체가 허약한 자의 기침

[한마디]

- 감기에 걸리면 반드시 喘息이 나오는 사람의 常備藥
- 生薑은 묵은 생강을 사용한다. 杏仁 성분의 추출에 차이가 있는 것으로 생각된다.
- 炙甘草를 사용한다.

K44. 桂枝加芍藥生薑人蔘湯

출 전

傷寒論의 太陽病中篇에 桂枝加芍藥生薑各一兩人蔘三兩新加湯이 있다. 일반적

으로는 이것을 생략하여 桂枝加芍藥生薑人蔘新加湯이라 한다. 이것을 다시 한번 생략한 명칭으로 되어 있다.

"發汗 후 신체가 아프고 맥이 느린 자는 桂枝加芍藥生薑各一兩人蔘三兩新加湯을 사용해야 한다."는 것이 조문의 의미이다.

구 성

桂枝湯의 芍藥의 분량을 4g로 하고, 生薑을 4g로 하며, 人蔘을 3g 추가한 처방으로, 상한론에 나오는 桂枝湯의 가감방이라기 보다는, 오히려 金匱要略痙濕暍의 "태양병의 證과 완전히 동일한 것으로, 신체가 딱딱하게 굳어지고, 脈은 오히려 느려진다. 이것은 痙病이다."의 痙病이라고 생각하는 편이 이해하기 쉽다.

목 표

신체가 굳어지는 것처럼 아픈 상태로, 맥이 느려지는 것을 목표로 한다. 일반적으로 身疼痛의 경우에는 脈은 浮緊이거나 弦이지만 沈遲라고 하는 점이 本方의 특징으로, 發汗 때문에 수분이 부족하다고 해석할 수 있으므로, 疼痛이 있어도 麻黃劑로 발표하거나 苓朮劑로 利水하거나 해서는 안 된다는 것을 알 수 있다. 언뜻 보면 거의 사용하지 않는 처방처럼 여겨지지만, 주의하여 보면 神經痛이나 류마티스 등에도 이 證을 찾아 볼 수 있다. 일반적인 사례와 같이 發汗劑를 부여했는데 왜 효과가 나타나지 않을까 라고 반성할 때, 의외로 本證에 부딪히게 될 지도 모른다.

응 용

(1) 신경통, 근육통, 류마티스 등으로 맥이 느린(沈遲) 자
(2) 腹痛乾嘔心下痞硬身體痛 중 어떤 것이 主가 되어 脈沈하는 자
(3) 어깨 결림, 脚痛, 無月經, 心下痞硬을 치료한 사례가 있다.
(4) 胃痛, 噯氣, 嘈雜, 혹은 설사, 혹은 변비가 있거나 心下痞硬胸苦한 자를 치료한 사례가 있다.
(5) 변비, 逆上, 心下痞硬, 身體冷痛을 치료한 사례가 있다.

유의점

◎ 인삼 3g은 증상에 따라 증량해야 하며, 製劑는 3g이기 때문에, 별도로 2~3g을 첨부하여 동일하게 달여 마시도록 지시하면 좋다.
◎ 생강은 가능하면 生을 사용한다. 이 경우 분량은 4g로 한다. 생강(乾) 1.5g은 자극이 강하여 마시기 어렵다.

문 헌

1. 龍野一雄 · 新撰類聚方 (昭和34) P.16
2. 龍野一雄 · 漢方入門講座 (昭和31) P.851
3. 荒木性次 · 新古方藥囊 (昭和47) P.177

K44.
桂枝加芍藥生薑人蔘湯

[成分 · 分量]

桂皮	3.0
大棗	3.0
芍藥	4.0
生薑(乾)	1.5
甘草	2.0
人蔘	3.0
이상 6味	16.5

cut. 500 → 250煎

[効能 · 効果]

명치의 막힘, 腹痛, 手足의 통증

[한마디]

● 荒木性次씨가 말하기를 「신체가 疼痛하는 자, 脈은 반드시 沈遲인 자, 그 疼痛의 상태는 皮肉이 윤기를 잃어버리고 쑤시듯이 아픈 느낌이다」라고 했다.
● 炙甘草를 사용한다.

K45. 桂枝加芍藥大黃湯

출 전

이 처방은 원래 桂枝加大黃湯이라 칭하며, 傷寒論 太陰病篇에 "원래 태양병

을 의사가 잘못하여 이것을 下함으로 인하여 腹滿하고, 때때로 통증을 느끼는 사람은 桂枝加芍藥湯을 주로 사용한다. 심한 통증을 느끼는 사람은 桂枝加大黃湯을 주로 사용한다."고 되어 있다.

구성 · 목표

桂枝加芍藥湯에 大黃을 첨가한 것으로, 桂枝加芍藥湯의 腹滿, 腹痛에 더하여 속에 약간의 열이 있거나, 배가 심하게 당겨 통증을 느끼는 자에게 사용한다.

芍藥은 裏에 작용하며, 血에 관련된 효과를 많다. 작약의 양을 증가시키면 桂枝湯의 表에 작용하는 방향을 裏에 작용하는 것으로 변화시킨다고 할 수 있다.

大黃(苦寒)의 別名은 將軍이라고도 하며, 瀉下作用과 淸熱消炎作用이 있어 本方처럼 다른 약과 함께 진하게 달여 먹는 경우에는 淸熱消炎 작용을 주로 하며, 분말이나 연하게 달여서 사용할 경우에는 瀉下作用을 첫째로 하고 있다.

이상으로 本方은 桂枝加芍藥湯에 腸에 약간의 열을 띤 것으로 腹滿腹痛, 혹은 배가 심하게 무지근하며 대변이 잘 나오지 않는 상태에 사용된다.

응 용

(1) 急性腸炎, 大腸炎의 설사복통
(2) 배가 무지근하여 변이 시원하게 나오지 않는 자
(3) 假性便秘로 배가 당기고 아픈 자
(4) 虫垂炎, 移動性盲腸시의 腹滿腹痛

유의점

◎ 설사나 변비에도 사용된다. 요약하면 체력이 저하되어 脈에 힘이 없는데도 腹滿이 강하며, 腹筋이 긴장되어 腹痛이 있는 자

문 헌

1. 大塚敬節 · 漢方診療30年 (昭和34) P.82

K45.
桂枝加芍藥大黃湯

[成分 · 分量]

桂皮	4.0
芍藥	6.0
大棗	4.0
生薑(乾)	1.0
甘草	2.0
大黃	1.0
이상 6味	18.0

cut. 500 → 250煎

[効能 · 効果]
배가 팽팽하고 복부팽만감, 복통이 있고 변비가 있는 자의 다음의 諸症: 변비, 後重

[한마디]
● 설사를 하는데 배가 팽팽하고 매우 아플 때에 사용한다. 大實痛이라는 말에 여러 가지 해석이 있지만 實이란 不大便을 가리킨다. 설사를 하는데 배에 내용물이 많이 있는 것처럼 實하다. 그리고 아프다고 해석하면 된다.
● 生薑은 묵은 생강을 사용하는 것이 좋다.
● 炙甘草를 사용한다.

K46. 桂枝加芍藥湯

출 전

傷寒論의 太陰病篇에 나온다. "원래 太陽病으로 치료해야 했음에도 불구하고, 착각하여 설사시켰기 때문에 배가 당겨 콕콕 아프게 되었다. 이것은 太陰病이 되었기 때문이다. 桂枝加芍藥湯을 사용하지 않으면 안 된다."는 조문이 있다.

구 성

桂枝湯에 들어가는 芍藥의 양을 배로 증가시킨 것이 桂枝加芍藥湯이다. 芍藥의 양을 배로 증가시키는 것에 의해 太陽病의 主治에서 太陰病의 主治로 변화되었다. 桂技加芍藥湯의 腹證은 腸管에 病變이 있다는 점에서, 腹直筋이 심하게 拘攣하여 소위 二本棒을 언급해야 할 것 같다는 소견도 있다. 그러나 근육의 拘攣을 緩解시키는 작용이 있는 芍藥의 양을 증가시킴으로써 그것의 緩解를 도모하고 있다.

목 표

감기 등으로 배가 당기고 아픈 자, 혹은 단순히 배가 당기는 자. 냉기로 인

K46. 桂枝加芍藥湯

[成分 · 分量]

桂皮	3.0
大棗	3.0
生薑(乾)	1.0
芍藥	6.0
甘草	2.0
이상 5味	15.0

cut. 500 → 250煎

[効能 · 効果]
복통과 복부팽만감이 있는 자, 急慢性腸炎, 복통

하여 배가 당기고 아픈 자 등은 전부 내장의 기능 저하에 의한 것으로 해석된다. 본 처방에 의해 따뜻한 기운을 보충하면 좋다.

小兒가 갑자기 腹痛을 호소하고 잠시 시간이 지나면 낫는, 소위 臍疝痛을 반복하는 것에 본 처방 또는 본 처방에 膠飴를 첨가한 小建中湯을 사용하면 좋다. 또한 腸管의 말단 부분인 항문의 증후로써 痔核의 疼痛 등에 탁월한 효과를 얻을 수 있다.

응 용

(1) 급성·만성 설사를 일으키는 장 카타르(katarrh, 점막의 염증), 大腸 카다르, 腸結核, 直腸, 潰瘍 등으로 腹滿한 자

(2) 급성충수염으로 腹痛 輕熱이 있고 구토를 하지 않는 자

(3) 만성충수염, 결핵성복막염으로 腹滿鈍痛이 있는 자

(4) 치핵(痔核), 탈항(脫肛)

유의점

◎ 설사약을 복용하는 자로 약에 익숙해져 있기 때문에 시원하게 나오지 않는다고 호소하는 사람에게 본 처방을 사용하면 된다. 또한 배가 아파 변이 마렵지만 변을 볼 수 없는 자에게 좋다.

◎ 陰症이라고 하면 冷症으로서 手足의 냉기를 연상하지만, 太陰病은 「手足이 따뜻하다」는 것을 잊어서는 안 된다.

문 헌

1. 龍野一雄·新撰類聚方 (昭和34) P.32

[한마디]

● 荒木性次씨가 말하기를 「감기 등으로 배가 당기고 아픈 자, 혹은 단지 배만 당기는 자, 冷 때문에 배가 당기고 腹痛이 있는 자, 사마귀 痔로 통증이 심한 자, 평상시에 변비가 있어서 下劑를 습관적으로 복용하는 자에게 자주 있다. 감기 등과 같은 경우에 먼저 麻黃劑로 發汗하고 나중에 본방을 사용하면 더욱 확실하다.」라 했다.

● 炙甘草를 사용한다.

K47. 桂枝加朮附湯

출 전

에도시대의 古方派의 泰斗인 吉益東洞의 저서 「方機」에 실린 처방으로, 傷寒論의 桂枝加附子湯에 朮을 첨가한 것이다.

桂枝湯의 陽이 허한 證에 한층 더 陽을 보충하고, 냉기를 따뜻하게 하는 附子와 朮을 첨가하여 濕을 제거하고 이뇨작용을 증가시키는 기능을 강화시킨 것이다.

목 표

傷寒論의 桂枝加附子湯의 조문에는 「太陽病으로 發汗劑를 이용하여 發汗시켰더니 땀이 나와 언제까지나 그치지 않으며, 惡風하고 소변을 보는 것이 곤란하게 되었고, 四肢가 가볍게 죄여 몸을 앞으로 숙이기 어려운 사람」에게 이용한다고 되어 있으며, 表虛의 熱症에서의, 발한 과다에 의해 壞病이 된 자를 치료했다고 기술하고 있다.

이 처방에 朮을 첨가한 본 처방은 方機에 「濕家, 骨節疼痛이 있는 사람, 혹은 半身不遂, 눈과 입이 비뚤어진 자, 혹은 머리가 심하게 아픈 자, 혹은 신체가 마비된 자, 혹은 두통이 극심한 자」에게 이용한다고 되어 있다.

즉 桂枝加附子湯은 發汗過多에 의한 體液 상실과, 근육의 수분 부족에 의한

K47. 桂枝加朮附湯

[成分·分量]

桂皮	4.0
芍藥	4.0
大棗	4.0
生薑(乾)	1.0
甘草	2.0
白朮	4.0
炮附子	0.5
이상 7味	19.5

cut. 500 → 250煎

[効能·効果]

관절통, 신경통

[한마디]

● 白朮은 古立蒼朮이 권장되고 있다. 局方에서는 古立蒼朮은 蒼朮에 넣어져 있다.

● 炙甘草를 사용한다.

대사 이상이 근육의 운동장애 및 지각 이상으로 된 것이 목표이다.

본 처방은 「濕家」라고 되어 있는 바와 같이, 體液이 전체적으로 부족한 상태가 아니라 오히려 체액의 편재나 수분 대사 이상 등에 의한 濕(水毒)이 體表部에 있어 그것에 수반되는 냉증이 있는 경우를 목표로 한다.

尾台榕堂의 類聚方廣義에는 「中風(偏枯)(반신불수), 앉은뱅이, 痛風(근육 류마티스의 일종, 현재의 痛風은 아님)으로 소변을 잘 보지 못하거나 혹은 소변을 너무 자주 보는 자를 치료한다. 또한, 黴毒이나 結毒(모두 매독성인 것), 모든 瘍疽에 瘀膿이 그치지 않고, 새살이 나지 않고 늦어져 상처가 아물지 않은 자」라고 되어 있다.

이상과 같이 본 처방은 桂枝加附子湯과 같이 급성 증상에 이용하는 경우는 적으며, 濕과 寒 때문에 지각 및 운동마비가 일어나거나, 대사기능이 저하된 자로 비교적 고통이 가벼운 시기에 있는 자에게 이용된다.

附子와 朮의 조합은 利水 효과가 강하므로, 體液을 상실한 자에게는 사용하지 않는 것이 일반적이다.

응 용

(1) 관절통, 근육통 등에서 부분적인 浮腫 증상이 나타나며, 몸을 앞으로 굽힐 경우에 당기는 증상이 있으며, 冷해지면 악화되는 자

(2) 반신불수, 중풍 후유증으로 소변을 잘 보지 못하거나 반대로 많이 나와 환부가 냉하게 되어 괴로운 자.

유의점

◎ 본 처방에서는 白朮을 이용하고 있지만, 현재 시장에 나와 있는 품목으로는 백출은 健胃 작용이, 蒼朮은 利水 작용이 우수한 듯 하다.

◎ 일본의 경우 白朮은 오케라(삽주) 또는 오오바나오케라(*Atractylodes ovata*)를 이용하고 아트락티론(atractylon)이 많으며, 止汗작용이 있다. 蒼朮은 호소바오케라로 아트락틸로딘(atractylodin)이 많으며, 發汗작용이 있다.

◎ 朮에는 곰팡이를 방지하는 작용이 있으며, 불에 태우거나 고열을 가하여 거기에서 나는 기운을 쐬어 濕氣를 제거하는 포목전 등에서의 습관은 결코 무의미하지 않았다.

문 헌

1. 吉益東洞・方機
2. 尾台榕堂・類聚方廣義
3. 刈米達夫・最近生藥學 (昭和56) P.231

K48. 桂枝加龍骨牡蠣湯

출 전

金匱要略 虛勞篇에 "遺精의 習癖이 있는 사람은 少腹이 弦急하고 陰頭(음경 선단)는 냉하며, 눈이 어지럽고 머리카락이 빠지며, 脈은 지극히 허하고 芤遲하

며, 清穀下痢(소화불량성 설사)를 하며, 亡血이나 失精한다. 脈이 芤動微緊할 경우 남자는 失精하고 여자는 夢交한다. 桂枝加龍骨牡蠣湯을 주로 사용한다."고 되어 있다.

구 성

桂枝湯에 龍骨(甘平), 牡蠣(鹹平)를 첨가한 것으로, 龍骨은 고대 포유동물의 뼈의 화석이며, 牡蠣는 굴의 껍질이다. 모두 탄산칼슘을 주성분으로 하며, 인산칼슘이나 규산염을 포함하여 鎭靜 强壯작용에 효과가 있다.

龍骨에는 미량의 아미노산과 각종 원소를 함유하고 있어 收斂作用이 강하므로 自汗, 遺精, 潰精, 帶下, 瀉痢 등을 멈추는 효과가 있다.

牡蠣는 制酸作用 이외에 痰을 없애고, 딱딱한 것을 부드럽게 하는 효과가 있으며, 心下部가 결리거나 動悸(심장의 고동이 평소보다 심하여 가슴이 두근거리는 현상)에 이용된다.

목 표

체력이나 정력을 소모하여 쉽게 지치고, 열기나 흥분으로 머리가 띵하거나 놀라서 發汗하기도 하며, 복부에 動悸의 亢進이 있으며 하복부가 땅기며, 陰部 끝이 냉하며, 머리카락이 빠지거나 비듬이 떨어지며 정신불안이나 신경증이 된 경우를 목표로 한다. 陰痿, 夢精, 早漏, 설사 등 下半身이 약해지며, 반대로 상반신은 열기나 흥분으로 머리가 띵한 경우이다.

車를 장시간 운전하거나 「뜸을 뜨거나」 하여 머리가 띵하고, 얼굴이 달아오르며, 복부에는 심장의 고동이 심하여 가슴이 두근거리거나, 다리와 허리에 힘이 빠진 느낌이 있는 경우에도 사용한 적이 있다.

응 용

(1) 정신불안, 신경증, 불면증
(2) 性的 노이로제, 임포텐스(impotence), 夢精
(3) 소아가 한밤중에 우는 증상, 소아경련
(4) 허약한 사람으로 비듬이나 탈모가 많은 자

유의점

◎ 牡蠣는 불에 굽거나 종종 볶아서 사용한다. 깨지기 쉽게 하며, 칼슘을 쉽게 이온화하며, 오래된 굴의 속살이 중독되는 것을 방지하는 의미도 있다.
◎ 性的 노이로제의 경우에는 솔직히 호소하는 경우가 적으므로 매우 주의해서 문진해야 한다.

문 헌

1. 大塚敬節・漢方診療30年 (昭和34) P.106
2. 南京中醫學院・中國漢方醫學概論 (昭和40) P.267

K48.
桂枝加龍骨牡蠣湯

[成分・分量]

桂皮	3.0
芍藥	3.0
大棗	3.0
生薑(乾)	1.0
甘草	2.0
龍骨	2.0
牡蠣	3.0
이상 7味	17.0

cut. 500 → 250 煎

[効能・効果]

체질이 허약한 사람으로 쉽게 피로하고 쉽게 흥분하는 자의 다음의 諸症 : 신경질, 불면증, 小兒가 한밤중에 우는 증상, 小兒夜尿症, 眼精疲勞

[한마디]

● 參天製藥이 이 엑기스散의 효능을 「眼精疲勞」로 한정한 제품을 출시했다.
● 生薑은 묵은 생강을 사용하는 것이 좋다.
● 본방의 甘草는 炙甘草가 아니다.

K49. 桂枝加苓朮附湯

출 전

吉益東洞의 方機에 "水毒이 있는 사람이 눈이 흐릴 때나 혹은 귀가 들리지 않을 때, 혹은 근육이 間代性 경련으로 실룩실룩 움직일 때는 桂枝加苓朮附湯이 주로 사용된다."고 적혀 있다.

또한 동일 저자의 家塾丸散方에 "이 처방은 桂枝加朮附湯의 증상으로, 水氣가 上逆하는 것을 準據로 한다. 따라서 머리가 어지럽거나 肉瞤筋惕의 증상에 효과가 있다. 桂枝加朮附湯과 苓桂朮甘湯을 合方과는 분량에 약간의 차이가 있다는 것을 아울러 생각해야 한다."고 되어 있다.

구 성

桂枝加朮附湯에 茯苓을 추가한 것으로 생각하거나, 桂枝加朮附湯과 苓桂朮甘湯의 合方으로 보거나, 어쨌든 利水藥인 茯苓의 분량을 많이 가미하고 있다.

목 표

吉益家의 家塾丸散方에 본 처방과 일련의 처방이 기재되어 있는데, 그 중에 "苓朮이 있으면 반드시 상충되는 것이 있어야 한다."고 되어 있다. 桂枝湯으로부터 출발하여 桂枝加附子湯이 되고, 桂枝加朮附湯이 되며, 桂枝加苓朮附湯, 즉 본 처방이 된다. 附子를 제거하면 桂枝加苓朮湯이 되는 셈이지만 출발점인 桂枝湯과는 1가지 맛이 다르므로 骨節疼痛이나 四肢微急뿐만 아니라 頭眩, 근육경련, 耳聾, 半身不隨 등의 水毒上衝 증상이 목표가 된다.

吉益東洞이 살고 있던 京都는 사방이 산으로 둘러싸여 있고, 도시 안쪽을 鴨川이 흘러 습기가 많고 혹한으로 유명한 곳이다. 水毒 환자가 특히 많았기 때문에 이 처방이 발생했다는 이야기가 전해지고 있다.

응 용

(1) 關節炎, 류마티스 종류의 관절염, 신경통, 요통, 偏打性 손상(자동차의 충돌 및 추돌 때 강한 충격으로 인하여 목이 앞뒤로 강하게 흔들려 생기는 장애)

(2) 반신불수, 耳聾, 근육 경련(筋痙攣), 動悸, 현기증

문 헌

1. 吉益東洞・方機(文化8) 西宮彌兵衛刊 5丁
2. 吉益東洞・家塾丸散方・杏雨書屋藏
3. 柴田良治・默堂柴田良治處力集 P.123

K49. 桂枝加苓朮附湯

[成分・分量]

桂皮	4.0
芍藥	4.0
大棗	4.0
生薑	1.0
甘草	2.0
白朮	4.0
炮附子	0.5
茯苓	4.0
이상 8味	23.5

cut. 500 → 250煎

[効能・効果]

관절통, 신경통

[한마디]

● 指針의 茯苓은 적다. 原典에서는 6.0

K50. 桂枝湯

출 전

漢方의 聖典이 된 傷寒論(西曆 220년경)에 나오는 최초의 처방이다. 衆方의 시조라고 일컬어지며, 이 처방에서 출발하여 加減된 처방은 100가지가 넘으며 별명을 陽旦湯이라고 한다.

구 성

계지(辛溫), 작약(苦平), 대조(甘溫) 생강(辛溫) 감초(甘平)의 5味로 이루어지는데, 芍藥을 제외한 4味는 식품으로도 많이 사용되고 있으므로「이러한 것으로 약효가 있을까」라고 생각되지만 중국인의「한약은 식사요법의 연장」이라고

K50. 桂枝湯

[成分・分量]

桂皮	3.0
芍藥	3.0
大棗	4.0
生薑(乾)	1.0
甘草	2.0
이상 5味	13.0

cut. 500 → 250煎

하는 인식을 엿볼 수 있고, 한편 생약의 조합이나 분량에 있어서의 의미와 깊이를 헤아려 볼 수 있다.

桂枝는 血行을 좋게 하고, 體表部를 조절하며, 衝逆을 진압하고, 해열, 진통, 鎭痙, 健胃作用 이외에 抗菌性, 항 알레르기 작용을 한다고 보고되고 있다.

芍藥은 結實과 拘攣을 치료하며, 血을 돌게 하고, 惡血을 흩어지지 않도록 하며, 末梢血管의 확장작용, 근육의 調整作用과 진정, 진통, 鎭痙作用 등이 있고, 중추신경계에 억제적인 면과는 반대로 末梢神經系의 興奮賦活 작용이 있다.

大棗는 긴장을 완화하고, 心脾를 보호하며, 補血, 强壯, 利尿作用이 있으며, 비타민B 종류를 포함하여 포도당과 같은 작용을 한다고 생각된다. 생강은 風寒을 분산시키며, 胃氣를 더하며, 속을 따뜻하게 하고, 습한 기운을 제거하며, 健胃鎭嘔作用도 있다.

감초는 急迫을 완화하며, 脾胃를 보충하고, 肺를 潤하게 하며, 독을 풀어주고, 모든 약을 조화시킨다. 그 이외에 抗炎症, 항 알레르기, 抗潰瘍, 高脂血症 개선 등의 작용이 있다고 확인되고 있다.

大棗, 生薑, 甘草 3味의 조합은 古方과 後世方을 막론하고 많이 사용되고 있으며, 營衛의 조화 즉 자율신경계의 조정과 자연치유력의 회복에 도움이 되고 있다고 한다.

목 표

太陽病의 중풍(체표부 열병의 경증)에 이용한다. 즉, 惡風, 발열, 두통, 身體痛, 自汗(움직이면 땀이 배는 자도 포함함)을 목표로 한다.

이러한 증상은 체력이 부족하고, 외적 스트레스, 예를 들어 寒冷, 습도, 온도의 변화 등에 대한 體表部의 저항력이 약하고, 피부근육부의 방위력이 저하된 경우에 나타나는 현상으로, 한방에서는 表虛라고 표현한다.

桂枝湯은 이러한 表虛의 熱症에 대해 혈행을 좋게 하고, 자율신경계를 조절하고, 體表部의 스트레스 저항력을 높이는 작용을 하고 있다.

응 용

(1) 열이 나고, 땀이 베어 나오며, 두통이나 한기, 身體痛, 코의 점막에 가벼운 異狀 등이 있는 감기
(2) 임신, 출산 후의 감기와 같은 微熱로 脈이 뜨고 약한 자
(3) 發汗劑로 發汗解熱한 후, 다시 微熱이나 寒氣가 있는 자

유의점

◎ 桂枝는 현재 일본이나 일반시장에서는 桂皮를 사용하고 있지만, 글자 그대로 해석하면 가는 가지(枝) 부분을 이용해야 한다고 생각된다.
◎ 본 처방을 복용한 후, 즉시 뜨거운 미음을 먹거나 모포 등으로 감싸 따뜻하게 해주어 약력을 높여야 한다. 또한 차가운 음식물이나 위장에 부담을 줄 수 있는 것, 酒類 등을 금하고 있다.
◎ 甘草는 표피를 구운 炙甘草나 표피를 제거한 것을 사용하는 것이 바람직하다.

문 헌

1. 大塚敬節 · 傷寒論解說 (昭和41년) P.142
2. 大塚敬節 · 漢方診療30年 (昭和34년) P.74

[効能 · 効果]
체력이 떨어졌을 때의 감기 초기

[한마디]
- 生薑은 묵은 생강 3g을 사용하고 싶다.
- 炙甘草를 사용한다.

3. 南京中醫學院 · 漢方醫學概論

K51. 桂枝人蔘湯

출 전

傷寒論 太陽病 下篇에 "太陽病으로 外證이 아직 제거되지 않았는데, 도리어 자주 下시켜 表熱을 끼고 있는 하리가 발생하였다. 하리가 그치지 않고 心下痞硬하면 表裏가 풀리지 않은 것으로 桂枝人蔘湯을 주로 사용한다."는 것에 의한다.

구 성

人蔘湯(理中湯이라고도 함)에 桂枝를 첨가한 것으로, 桂枝와 甘草는 表熱을 풀고, 인삼탕으로 속(이 경우에는 소화기)의 寒을 고친다고 하는 처방이다. 桂枝는 表를 조절하고, 人蔘과 白朮은 위 내부의 停水를 제거하며, 胃의 氣를 보충하여(소화 기능을 항진하여) 心下痞硬을 고친다. 乾薑, 甘草는 몸 안을 따뜻하게 하여 설사를 멈추게 한다.

목 표

두통, 발열, 발한, 한기 등의 表熱 증상과 함께, 소화기에도 과열상태(예를 들면 변비)가 있으므로 下劑로 몇 번쯤 瀉下시킨 탓으로 위장 내의 활력(熱)이 없어지고, 體表部에 열이 있고, 소화기 안에 寒이 있으므로, 寒熱을 協하여(挾과 같다. 協에는 協과 恊의 두가지 뜻이 있다), 설사가 멈추지 않게 되어, 心下部는 텅 비어 있으면서도 더부룩하고 딱딱하게 굳어져 움직일 수 없는 상태가 된 자를 목표로 한다.

이것을 轉用하여 평소에 위장이 허약하고 소화력이 저하되어 설사를 하기 쉬운 사람이 감기에 걸렸을 때나 동일한 사람의 습관성 두통에도 이용된다. 또한 여름 감기나 항생제의 과다복용으로 인한 설사에 사용하는 경우도 있다.

응 용

(1) 감기가 진행중인 水瀉性 설사
(2) 급성대장염의 초기
(3) 위장이 허약한 사람의 습관성 두통이나 心悸亢進

유의점

◎ 傷寒論에서 「利」라 하면 설사를 의미하며, 소변을 뜻하는 것은 아니다.
◎ 본 처방의 乾薑도 시판되는 生薑으로 적절하다.
◎ 본 처방의 乾薑은 人蔘湯보다 1g 적지만, 원본에서는 人蔘湯과 동일한 분량이다.
◎ 원본에 의하면 桂枝는 다른 약을 먼저 달인 후에 넣고, 가볍게 달이게 되어 있다.

문 헌

1. 大塚敬節 · 漢方診療30年 (昭和34) P.235
2. 大塚敬節 · 傷寒論解說 (昭和41) P.335

K51. 桂枝人蔘湯

[成分 · 分量]

桂皮	4.0
人蔘	3.0
白朮	3.0
甘草	3.0
乾薑	2.0
이상 5味	15.0

cut. 500 → 250煎

[効能 · 効果]

위장이 약한 사람의 다음의 諸症 : 두통, 動悸, 만성위장염, 胃무력증

[한마디]

● 「協熱痢」라는 말로 일컬어지고 있다. 熱과 寒氣와 설사, 가슴언저리가 막히는 느낌이 주 안점이다.
● 乾薑은 乾生薑을 사용하는 것이 좋다.
● 炙甘草를 사용한다.

K52. 桂枝茯苓丸料
K52-① 桂枝茯苓丸

출 전

金匱要略의 婦人姙娠篇에 “부인이 원래 복부에 응어리가 있는 지병을 가지고 있으며, 생리가 없어진 후 2~3개월 정도 되었을 때 출혈이 멈추지 않고 배에 動悸하는 경우가 있다. 이것은 원래 있었던 「응어리」가 임신을 저해하고 있는 것이다. ……중략…… 그 응어리를 풀지 않으면 안 된다. 桂枝茯苓丸이 그 주된 치료 방법이다.”라고 적혀 있다.

구 성

牡丹皮와 桃仁은 瘀血을 제거하며, 桂枝는 목단피, 도인과 함께 氣血에 관여하며, 茯苓은 수분의 停滯를 조절하며, 芍藥은 鬱血을 풀고 근육의 긴장 및 이완을 조절한다고 한다.

최근 연구에 의하면, 제1기의 급성 염증에는 桂枝와 牡丹皮가 관여하고, 제2, 제3기의 염증에는 도인과 목단피가 관여하며, 血管炎과 結合組織炎 등의 消炎에 효과가 있는 동시에, 염증 부위 모세혈관의 투과성이 항진하여 발생하는 조직 사이로 새어나간 수분의 代謝를 촉진시키도록 茯苓이 배치되어 있다고 한다.

목 표

본 처방은 가장 응용 범위가 넓은 藥方으로, 특히 產婦人科 영역의 질환에는 반드시 필요하다.

출전에 나와 있는 「응어리」는 子宮筋腫, 子宮內膜症 등을 가리키는 것이라 여겨진다. 임신 초기의 不正出血은 자주 생기는 증상으로, 본 처방을 사용하면 止血이 되며, 임신을 지속시킬 수 있다는 사례가 점차 늘어나고 있다. 또한 子宮筋腫의 경우 상당히 큰 것이라도 약을 加味하여 처방함으로써 축소시킬 수 있다.

목표로 해야 하는 것은 평소에 코피 등을 자주 흘리고, 上氣 등으로 머리가 띵하거나 안색이 붉어지고 手足이 냉해지는 것, 어깨가 뭉치는 것 등으로, 좌측 하복부에 瘀血 덩어리에 의한 壓痛이 있는 것이 결정적인 근거가 되는데, 약국에서는 腹診은 불가능하므로, 그 대신에 혀 안쪽 靜脈의 瘀血色 등으로 瘀血 판정을 대신한다. 참고로 혀 밑에 있는 혈관은 金津玉液이라 한다.

上衝下冷(냉기로 의한 上氣)은 桃核承氣湯이나 溫經湯의 경우에도 있지만, 본 처방은 이 두 가지 처방만큼 강하지 않고, 桃核承氣湯에는 왼쪽 腹直筋의 拘攣은 없고, 溫經湯에는 瘀血을 인정하지 않는다는 점으로 구별한다.

본 처방에는 여성 호르몬을 조절하는 작용이 있다고 판단된다. 청년의 尋常性痤瘡(여드름)이나 진행성 指掌角皮症 등 호르몬 변조에 기인한다고 여겨지는 질환에 薏苡仁 10g을 넣으면 아주 효과가 있다. 월경곤란 증상에도 또한 본 처방이 적합하다고 하겠다.

K52. 桂枝茯苓丸料

[成分 · 分量]

桂皮	4.0
茯苓	4.0
牧丹皮	4.0
桃仁	4.0
芍藥	4.0
이상 5味	20.0

cut. 500 → 250煎

K52-① 桂枝茯苓丸

[成分 · 分量]

桂皮	4.0
茯苓	4.0
牧丹皮	4.0
桃仁	4.0
芍藥	4.0
이상 5味	20.0

분말로 하여 벌꿀을 結合劑로서 丸劑 200개로 한다.
어른 1일 3회 20~30개씩

[効能 · 効果]

上氣症으로 혈색이 좋고 두통, 어깨 결림, 현기증, 下腹部痛, 足腰의 冷, 혹은 鬱血 등을 동반하는 자.
월경불순, 월경곤란증, 打撲症, 부인갱년기장애

[한마디]

● 湯藥으로 하기 위해서는 1일량의 生藥分量을 3배로 하는 것이 표준이다. 여기에 生薑, 甘草를 첨가한 것이 甲字湯. 加味할 때는 湯液이 편리하다.

응 용

(1) 두통, 耳鳴, 眩暈, 어깨 결림, 上氣, 心悸亢進, 피로권태감, 다리와 허리의 냉증, 혹은 발이 화끈거리는 증상, 변비 등의 自律神經症狀, 요통 등의 末梢神經症狀, 顔面紅潮, 鬱血班, 각종 출혈 등의 순환장애가 主가 되며, 불면, 초조, 홍분 등의 정신증상이 가볍게 수반되는 자
(2) 신경질, 노이로제, 신경쇠약, 히스테리, 鬱病 등의 증상이 있는 자
(3) 심장병으로 인한 動悸(가슴이 평소보다 심하게 두근거리는 현상), 苦悶, 두통이 있는 경우에 사용한 사례가 있다.
(4) 기관지천식, 폐결핵으로 어깨 결림, 현기증, 두통 혹은 월경불순 혹은 객혈에 사용한 사례가 있다.
(5) 고혈압이나 동맥경화증으로 (1)의 증상이 있는 자
(6) 네프로제, 腎炎으로 瘀血性浮腫이나 (1)의 증상이 있는 자
(7) 夜尿症으로 實證, 月經不順인 자
(8) 甲狀腺腫으로 (1)의 증상이 있는 자
(9) 慢性腹膜炎으로 實證, 硬結鈍痛이 있으며, (1)의 증상을 겸한 자
(10) 신경통, 류마티스로 實證, 鈍痛이 있으며, 체질적으로 (1)의 증상이 있는 자
(11) 월경불순, 월경곤란, 무월경, 經閉, 자궁출혈, 帶下, 更年期障碍, 血道症, 난소기능부전, 脫落症, 子宮後屈, 자궁내막염, 頸管카타르(katarrh, 점막의 염증), 附屬器炎, 기능성 출혈, 子宮筋腫, 卵巢囊腫, 骨盤腹膜炎, 습관성 流產, 불임증, 流產, 惡露殘存, 死胎 등으로 月經 障碍, 子宮出血, 帶下, 下腹腰痛, 下腹部腫塊 등의 부인과적 증상이 있으며 (1)의 증상을 수반하는 자
(12) 痔核, 痔出血이 있으며, (1)과 같은 체질적 특징이 있는 자
(13) 凍瘡, 打撲, 下肢血栓兼浮腫, 腓腸筋痛 등으로 實證 鬱血性인 자
(14) 急性慢性虫垂炎의 實證 輕症으로 (1)의 증상을 수반하는 자
(15) 프룬켈(furunculosis), 카븐켈(carbunculus), 皮下膿瘍, 筋炎, 항문주위염 등으로 鬱血性이며, 腫脹疼痛이 있는 자
(16) 眼瞼炎, 結膜炎, 角膜炎, 網膜炎 등으로, (1)의 증상을 수반하는 자. 다래끼.
(17) 축농증, 비후성비염 등으로 (1)의 증상이 있는 자
(18) 잔금(추위로 손발의 살갗이 트는 현상), 蕁麻疹, 여드름, 습진, 사마귀, 進行性指掌角皮症 등으로 (1)의 체질적 증상을 수반하는 자.

유의점

◎ 婦人科의 용도로 널리 응용된다고 하더라도 이런 종류의 질환에는 자궁외 임신이나 卵巢囊腫, 卵巢癌과 같이 긴급을 요하는 질병도 섞여 있으므로, 婦人科 의사의 진단과 병행하여 신중하게 투약해야 한다.
◎ 加味方으로 하는 경우에는 「丸料」로 사용하기 때문에 甲字湯(K59)이 된다.
◎ 지침에서는 0.1g의 丸藥으로 되어 있지만, 원전에서는 兎屎大로 되어 있다. 원전에 따라서 1.0g의 大丸으로 하는 편이 좋다.
◎ 벌꿀은 局方品 그대로가 아니라, 重湯으로 달여서 수분을 농축한 煉蜜로

[追補]
지금까지는 丸藥만이 제조 허가를 받았는데 1992년 6월 24일 厚生省 약무국장 통지에서 煎藥으로서 1일 20g을 1包로 하고, 물 500ml로 달여서 반 정도로까지 되게 하여, 1일 3회에 걸쳐 복용하는 煎藥도 허가받게 되었다. 이번에 煎藥을 K52 桂枝茯苓丸料로 하고, 丸藥을 K52-① 桂枝茯苓丸으로 하게되었다.

서 이용한다.

문 헌

1. 龍野一雄・新撰類聚方 (昭和34) P.337
2. 相見三郎・漢方精撰百八方 P.14

K53. 桂枝茯苓丸料加薏苡仁

출 전

金匱要略의 桂枝茯苓丸에 薏苡仁을 가미한 것이지만, 누가 처음 사용하였는지는 알 수 없다.

구성 · 목표

驅瘀血劑인 桂枝茯苓丸에 肌膚甲錯을 목표로 하는 薏苡仁을 가미한 것이다. 따라서 피부에 이상이 있는 자, 특히 각질화된 것으로 체질적으로 어혈이 많은 경우에 많이 사용한다. 예를 들어 젊은 부인이 여드름으로 인하여 붉은 기를 띠고 있는 자, 進行性 指掌角皮症, 肝斑 등이 그것에 해당된다.

또한 肌膚甲錯을 전용하여 충수염의 극히 초기에 사용하는 경우가 있다. 이것은 대개의 경우에는 大黃牡丹皮湯加薏苡仁으로 하지만, 大黃牡丹皮湯을 사용할 정도가 아닌 가벼운 증상일 경우나, 虫垂와 대칭되는 곳이 아픈 結腸炎의 경우 등에 본 처방이 좋은 효과를 볼 때가 있다.

또한 여성에게 많이 나타나는 良性의 甲狀腺腫에 탁월할 효과가 나타나는 경우가 있다. 이때 역시 復診에 의해 어혈 덩어리라 여겨지는 왼쪽 하복부의 硬結이 인정되는 경우가 많다.

그 외에 瘀血이 원인이라고 의심이 들 경우, 桃核承氣湯이나 大黃牡丹皮湯 정도의 격렬한 증상이 아닐 경우에는 본 처방을 사용하면 다른 처방으로 효과를 볼 수 없었던 것이 극적으로 호전되는 경우가 있다.

응 용

(1) 어혈증이 있다고 생각되는 피부질환. 여드름, 肝斑, 進行性 指掌角皮症, 尋常性白斑
(2) 경증의 충수염
(3) 갑상선종, 椎間板 헤르니아(hernia), 乳嘴突起炎

유의점

◎ 桂枝茯苓丸을 丸料로 하는 경우, 위장장애를 일으킬 우려가 있으므로, 생강과 감초를 가미하여 甲字湯으로 하는 것이 상식이다. 따라서 이 경우에도 甲字湯加薏苡仁으로 하는 편이 좋다.

◎ 동일한 이유로 약국에서 製劑한 것이 아니고 엑기스제인 桂枝茯苓丸을 사용하는 경우에도 생강과 감초의 加味를 의미하는 어떠한 방법을 강구할지, 꿀물로 복용할 것인지에 대해 고려해야 한다.

◎ 薏苡仁은 껍질을 제거한 것이 아니라, 껍질이 붙어있는 것을 살짝 볶아서 사용하는 편이 좋다는 설이 있다.

K53.
桂枝茯苓丸料加薏苡仁

[成分・分量]

桂皮	4.0
茯苓	4.0
牧丹皮	4.0
桃仁	4.0
芍藥	4.0
薏苡仁	10.0
이상 6味	30.0

cut. 500 → 250煎

[効能・効果]

비교적 체력이 있고 가끔 下腹部痛, 어깨 결림, 두통, 현기증, 上氣하여 足冷 등을 호소하는 자의 다음의 諸症 : 월경불순, 血道症, 여드름, 기미, 手足의 거칠어짐

[한마디]

● 桂枝茯苓丸의 加味方으로서 가장 자주 사용한다.

문 헌

1. 大塚敬節 등・漢方診療醫典 (昭和44) P.149

K54. 啓脾湯

출 전

啓脾湯은 萬病回春에 기재되어 있는 처방으로, 원처방은 啓脾丸이라 하며, 벌꿀로 丸劑를 만들어 미음으로 복용하게 되어 있다.

구 성

腸炎에는 현대약이라 하여도 버베린(berberine) 등의 생약에서 유래된 약품을 많이 볼 수 있지만, 만성화되어 위장이 허약한 경우의 설사에는 한방약이 優位를 차지한다. 그 중 하나가 啓脾湯으로, 평소에 위장이 허약한 사람이 아무런 이유도 없이 설사를 하는 경우에 상용한다.

처방에 들어가 있는 人蔘, 白朮, 茯苓, 甘草는 四君子湯으로, 위장이 허약한 사람, 소위 氣虛에 우선 생각해야 하는 처방이다. 이 중 茯苓을 乾生薑으로 바꾸면 古方의 인삼탕이 되며, 만성 설사증이면 대개 이 처방으로 해결할 수 있다.

그러나 발효성 소화불량증과 같은 물거품(泡沫)이 많이 섞여 있는 것은 내용이 복잡하지만 啓脾湯이어야 한다.

蓮肉, 山藥, 山査子는 滋養强壯劑이며, 특히 山査子는 육류를 소화시키는 데 좋으며, 山藥은 피로회복제로서 藥業家보다도 食養家 쪽에서 중시하고 있다.

목 표

본 처방과 아주 비슷한 처방으로 蔘苓白朮散이 있다. 이것은 散으로서 애용자가 많지만 그 운용법에 관하여 에도시대의 名醫 土佐道壽가 유명하며, 마찬가지로 名醫 北山壽安이 증보한 「增廣醫方口訣集」에 다음과 같이 3가지 목표를 기술하고 있다.

① 위장이 허약하며, 별도로 發熱惡寒하는 모습도 없으며, 단지 몸이 나른하여 식욕이 없는 사람에게 투여한다. ② 중병 후에 胃腸을 건강하게 하고자 할 때 투여한다. ③ 胃腸이 약해져 있어 항상 설사를 하는 경우에 투여한다. 단적으로 목표를 기술하고 있다고 생각한다.

응 용

(1) 小兒의 소화불량증
(2) 만성장염
(3) 腸結核
(4) 病後의 위장강장제

유의점

◎ 蓮肉은 연꽃의 성숙한 종자로 쥐의 피해를 입는 경우가 많으므로 캔이나 병에 넣어 보관한다.

◎ 山査子는 中華料理 材料를 구입하는 편이 양질의 제품을 구하기 쉽다.

K54. 啓脾湯

[成分・分量]

人蔘	3.0
白朮	4.0
茯苓	4.0
蓮肉	3.0
山藥	3.0
山査子	2.0
陳皮	2.0
澤瀉	2.0
甘草	1.0
이상 9味	24.0

cut. 500 → 250煎

[效能・効果]

야위고 안색이 나쁘고 식욕이 없고 下痢 경향이 있는 자의 다음의 諸症 : 위장허약, 만성위장염, 소화불량, 下痢

[한마디]

●이것을 散劑로 한 처방에 蔘苓白朮散 (K115-①)이 있다. 이른바 醱酵性 소화불량에 최적이다.

●炙甘草를 사용한다.

◎ 山藥, 澤瀉도 충해를 입기 쉽다. 냉장고에 보관해야 한다.

◎ 원처방에 미음으로 먹는다고 하는 것이 또한 의미가 있으므로 무시할 수 없다. 미음의 원료인 쌀도 성분의 하나라고 생각해야 하며, 煎藥을 복용한 후 미음을 마시면 좋다. 참고로 漢方에서는 미음을 白飮이라 칭한다.

문 헌

1. 矢數道明・漢方後世要方解說 (昭和34) P.34
2. 增補萬病回春(香港・醫林書局版)
3. 北山壽安・增廣醫方口訣集 (寶歷4年) 上23

K55. 荊防敗毒散

출 전

본 처방은 人蔘敗毒散(和劑局方)에서 나온 처방으로, 證治準繩(1605년경)에 실린 것이지만, 이번에 채용된 처방은 이것에 連翹, 金銀花가 더해져 있다.

이것은 萬病回春의 癰疽門에 실려 있는 荊芥敗毒散과 처방 내용, 목표가 거의 비슷하기 때문에 혼동한 것이라 생각된다. 즉 만병회춘의 형개패독산은 證治準繩方에 박하, 연교, 금은화를 첨가시키고, 인삼을 제외시킨 처방이다.

구 성

荊芥와 防風은 모두 表寒을 발산하고, 연교는 淸熱解毒 효과가 있으며, 이 3味의 조합은 後世方에서 體表部의 毒素를 발산하는 경우에 사용되는 것으로, 다른 약을 體表部에 작용시키는 역할도 한다.

枳實과 길경은 排膿散의 方意를 포함하여 消炎排膿과 응어리를 푸는데 효과가 있다.

前胡는 柴胡와 함께 半表半裏의 熱과 痰을 제거하는 효과가 있으며, 천궁은 氣에 관련하여 血行을 좋게 하는 기능이 있고, 인삼은 氣를 더하고 胃를 보충한다.

羌活과 獨活은 驅風除濕劑로써, 荊芥, 防風과 병용하여, 體表部의 濕(水毒)을 제거하는 효과가 강하다.

金銀花(甘寒)는 비교적 최근에(明代부터) 사용되기 시작한 것이지만, 中醫學(戰後의 중국의학)에서는 자주 사용하는 生藥 중의 하나가 되었다. 淸熱解毒劑로써 化膿性疾患에 많이 사용되며, 광범위한 抗菌性은 주목받고 있다.

목 표

證治準繩에 "風熱이 相搏하여 邪氣가 表에 있을 때, 瘡瘍을 발생하고 寒熱하여 통증을 느끼는 자 및 捻頸, 咽喉腫痛, 便癰, 腹脹, 餘毒, 癰腫, 腫腮, 漏腮 등의 證을 고친다."고 되어 있다. 萬病回春에는 "癰疽疔腫, 發背(등 부분에 생긴 종기), 乳癰 등의 증상으로 憎寒壯熱이 심한 자, 頭痛拘急한 것이 傷寒과 비슷한 증상을 고친다."고 되어 있다.

이상과 같이 급성화농성 종기로, 오한발열하여 두통이나 근육에 경련이 있는 것에 사용한다.

K55. 荊防敗毒散

[成分・分量]

茯苓	1.5
人蔘	1.5
荊芥	1.5
防風	1.5
柴胡	1.5
連翹	1.5
桔梗	1.5
枳實	1.5
川芎	1.5
甘草	1.5
生薑(乾)	1.0
羌活	1.5
獨活	1.5
前胡	1.5
金銀花	1.5
이상 15味	22.0

cut. 500 → 250煎

[効能・効果]

急性化膿性皮膚疾患의 초기

[한마디]

● 보통은 十味敗毒散으로 충분하다.

응 용

(1) 癰(화농균의 전염으로 생기는 혹의 일종), 疔(부스럼의 일종), 癤(부스럼), 乳腺炎 등의 化膿症
(2) 濕疹, 蕁麻疹, 알레르기 질환 등으로 화농을 수반한 자, 혹은 화농이 생기기 쉬운 자의 체질 개선

유의점

◎ 敗毒을 현대어로 바꾸면 消毒이라는 뜻이 된다.
◎ 華岡青洲의 十味敗毒散(湯)은 본 처방을 取捨하여 만들어졌다고 한다.
◎ 일본한약방外・생약규격집에 의해, 강활은 중국산 寛葉羌活을 사용하며, 獨活은 일본산 땅두릅(*Aralia cordata*)을 규정하고 있다.

문 헌

1. 龔廷賢・萬病回春(香港・醫林書局刊) 하권 P.178
2. 南京中醫學院・中國漢方醫學概論
3. 香月牛山・牛山方考(天明2) 上4丁表

K56. 桂麻各半湯

출 전

傷寒論의 太陽病 上篇에 "太陽病이 되어 8~9일 경과한 후 말라리아와 같이 발열하는데, 발열에 관한 처방은 많으나 惡寒에 관한 처방은 적다. 그 환자는 구토는 하지 않으며, 大便은 자연스럽게 조절되고 있는 상태이다. 하루에 2~3회 발작을 일으키지만, 脈이 미약하고 느린 자는 나으려고 하는 것이다. 脈이 약하고, 오한이 나는 것은 陰陽이 모두 虛하기 때문으로, 發汗하거나 토하게 해서는 안 된다. 기가 허한데도 불구하고 반대로 얼굴에 홍조를 띠고 있는 것은 아직 緩解되지 않은 것이다. 약간 땀이 나면 緩解된 것이지만, 땀이 나야 하는데 나오지 않으면 몸이 반드시 가려워진다. 桂麻各半湯類를 사용하면 좋다."고 되어 있다.

구 성

계지탕을 1/3量, 마황탕 1/3量을 합방한 것이다.

목 표

출전에 "오히려 얼굴에 홍조를 띠고 있는 자", "몸이 반드시 가려워진다."라고 하는 조문이 있다. 이것을 轉用하여 가려움증을 수반하는 피부 질환에 사용하는 경우가 많다. 특히 안면에 생기는 담마진, 안면홍조에 사용하여 의외의 효과를 볼 수 있다.

응 용

(1) 감기(感冒), 유행성 감기 등으로 가벼운 기침, 미열, 두통, 오한, 땀이 나오는 자, 또는 악화된 감기로 表證이 아직 남아 있는 것
(2) 蕁麻疹, 피부염 등으로 가렵고 얼굴에 붉은 빛을 띠는 자

K56. 桂麻各半湯

[成分・分量]

桂皮	3.5
芍藥	2.0
生薑(乾)	1.0
甘草	2.0
麻黃	2.0
大棗	2.0
杏仁	2.5
이상 7味	15.0

cut. 500 → 250煎

[効能・効果]

감기, 기침, 가려움

[한마디]

● 외부의 壞症에 사용한다. 감기가 內에 가득 차고 몸이 가려울 때 고려해보면 좋다. 피부병 특히 가려움증에 좋다. 咽喉의 메마름을 호소하는 일은 드물다.
● 炙甘草를 사용한다.

유의점

◎ 蕁麻疹에 常用되지만 中毒疹이 아니라는 것, 대소변에 이상이 없다는 것, 복부에는 증상이 나타나지 않는다는 점을 확인해야 한다.(西岡氏).

문 헌

1. 龍野一雄・新撰類聚方 (昭和34) P.71
2. 西岡一夫・明解漢方處方 (昭和41) P.67

K57. 鷄鳴散加茯苓

출 전

鷄鳴散의 출전은 時方歌括이라고 되어 있지만 정확하지 않다. 그 이유는 時方歌括은 陳修園(清)의 저서로 당시에 유행하던 처방을 모아둔 것이다. 그런데 鷄鳴散은 外台秘要方(752)의 唐侍中一方에 길경을 첨가한 것으로, 이미 唐・宋시대부터 사용하고 있었던 것이다. 따라서 時方歌括에 수록되어 있는 것은 流行方(時方)으로서의 처방에 해당되며, 새로운 처방은 아니다.

千金鷄鳴散이라는 동일한 명칭의 처방이 있지만 내용도 목적도 전혀 다른 것이다.

구 성

檳榔은 破氣逐水藥이라고 일컬어진다. 위장의 氣를 돌게 하고, 停水를 처리하며, 浮腫을 제거한다. 木瓜는 근육의 寒濕을 제거하고 경련을 완화한다.

이 두가지 약을 主藥으로 하여, 風寒을 발산시키고, 氣를 내리며, 脹滿을 제거하는 紫蘇葉과, 氣를 내리고 속을 따뜻하게 하는 吳茱萸, 滯氣를 흩어주는 길경을 첨가하고 있다.

목 표

일본에서는 「脚氣」약으로서 九味檳榔湯 등과 함께 자주 사용되어 온 처방이다. 脚氣는 다리 부분의 부종, 知覺鈍麻, 운동장애 등을 나타나기 때문에 이러한 병명이 생겼는데, 시대에 따라 조금씩 다른 증상 내용과 해석이 이루어지고 있다.

몇 년 전 NHK 일요 대하드라마 「바람과 구름과 무지개와」의 한 장면에 平將門이 승마를 하려다가 양다리를 벌리고 힘껏 버틸 수가 없어 落馬하게 되었고, 그 후에도 보행이 곤란하게 된 장면이 있었던 것으로 기억된다.

江戶元祿 시대부터 일반화되기 시작한 쌀의 精白化 때문인지, 江戶 중기부터 明治・大正시대에 걸쳐 脚氣는 대중병이라고 할 수 있을 만큼 광범위해졌으며, 明治시대의 군대에서는 그 예방 대책으로서 보리밥이나 현미밥을 먹었다고 한다. 현대에서는 비타민 B_1으로 치료할 수 있게 되었지만, B_1 이용 능력의 결핍형도 있으므로 유사증상이 있는 사람에게 이 처방을 활용할 수 있는 것이다.

목표로서는 보통 정도의 체력을 갖춘 사람으로, 下肢의 권태감이나 麻痺感, 知覺鈍麻, 부픈 정강이의 긴장, 다리의 浮腫, 흉부의 중압감이나 숨막힘, 心悸亢進 등을 호소하고, 他覺的으로는 腓腸筋의 壓痛, 무릎 관절의 腱反射(건의 기계

K57. 鷄鳴散加茯苓

[成分・分量]

檳榔子	4.0
茯苓	4.0
木瓜	3.0
橘皮	2.0
吳茱萸	1.0
蘇葉	1.0
桔梗	2.0
生薑(乾)	1.0
이상 8味	18.0

cut. 500 → 250煎

[効能・効果]

下肢에 권태감이 있고 知覺이 무디어지고 장딴지의 긴장을 느끼고 壓痛이 있고 心悸亢進, 下肢浮腫의 脚氣樣症狀을 띠는 자.

[한마디]

● 淺田家方에 九味檳榔湯이 있다. 항상 吳茱萸와 茯苓을 加味하고 있는데 본방에 大黃, 厚朴, 桂皮를 加味한 것과 비슷하다. 脚氣뿐만이 아니라 水證에서 오는 心臟神經症과 그 외의 收縮 등에도 응용된다.

적 자극에 따라 일어나는 근육의 연축)의 소실 등이 있는 사람의 脚氣나 그와 유사한 질환 , 수분대사조절장애 등에 이용된다.

응 용

(1) 脚氣, 脚氣樣症候群
(2) 腎炎
(3) 임신부종
(4) 腓腸筋痙攣

유의점

◎ 脚氣樣症候群에는 항상 越婢加朮湯 또는 越婢加朮附湯과 병용하지만, 두 처방 모두 이번 藥局製劑에는 들어 있지 않다. 가까운 것으로서 五苓散을 병용한다.

◎ 처방 중의 檳榔은 동남아시아 원주민의 경우 기호품, 强齒劑로써 씹고 있다는 것은 잘 알려져 있지만, 한방에서는 위장의 氣를 돌게 하고, 停水를 조절한다고 되어 있다. 또한 條虫驅除劑, 臭化水素酸 아레콜린(arecoline)의 원료가 되기도 한다.

◎ 木瓜는 근육의 습기나 한기를 제거하고, 경련을 완화시키는 효과가 있는데, 唐木瓜가 좋고, 일본의 木瓜는 효과가 떨어진다.

문 헌

1. 大塚敬節 · 症候에 의한 漢方治療의 實際 (昭和38) P.659
2. 矢數道明 · 漢方後世要方解說 (昭和34) P.55
3. 淺田宗伯 · 勿誤藥室方函口訣 (明11) 下卷8丁表 · 上卷59丁表

K58. 堅中湯

출 전

본 처방은 唐의 孫思邈이 저술한 千金方의 膽腑論, 吐血部를 출전으로 하고 있는데, 현재 이용되고 있는 것은 淺田宗伯의 家方으로 내용은 조금 다르다.

구 성

堅中湯은 한방의 기본 처방의 제1로 되어 있는 桂枝湯에 半夏와 茯苓이 첨가된 古方에 가까운 구성이다. 또한 苓桂甘棗湯과 小半夏加茯苓湯의 合方에 작약을 첨가한 것으로도 이해된다.

桂枝湯은 氣血(정신과 육체)과 營衛(自營기구와 防衛기구)가 조절되지 않은 것과, 表가 虛하여 體表의 저항력이 약해지고, 發熱하는 것에 이용한다. 그러나 이 경우에는 半夏나 茯苓을 가미하는 것에 따라 桂枝湯에 芍藥을 배로 증가시키거나 膠飴가 첨가되면 中位 혹은 裏位에 작용하는 小建中湯으로 변화하듯이 小建中加茯苓과 상당히 비슷한 작용을 하게 된다. 그 때문인지 建中과 매우 비슷한 堅中이라고 하는 이름으로 되어 있다.

半夏는 辛平하여 痰飮을 제거하는 효과가 있다고 하며, 肺나 胃에 있는 수분, 즉 담이나 胃內停水를 제거하고, 구토를 멈추며, 氣를 소통시킨다고 일컫고 있다.

K58. 堅中湯

[成分 · 分量]

半夏	5.0
茯苓	5.0
桂皮	4.0
大棗	3.0
芍藥	3.0
甘草	1.5
乾薑	1.0
이상 7味	22.5

cut. 500 → 250煎

[効能 · 効果]

신체가 허약한 자의 다음의 諸症 : 만성위염, 복통

아미노산이나 脂肪酸, 蓚酸石灰, 에페드린(ephedrine) 등의 성분이 있다는 것이 발견되고 있지만, 약효성분은 아직 확실히 알려지지 않았다.

茯苓은 甘平으로 체내 수분의 偏在나 過剩에 의해 일어나는 動搖性 증상, 예를 들면 動悸, 頭眩, 胃內停水, 근육경련 등에 이용되지만, 단일 품목으로써는 利尿効果도 인정되지 않았으며, 유효성분도 아직 확실하게 알려지지 않았다. 가벼운 胃潰瘍의 발생을 방지하는 효과나 血糖降下 작용도 보고되고 있다.

목 표

堅中湯의 목표는 千金方에 "虛勞나 內臟이 손상되었을 경우에 寒氣나 熱氣로 인한 구역질, 吐血하는 것을 치료한다."라고 간단히 쓰여 있고, 淺田宗伯의 口訣에서도 "이 처방은 小建中湯의 변형된 처방으로 그 용도는 광범위하다. 古方家는 小建中湯加茯苓을 사용하지만, 이 처방이 훨씬 뛰어나다."고 쓰여 있으나, 자세한 용도는 언급하지 않았다.

그러나 小半夏加茯苓湯의 목표를 생각해 보면, 金匱要略의 "갑작스럽게 구토를 하거나 명치가 빠근한 사람은 횡격막 근처에 水가 있기 때문이다. 그 때문에 眩暈하거나 動悸하는 사람은 小半夏加茯苓湯이 좋다."라든가, "먼저 갈증이 나타난 후에 구토를 하는 것은 水가 명치에 정체하고 있기 때문이다."라고 하는 것이 참고가 된다.

따라서 小建中湯의 證으로 胃內停水가 있는 증상, 음식을 먹은 후에 구역질이나 탄산증(위안에 열이 생겨 먹은 음식이 잘 소화되지 않고 신트림이 나는 병) 등이 있는 사람에게 사용하면 좋다. 疼痛을 수반하는 위장질환으로 胃酸過多症, 胃潰瘍, 위무력증 등에서 대부분 이 증상을 볼 수 있다.

응 용

(1) 위궤양, 위산과다증

(2) 위확장증, 胃無力症

(3) 慢性胃炎

유의점

◎ 胃內停水라고 하면 무력증의 증상을 생각하지만, 이 경우 人蔘劑에서 볼 수 있는 기력의 저하나 소화불량은 볼 수 없다는 점에 유의하도록 한다.

◎ 인삼제인 六君子湯은 부인에게 사용하는 경우가 많으며, 堅中湯은 20대 남성에게 사용하는 경우가 많다.

◎ 명치 언저리가 쓰리고 아픈 경우에는 吳茱萸, 牡蠣를 加하는 일이 있다. 별포로 투여하고 동일하게 달인다.

문 헌

1. 矢數道明 · 堅中湯의 운용에 관해서 · 日東醫會誌 6권 3호, P.12~15
2. 小出壽 등 · 위 아토니 胃下垂를 이야기한다 · 漢方과 漢藥 9권 2호
3. 木村長久 · 淺田方函의 硏究 · 漢方과 漢藥 5卷 6号 P.71
4. 矢數道明 · 漢方後世要方解說 (昭和34) P.84

K59. 甲字湯

출 전

戰陣의학의 시조라 일컬어지는 「砦草」나 「叢桂亭醫事小言」은 水戶藩의 軍醫인 原南陽의 저서이다. 甲字湯은 이 중에서 軍陣(군대의 진영)에서의 타박상 치료를 위한 약방으로서 桂枝茯苓丸에 가미하여 본 처방을 만들어 낸 것이다.

구 성

桂枝茯苓丸에 감초와 생강을 더한 것으로 芍藥甘草湯合方이라는 의미도 있다.

목 표

桂枝茯苓丸을 煎藥으로 사용하면 소화가 잘 되지 않고 胃에 남아있어 불쾌한 생각이 드는 경우가 많다. 심한 경우에는 복통까지 일어날 수 있다. 이것을 미연에 방지하도록 가슴을 상쾌하게 하는 생강과 감초를 더한 것이 이 처방으로, 용도는 桂枝茯苓丸과 다른 점은 없다.

응 용

(1) 頭痛, 耳鳴, 眩暈, 어깨 결림, 上氣, 心悸亢進, 피로 권태감, 다리와 허리가 냉하거나 발이 화끈거림, 변비 등의 자율신경증상, 腰痛 등의 말초신경증상, 顏面紅潮, 血瘢, 각종 출혈 등의 순환 장애가 主가 되며, 불면, 초조, 홍분 등의 정신 증상이 가볍게 수반되는 것으로 체력이 있는 자
(2) 신경질, 노이로제, 신경쇠약, 히스테리, 鬱病 등으로 (1)의 증상이 있는 자
(3) 심장병으로 動悸, 苦悶, 두통이 있는 자에게 사용한 사례가 있다.
(4) 기관지천식, 폐결핵으로 인한 어깨 결림, 현기증, 두통, 월경불순, 객혈에 사용한 예가 있다.
(5) 고혈압증, 동맥경화증으로 (1)의 증상이 있는 자
(6) 네프로제(Nephrose), 腎炎으로 瘀血性浮腫이나 (1) 증상이 있는 자
(7) 夜尿症으로 체력이 있고, 月經不順인 자
(8) 甲狀腺腫으로 (1)의 증상이 있는 자
(9) 慢性腹膜炎으로 체력이 있으며, 복부의 硬結鈍痛이 있으며, (1)의 증상을 겸한 자
(10) 신경통, 류머티스로 체력이 있고, 체질적으로 (1)의 증상이 있는 자
(11) 월경불순, 월경곤란, 무월경, 經閉, 자궁출혈, 帶下, 更年期障碍, 血道症, 난소기능부전, 난소기능탈락증, 子宮後屈, 子宮內膜炎, 頸管 카타르(catarre, 점막의 염증), 附屬器炎, 메틀로파치(기능성 출혈), 子宮筋腫, 卵巢囊腫, 骨盤腹膜炎, 습관성 流產, 不姙症, 流產, 惡露殘留, 死胎 등으로 월경장애, 자궁출혈, 대하, 하복부 腫塊 등의 부인과적인 증상이 있고, 체력이 있으며 (1)의 증상을 수반하는 자
(12) 乳腺腫瘍으로 체력이 있는 사람을 치료한 사례가 있다.
(13) 痔核, 치질 출혈로 (1)과 같은 체질적 특징이 있는 자
(14) 凍瘡, 打撲, 下肢血栓兼浮腫, 腓腸筋痛 등으로, 체력이 있으며 鬱血性인

K59. 甲字湯

[成分 · 分量]

桂皮	4.0
茯苓	4.0
牧丹皮	4.0
桃仁	4.0
芍藥	4.0
甘草	1.5
生薑(乾)	1.0
이상 7味	22.5

cut. 500 → 250 煎

[效能 · 効果]

비교적 체력이 있고 가끔 下腹部痛, 어깨 결림, 頭重, 현기증, 上氣하여 足冷 등을 호소하는 다음의 諸症 : 월경불순, 월경이상, 월경통, 갱년기장애, 血道症, 어깨결림, 현기증, 頭重, 打撲症, 가벼운 동상, 기미

[한마디]

- 乾生薑과 生薑의 차이를 생각하게 하는 일이 많다. 이 처방도 묵은 생강을 넣었을 경우 桃仁의 油成分 등이 乳狀으로 추출된다. 乾生薑의 경우는 그 농도가 연하다.
- 어찌되었든 어느 것이라도 단순한 桂枝茯苓丸料보다 진한 煎液이 생긴다.
- 炙甘草를 사용한다

자
(15) 급성·만성 충수염으로, 체력이 있고, 輕症으로 (1)의 증상을 수반하는 자
(16) 급성 고환염으로 腫脹, 疼痛이 있으며, 체력이 있고, (1)의 증상을 겸하는 자
(17) 프룬켈(furunculosis절), 카븐켈(carbunculus), 皮下膿瘍, 筋炎, 항문주위염 등으로 鬱血性이며 종창, 동통이 있는 자
(18) 眼瞼緣炎, 결막염, 각막염, 망막염 등으로 (1)의 증상을 수반하는 자. 麥粒腫
(19) 축농증, 비후성비염 등으로 (1)의 체질적 증상이 있는 자
(20) 잔금, 추위로 손발이 틈, 담마진, 여드름, 습진, 進行性 指掌角皮症, 사마귀 등으로 (1)의 체질적 증상을 수반하는 자

유의점

◎ 왼쪽 하복부에 抵抗壓痛이 있는 것을 腹診으로는 알 수 있지만, 본인은 자각하지 못한다. 腹診의 대용으로서 혀 안쪽 정맥의 怒脹, 무릎 관절 이면의 陷凹部(委中)의 정맥이 실지렁이와 같이 선명히 보이는 것 등을 확인한다.

◎ 여드름에 사용할 때에는 薏苡仁을 10g정도 별첨하여 동일하게 달인다. 이것은 K53의 桂枝茯苓丸料加薏苡仁에 생강과 감초를 별첨하는 것과 동일하다. 여드름의 색은 빨간 것이 목표가 된다.

◎ 본 처방을 사용하는 사람은 환자답지 않은 사람이라는 것을 염두에 두면 틀림없다.

문 헌

1. 龍野一雄·新撰類聚方 (昭和34) P.337
2. 原南陽·叢桂亭醫事小言 (文政2년) 7권, 1丁オ

K60. 香砂平胃散

출 전

明의 龔雲林의 저서 「萬病回春」에 나온다. 飮食門에 「傷食을 치료한다」고 되어 있으며, 鬱證門에 「食鬱의 證을 고친다」라고 되어 있다. 그 외에 吞酸門, 嘈雜門에도 去加方이 실려 있다.

구 성

回春의 飮食門의 본 처방은 枳實, 木香, 藿香, 香附子, 砂仁, 蒼朮, 陳皮, 甘草, 生薑으로, 현대 일본에서 사용되는 처방과 비교하면 厚朴과 大棗가 없으며, 枳實과 木香이 들어 있다.

또한, 食鬱證門 처방에는 창출, 후박, 香附子, 砂仁, 枳殼, 山査子, 麥芽, 神麯, 乾薑, 木香, 甘草, 生薑으로, 大棗가 없으며, 枳殼, 山査子, 麥芽, 神麯, 乾薑, 木香이 많다. 이 처방은 에도시대에는 이전의 처방과 구별하기 위해 「食鬱香砂平

K60. 香砂平胃散
[成分·分量]

蒼朮	4.0
厚朴	3.0
陳皮	3.0
香附子	4.0
大棗	2.0
生薑(乾)	0.5
甘草	1.0
縮砂	1.5
藿香	1.0
이상 9味	20.0

cut. 500 → 250煎

胃散」이라 했다. 아마 明治시대가 된 후, 이전의 처방과 후세 처방의 중간을 채용한 처방을 만들어낸 것이라 생각된다.

혹은 北山友松子는 「刪補衆方規矩」에서 前方에 대하여 「이 처방에 厚朴이 빠져 있는 것은 이상하다. 아마도 傳書하는 중에 빠져버린 것이다」고 비평하고 있지만, 그 말을 채용하여 厚朴을 넣어 사용하고 있는 先人이 津田玄仙을 비롯하여 몇 명인가 있었다고 생각된다.

有持桂里는 「校正方輿輗」에서 "이 처방은 消導劑로서 혹은 香附子, 縮砂, 木香, 藿香 종류를 선택하여 첨가한다."고 기술하고 있다. 大塚敬節 선생이 方輿輗에 나오는 처방을 차례로 발굴하여 세상에 소개했기 때문에 이렇게 된 것인지도 모른다.

蒼朮, 厚朴, 陳皮, 生薑, 大棗, 甘草는 平胃散으로, 소화관의 水滯를 이롭게 하는 처방이다. 이것에 氣를 잘 돌게 하는 작용이 강한 4가지 품목을 첨가하여 氣와 水의 停滯를 처리하고자 계획한 처방이다.

목 표

津田玄仙은 「療治經驗筆記」에서 "이 처방은 飮食自倍와 트림, 설사, 腹脹의 4가지를 목표로 사용한다."고 기록하였다. 飮食自倍라고 하는 것은 밥을 1그릇 먹었지만 3~4 그릇 먹은 것처럼 배가 부르다고 생각되는 경우를 말한다고 해설하고 있지만, 다른 책에서는 자신도 모르는 사이에 자신의 식사 분량을 넘어 과식하는 것이라고 해석되어 있다. 어느 쪽을 취해야 할지 판단하는 것은 어렵지만, 어쨌든 현상적인 면만을 보면 배가 팽팽해지는 것이다.

이상하게 식욕이 생겨 과식하게 되고, 그 결과 설사를 자주 하는 것으로, 이러한 때, 소화제로서 복용하면 설사를 하지 않고 기능을 정상화 할 수 있다.

응 용

(1) 異常食欲亢進症, 急性胃腸炎
(2) 鼓脹, 消化不良症, 異常醱酵

유의점

◎ 유명세에 비해 효과가 없는 平胃散에 利氣의 香附子나 縮砂의 힘을 가함으로써 氣를 잘 돌게 하는 것으로 착각할 수도 있다. 수분을 지나치게 섭취한 급성 위장염은 五苓散+平胃散의 胃苓湯으로, 과식의 이상발효 및 설사에는 본 처방을 적용한다고 생각하면 된다.

문 헌

1. 津田玄仙・療治經驗筆記(春陽堂覆刻版) P.49
2. 龔 廷賢・萬病回春(香港醫林書局版) 上卷 P.106, 107, 160, 161
3. 北山友松子・刪補衆方規矩(元文2再刻) 上卷 113丁

[効能・効果]
胃에 체한 경향이 있는 다음의 諸症 : 식욕부진, 胃무력증

[한마디]
●브랜드 製劑로 加芍藥이 나왔다. 芍藥甘草湯合方의 의미이지만 芍藥은 억제적으로 작용하므로 이 경우 크게 方意가 바뀐다.

K61. 香砂養胃湯

출 전

萬病回春의 飮食門에 「소화기능이 저하되어 식욕이 없고, 식사를 하더라도

맛을 알지 못하며, 피로한 것을 고치는」 약으로 기재되어 있다.

구 성

香砂養胃湯은 四君子湯과 香砂平胃散을 合方한 것에 木香과 白豆蔲를 첨가한 것으로 해석된다. 四君子湯으로 저하된 기능을 북돋으며, 香砂平胃散으로 모든 臟器의 停水를 처리하여 기능을 회복시킨다. 木香은 胃氣를 열어주며, 백두구는 胃氣를 증가시킨다고 하지만, 양쪽 모두 소화력을 증진시키는 약이다. 이 조합은 식욕증진약으로서 귀중한 존재이다.

목 표

현대약에도 食欲增進藥은 있지만, 효과가 불확실하며, 신경에 작용하는 메토클로프라마이드(metoclopramide) 등은 위장의 신경에만 작용하는 것이 아니라, 錐體外路症狀도 나타나 부작용이 생길 우려가 있다.

또한 소화약은 그 시점에서의 소화에는 만족할 수 있다 해도 몸 자체의 기능이 개선되는 것은 아니다. 한방약은 전신의 기능을 항진시키는 것과 동시에, 각 장기의 기능 조정도 고려한다는 점에서 존재의 意義가 있다.

또한 복통이나 설사에도 이용된다. 자신이 만져보아도 배가 차갑게 느껴지며, 따뜻한 손으로 어루만지면 기분이 좋은 경우가 있다. 이것은 장이 냉해져 있기 때문이라고 설명되며, 본 처방으로 寒痰을 따뜻하게 해주면 경쾌해진다.

만성적으로 위가 약한 사람의 경우에도 가슴이 냉해져 막히고, 식욕이 부진하며, 감기에 쉽게 걸리고, 여름을 타서 살이 빠지는 사람 등은 체질개선을 위해 장기 복용하면 좋다.

八味丸 등의 짙은 補劑를 장기 복용했을 경우에 위장장애가 일어나면 한참동안 약을 복용하지 말고, 본 처방을 사용하며 위의 증상을 고치고 나서 다시 원래의 처방으로 되돌아가는 사용법도 있다.

응 용

(1) 만성위장염, 위무력증, 위하수증
(2) 위궤양 후의 식욕부진, 병을 앓고 난 후의 식욕부진, 만성복막염으로 인한 식욕부진
(3) 위장 허약자의 養生藥

유의점

◎ 지침인 香砂養胃湯은 원 처방의 白豆蔲 대신에 小豆蔲가 들어 있다. 동일한 생강과에 속하는 것이기에 대용되지 않는 것은 아니지만, 판명된 성분만을 비교해보더라도 완전히 다르다. 한방에서는 지금까지 小豆蔲를 사용한 예는 없다. 본 처방의 경우 白豆蔲가 가장 중요한 主劑이기에 이 대용은 불안하다.

◎ 縮砂도 중요한 약의 성분이다. 대용인 伊豆縮砂를 사용해서는 안 된다.

◎ 厚朴도 가능하다면 중국산의 질이 좋은 것을 사용하고 싶다.

◎ 가슴이 냉해진다. 腸이 냉해진다. 추위에 약하고, 寒冷을 만나면 곧 설사를 한다. 초가을이 되면 곧 감기에 걸려 겨울 내내 계속 감기에 걸려 있는 사람에게 寒을 목표로 하면 특히 좋다. 그 외에 유례가 없는 위장약으로, 목표가 틀리지 않으면 탁월한 효과가 있으며, 감사의 사례를 받는 경우가 많다.

K61. 香砂養胃湯

[成分 · 分量]

白朮	3.0
茯苓	3.0
蒼朮	2.0
厚朴	2.0
陳皮	2.0
香附子	2.0
小豆蔲	2.0
人蔘	2.0
木香	1.5
縮砂	1.5
甘草	1.5
大棗	1.5
生薑(乾)	1.0
이상 13味	25.0

cut. 500 → 250煎

[効能 · 効果]

胃弱, 胃무력증, 만성위장염

[한마디]

● 胃弱을 위한 궁극적인 保健藥이라고 생각한다. 그것과 관련하여 小豆蔲는 白豆蔲로 되돌리고 싶다.

문 헌

1. 矢數道明・漢方後世要方解說 (昭和34) P.74
2. 細野史郎 등・方證吟味 (昭和53) P.383

K62. 香砂六君子湯

출 전

명나라 때의 名醫로 溫補劑의 거장 薛己(薛立齋)의 저서로, 內科摘要(1570년경)에서 시작되어, 六君子湯 중 하나인 加味方으로서 사용되고 있다.

구 성

人蔘, 白朮, 茯苓, 甘草, 生薑, 大棗의 四君子湯(화제국방)에 陳皮와 半夏를 첨가한 六君子湯에 추가로 香附子, 縮砂, 藿香이 첨가된 것이다.

香附子(辛平 하마스케(*Cyperus rotundus*)의 根莖으로 附子와 다르다. 별명은 莎草)는 자주 기분이 침체되는 것을 막아주며, 血을 순화하며, 月經을 조절한다고 한다. 人蔘이나 白朮과 함께 胃의 氣를 보충하는 힘을 증가시키며, 半夏와 조합하여 배가 불룩해지는 증상을 제거한다고 한다.

縮砂(辛溫・別名은 砂仁) 보르네올(borneol), 캄파(camphor) 등을 포함하여 독특한 향기를 지니며, 방향성 건위약으로서 매약으로도 많이 사용되고 있는데, 脾胃를 따뜻하게 하며, 停滯를 통하게 하여 소화불량, 요통, 구역 등에 이용된다.

藿香(辛溫)도 胃의 기운을 증진시켜, 寒冷에 의한 구역을 가라앉히고 폐의 虛寒을 제거한다고 되어 있다. 3味 모두 위장의 기능을 항진시켜 기분이 울적해 지는 것을 해소시키는 기능이 있으므로, 六君子湯에 신경 작용을 고려하여 약재를 가미한 처방이라고 할 수 있다.

목 표

"脾胃가 약해 음식을 먹은 뒤 밤이 지나도록 소화시키지 못하거나, 음식을 잘 먹지 못하고, 구토 및 오심을 겸하거나 혹은 泄痢 후에 비위가 거슬리거나 혹은 風寒病을 앓고 난 후에 열이 가시지 않으며, 기침이 멈추지 않는 자를 치료한다."고 되어 있다. 六君子湯을 사용해야 할 정도로 위장이 허약한 자, 기력이 소진되어 수족권태나 식곤증이 있는 자, 특히 명치가 심하게 결리거나 가슴속이 불쾌해지면서 토할 듯한 기분이 생기는 증상이 있는 자가 목표이지만, 기운이 없어 기분이 우울해지거나 의기소침해 있는 정신 상태도 중요한 요소이다.

응 용

(1) 위무력, 胃下垂, 소화불량, 식욕부진, 위통, 구토
(2) 위장허약자의 감기 후의 식욕부진

유의점

◎ 기력이 허약한 자가 본 처방의 착안점이다.

문 헌

1. 大塚敬節・漢方治療의 實際 (昭和38) P.306

K62. 香砂六君子湯

[成分・分量]

人蔘	3.0
白朮	3.0
茯苓	3.0
半夏	3.0
陳皮	2.0
香附子	2.0
大棗	1.5
生薑(乾)	0.5
甘草	1.0
縮砂	1.0
藿香	1.0
이상 11味	21.0

cut. 500 → 250 煎

[効能・効果]

胃腸이 약한 자로 식욕이 없고, 명치가 막히고, 쉽게 피로하고 貧血性으로 手足이 冷하기 쉬운 자의 다음의 諸症 : 위염, 胃무력증, 胃下垂, 소화불량, 식욕부진, 胃痛, 구토

[한마디]

● 淺田方函에서는 白朮이 아니고 蒼朮이다.
● 榮養보다도 利水를 생각해야 하므로 蒼朮로 하고 싶다.
● 炙甘草를 사용한다.

2. 矢數道明・漢方後世要方解說 (昭和34) P.167

K63 香蘇散料

출 전

출전은 「和劑局方」이다. 원전에서는 모든 성분을 분말로 하고 水一碗을 첨가하여, 2~3회 끓인 것을 복용하게 되어 있다. 이렇게 하면 紫蘇의 향도, 香附子의 향도 사라지지 않는다. 여기에 파의 흰 부분도 들어 있다. 이 3종의 약이 갖는 精油성분이 울체되어 있는 氣를 발산시키는 것이 효능의 요점이다.

구 성

局方의 원 처방에서는 향부자, 紫蘇葉, 甘草, 陳皮의 4味로, 生薑과 葱白은 들어 있지 않다. 香附子, 紫蘇葉, 陳皮는 모두 방향성 生藥으로 辛開解表작용을 한다.

體表에 들어온 邪는 신속히 몰아내지 않으면 안 된다. 香蘇散은 단지 그 방향의 藥味만으로 구성되어 있으므로, 체표의 邪를 몰아내는 힘은 크지만, 조금 시기가 늦으면 효과를 보기 어렵게 된다.

후세의 처방에는 생강과 葱白이 들어가게 된다. 명나라 때의 濟世全書나 回春, 醫書大全에는 들어 있다. 이것들도 辛開解表劑로, 동일한 작용을 하는 약을 5가지 갖추고, 寒邪를 느낀 초기에 대응하는 처방이라 할 수 있다.

목 표

어떤 온천 시내를 목욕을 한 뒤에 홑옷 차림으로 걷고 있었더니, 잇따라 재채기가 4~5회 나왔다. 옆에 있던 선배가 「아! 香蘇散이다」라고 중얼거렸다. 숙소로 돌아와 그 선배가 자랑하던 엑기스 과립을 뜨거운 白湯(아무것도 섞지 않고 끓인 물)으로 마셨더니, 귀찮은 재채기가 사라져 상쾌해졌다.

香蘇散은 이와 같이 감기의 극히 초기에 효과가 있는 처방이지만, 명약인 葛根湯의 그늘에 가리어 현재는 그다지 사용되지 않는 처방이 되었다.

사용되지 않게 된 이유는 또 하나가 있다. 그것은 보통의 엑기스 劑製法으로는 이 처방에 특히 중요한 精油성분이 완전히 없어져 버린다는 것. 煎藥이라도 일반적으로 달이는 방식으로는 역시 精油성분이 사라져 버린다. 그러므로 효과가 없어진 香蘇散이 되어 버리는 것이다. 효과가 없어지면 잊혀져 버리는 것이 당연하다.

이 처방은 氣鬱을 목적으로 하고 있다. 氣鬱이라고 하는 것은 기분이 좋지 않다는 것뿐만 아니라 동작이 들뜨며, 두통, 頭重, 耳鳴, 眩暈 등의 신경증상으로서, 우울해지거나 생각에 잠기든가 하는 침체상태가 아니라, 발산하고자 하나 억제된다고 하는 답답한 증상으로, 결코 虛한 상태가 아니다.

따라서 평소 신체가 약하다거나 胃가 약한 사람의 감기약이라고 하는 해설책이 있지만, 그것은 오류로 그와 같은 사람에게 사용하면 점점 더 심하게 氣가 虛해 진다. 이러한 사람에게는 蔘蘇飮이 좋다. 울체되는 것은 감기에 걸렸을 때뿐만 아니라 억제당하는 신경증상이라고 해석하며, 히스테리, 月經困難症, 노이로제 등에도 이용된다.

K63. 香蘇散料

[成分・分量]

香附子	3.5
蘇葉	1.5
陳皮	3.0
甘草	1.0
生薑(乾)	1.0
이상 5味	10.0

cut. 500 → 250煎

[效能・効果]

胃腸虛弱으로 신경질적인 사람의 감기 초기

[한마디]

- 이 煎藥 처방보다 K63-①의 散藥을 권장하고 싶다.
- 그렇다고 해서 이 처방이 소용없는 것은 아니고, 烏藥 3.0, 乾薑 1.5를 추가하여 正氣天香湯이라는 發展方이 생긴다. 婦人一切 諸氣의 藥方이다.
- 또한 香葛湯이라는 처방도 있다. 加桔梗, 葛根으로 여름감기의 名方이다.
- 모두 깨끗하게 달일 것
- 生薑은 묵은 생강이어야 한다고 생각한다.

또한 魚介類中毒(물고기나 조개 종류에 의한 중독)이나 蕁麻疹에 사용된다. 이것도 氣가 울체되는 현상이라고 해석할 수 있다.

응 용

(1) 감기초기
(2) 신경쇠약, 히스테리
(3) 魚介類(물고기나 조개 종류)에 의한 중독, 담마진
(4) 복통, 위경련
(5) 血道症, 노이로제

유의점

◎ 노이로제 등의 신경이상에는 不安・興奮・狂躁・健忘・幻覺・不眠 등의 각각의 상태가 있다. 香蘇散은 氣의 발산이 억제된 경우에만 주효하기 때문에 흔히 우울증이라고 불리는 정신불안이나 쓸데없는 걱정, 沈衰 상태에는 각각 半夏厚朴湯이나 甘麥大棗湯 등을 選用하는 것을 잊어서는 안 된다.

◎ 紫蘇葉은 다른 약을 달인 후에 불에서 내리기 직전에 넣는다. 소위 「後入」의 煎法을 실행해야 한다.

문 헌

1. 矢數道明・漢方後世要方解說 (昭和34) P.95
2. 大塚敬節 등・漢方診療醫典 (昭和44) P.371
3. 和劑局方(香港・商務印書館版) P.34

K63-① 香蘇散

출 전

和劑局方에는 분말을 물로 1~2회 끓여 복용하게 되어 있다.

구 성

향부자, 蘇葉, 陳皮는 모두 芳香性 生藥으로 달이거나 엑기스로 농축하면 精油성분이 사라져 버린다. 따라서 그 생약을 분말 그대로 복용하는 것은 바람직하다. 그러나 원 처방에는 짧은 시간 달여서 사용하고 있으므로, 성분이 전혀 사라지지 않는가와 과연 효과는 同一한가 하는 것이 앞으로의 과제이다.

목 표

아직 증세가 심하지 않은 外感에 사용한다. 따라서 감기의 극히 초기, 재채기를 하는 정도의 경우에 마시면 상당히 좋은 효과가 있다.

蕁麻疹의 경우도 마찬가지로 초기라면 효과가 있다. 石原明씨는 자기 체험을 다음과 같이 쓰고 있다. "몇 년 전, 가다랑어 회를 먹은 후 전신에 발진이 나타나 가슴속이 고통스럽고, 피부는 타는 듯이 가려웠다. ……중략…… 분명히 가다랑어 중독이라고 생각했으므로, 약을 달일 시간도 기다리지 않고 옆에 있던 본 처방의 엑기스 정제 10알(약 2g)과 냉수 2컵을 마셨다. 금새 기분이 편안해지고, 30분 후에는 피부에 약간의 붉은 반점을 남기고 모든 증상이 전부 사라

K63-①. 香蘇散

[成分・分量]

香附子	2.1
蘇葉	0.9
陳皮細末	1.8
甘草末	0.6
生薑末	0.6
이상 5味	6.0

混合하여 分3, 1일 3회

졌다."(漢方精選百八方)

응 용

(1) 감기 초기
(2) 신경쇠약, 히스테리
(3) 魚貝中毒, 蕁麻疹
(4) 복통, 위경련
(5) 血道症, 히스테리.

유의점

◎ 후대의 처방은 葱白이 들어 있다. 葱白(파의 흰 부분)을 달인 것에 섞어 마시면 어떨지 고려해 본다.

K64. 厚朴生薑半夏人蔘甘草湯

출 전

본래의 이름은 厚朴生薑半夏甘草人蔘湯으로, 傷寒論의 太陽病 中篇에 "땀을 나게 한 후, 배가 더부룩해지는 사람은 厚朴生薑半夏甘草人蔘湯을 사용해야 한다."고 나와 있다.

구 성

半夏厚朴湯의 茯苓과 蘇葉 대신 감초와 인삼을 첨가한 것으로도, 生薑瀉心湯의 黃連, 黃芩, 大棗, 乾薑 대신에 厚朴을 넣은 것으로도 해석할 수 있다. 용도로 말하면 오히려 후자라고 생각된다.

厚朴은 破氣·順氣의 중요한 약으로, 半夏, 생강과 함께 自覺·他覺 증상의 腹滿을 해소한다.

목 표

腹滿이 그다지 심하지 않은데도 자각적으로 가슴과 배에 팽만감이 있으며, 식욕이 결핍한 자에게 좋다. 이 복만은 과식이나 食滯에 의한 것이 아니라, 피로 때문에 일어나는 것으로, 딱딱하게 당기고, 부풀어 있는 것이 아니라 虛滿이다.

따라서 便通에는 관계없이 감기 등을 앓고 난 이후에 便通이 있는데도 배가 부풀어 오르는 느낌이 드는 경우가 많다. 또한 설사를 한 후에 배가 팽팽해지는 경우도 있다.

또한 복통도 강하지 않다. 복통이 있으며, 묽은 변이나 설사를 하는 경우에는 桂枝加芍藥湯이 좋다.

응 용

(1) 胃下垂, 胃擴張, 鼓腸 등으로 腹滿한 자
(2) 逆滿, 痞滿하여 잘 먹지 못하거나, 트림이나 呑酸(위안에 열이 생겨 먹은 음식이 잘 소화되지 않고 신트림이 나는 증상)을 수반하는 자
(3) 복막염

유의점

◎ 生薑瀉心湯의 加減法이라 생각되며, 생강은 묵은 생강을 사용해야 한다.

K64. 厚朴生薑半夏人蔘甘草湯

[成分·分量]

厚朴	3.0
生薑(乾)	0.5
半夏	4.0
人蔘	2.0
甘草	2.0
이상 5味	11.5

cut. 500 → 250煎

[効能·効果]

胃腸 카타르

[한마디]

● 자각적인 腹滿에 좋다.
● 炙甘草는 사용하지 않는다.

◎ 厚朴은 반드시 프라이팬에 땀방울과 같은 기름이 뜰 때까지 튀긴다. 태워서는 안 된다.

◎ 人蔘은 竹節人蔘(*Panax japonicus*)이라도 좋다.

문 헌

1. 龍野一雄・漢方入門講座 (昭和31) P.1332
2. 龍野一雄・新撰類聚方 (昭和34) P.382
3. 矢數道明・漢方處方解說 (昭和41) P.157

K65. 五虎湯

출 전

五虎湯은 傷寒論의 麻黃杏仁甘草石膏湯(麻杏甘石湯)에 細茶, 桑白皮, 생강, 蔥白을 넣은 것으로, 萬病回春을 출전으로 하고 있다. 처방 중 細茶, 生薑, 蔥白은 반드시 이용하지 않아도 좋다는 口訣에 의해 일반적으로는 사용하지 않는다.

구성 · 목표

이것은 麻黃湯의 桂枝를 石膏로 바꿔놓은 것으로 보이는 麻杏甘石湯의 證, 즉 열이 없고, 喘鳴이 있으며, 호흡이 괴롭고, 발작 시에 땀이 나는 증상에 사용한다. 그러나, 麻杏甘石湯이 頓服的으로 사용하는데 대해, 五虎湯은 장기 복용하여 체질부터 개선하는 사용법을 행한다. 특히 소아의 喘息樣 氣管支炎 등으로 胃內停水가 있는 경우에는 二陳湯과 합방하여 五虎二陳湯으로 한다.

小兒喘息, 喘息樣 氣管支炎에는 마시기 쉽다는 점에서 사용하는 경우가 많으며, 어른의 喘息에도 우선 본 처방으로 表를 가라앉혀 놓고, 小青龍湯과 합방하여 장기 복용하는 경우가 있다.

水毒으로 인한 喘鳴에는 전술한 바와 같이 二陳湯과 合方하거나 半夏厚朴湯과 合方하는 경우도 있다.

응 용

(1) 기관지염, 喘息樣氣管支炎
(2) 痔核, 睾丸炎(古家方則)

유의점

◎ 石膏는 천연의 軟石膏라고 불리는 것으로, 깁스(뼈나 관절 등의 환부를 고정시키는 석고 붕대)에 사용되는 석고나 구운 석고가 아니다. 硫酸칼슘은 물에 용해되지 않는다고 하지만 처방 중의 다른 약들에 의해 상당량이 溶出된다.

◎ 麻黃은 마디를 제거한 것을 사용해야 된다고 한다. 이것은 마디 부분에는 에페드린(ephedrine)과 拮抗하는 성분이 포함되어 있다는 이유 때문이다. 修治한 것은 비싸기 때문에 잘게 썰지 않은 상태 그대로의 것을 사서 핸드소트용의 펀치(기차표 뚫는 가위 같은 것)로 절단하면 비교적 저렴하게 직접 만들 수 있다.

K65. 五虎湯

[成分・分量]

麻黃	4.0
杏仁	4.0
石膏	10.0
甘草	2.0
桑白皮	3.0
이상 5味	23.0

cut. 500 → 250煎

[効能・効果]

기침, 기관지천식

[한마디]

・小兒喘息에 첫 번째 선택 처방이다.
・炙甘草를 사용한다.

◎ 杏仁도 皮尖을 제거한 것을 사용해야 한다고 한다. 이것도 껍질에 酵素가 있어 효력을 저해하기 때문이라고 한다. 熱湯에 단시간 넣으면 껍질을 쉽게 제거할 수 있다.
◎ 桑白皮는 겉껍질을 제거한 흰 것을 선택한다.
◎ 細茶는 일반적으로 이용하지 않지만 사용하는 편이 좋다. 細茶라고 하니까 粉茶라고 이해하는 사람이 있지만, 粗茶의 대응어로 上品의 차를 말한다. 달인 차를 2.0정도 사용하면 좋다. 물론 처방 외의 것이므로 별첨해야 한다.
◎ 二陳湯과의 합방도 별도로 포장해야 한다.
◎ 小青龍湯과의 합방은 소청룡탕의 처방 중에 麻黃과 甘草가 있으므로 杏仁, 石膏, 桑白皮의 3味를 小青龍湯에 별첨하면 좋다.

문 헌

1. 細野史郎 등・方證吟味 (昭和53) P.182
2. 寺師睦宗・成人病의 漢方療法 (昭和46) P.47
3. 大塚敬節・漢方診療30年 (昭和32) P.123

K66. 牛膝散

출 전

宋(960~1276) 시대의 陳自明이 편집한 婦人良方 1권, 月水不利方論 제11에 「月經이 불순하고, 배꼽 주위가 아프거나, 혹은 下腹部가 허리까지 당겨 통증이 옆구리까지 미치는 것을 치료한다」는 처방으로 소개되고 있다.

구 성

원 처방은 粉末로서, 분말 그대로 따뜻한 술에 섞어 마시게 되어 있다. 通經작용이 있는 牛膝이 主藥이며, 진통작용이 있는 延胡索, 木香이 準主藥으로 배합된 桂枝茯苓丸合四物湯去地黃, 천궁, 복령으로 구성되어 있다.

목 표

牛膝의 去瘀作用은 상당히 강력한 것으로, 桂技茯苓丸의 성분인 桃仁, 목단피와 함께 通經의 기능이 있다. 따라서 經血이 적으면서 月經痛이 심한 자에게 사용된다. 출전에 「臍腹作痛」이라고 되어 있는 바와 같이 배꼽을 중심으로 疼痛이 발생하며, 하복부나 허리까지 쿡쿡 찌르듯이 아픈 자에게 좋다고 한다.

또한 산후의 惡露殘留에도 사용되는데, 이것에는 芎歸調血飮을 합방했다고 보이는 芎歸調血飮第一加減(K35)의 처방이 좋다.

응 용

(1) 월경곤란증, 월경통
(2) 無月經, 月經不順
(3) 산후의 惡露殘留

유의점

◎ 折衝飮, 芎歸調血飮第一加減의 원 처방으로, 각각의 용도에 따라 구분하

K66. 牛膝散

[成分・分量]

牛膝	3.0
桂皮	3.0
芍藥	3.0
桃仁	3.0
當歸	3.0
牧丹皮	3.0
延胡索	3.0
木香	1.0
이상 8味	22.0

cut. 500 → 250煎

[効能・効果]

비교적 체력이 있는 자의 다음의 諸症 : 월경곤란, 월경불순, 월경통

[한마디]

● 이른바 通經藥으로서 「생리에 이상이 있을 때는 ○○」라는 선전을 자주 보는데, 내용은 桃核承氣湯과 桂枝茯苓丸의 製劑로 완전히 초점은 벗어나 있다. 牛膝散은 월경곤란증에 좋다.

여 사용하는 것이 좋다.

◎ 牛膝을 선별하는 것이 문제이며, 정품으로 되어 있는 懷牛膝보다 川牛膝 쪽이 活血祛血의 힘, 즉 通經 작용이 강하기 때문에 본 처방의 경우에는 川牛膝을 상용한다. 어찌되었든 굵고 끈기가 강한 것이 좋고, 그러한 점에서 日本産은 사용할 수 없다.

◎ 또한 牛膝은 곰팡이가 생기기 쉬우므로 주의해야 한다.

문 헌

1. 大塚敬節 등・漢方診療醫典 (昭和44) P.286
2. 陳自明・婦人良方(上海大成書局版・中文出版社影印) 卷1, 6丁オ

K67. 五積散

宋의 대관연간(1107~1110)에 陳師文 등에 의해 교정 정리되어 간행된 和劑局方의 2권 傷寒門에 나와 있는데, 淺田方函에 따르면 蘇東坡(1036~1101)가 저술한 「蘇沈良方」이 원전이라고 한다.

局方의 문장은 「中을 조절하고 氣를 순화하며, 風冷을 제거하고, 痰飮을 변화시키며, 消化系의 宿冷이나 배와 옆구리가 팽팽하여 아픈 것이나, 胸隔에 痰이 있거나 속이 메슥메슥하여 구역질하는 것을 고친다. 혹은 밖으로는 風寒을 느끼고, 안으로는 生冷에 상하며, 가슴과 배가 몹시 답답하며, 눈이 침침해지고, 머리가 아프며, 어깨와 등이 굳어지고, 신체는 나른하며, 열이 올랐다 내렸다 하며, 식욕은 부진한 증상을 고친다. 또한 부인의 生理가 불규칙적이고, 가슴과 배에 당기는 듯한 통증이 있으며, 월경불순, 무월경 등이 있을 경우에 본 처방을 복용하면 좋다」라고 되어 있다.

구 성

16味로 이루어져 있어 복잡한 구성이다. 水毒을 처리하는 二陳湯, 음식의 停滯를 제거하는 平胃散, 驅瘀血 작용이 있는 四物湯(이것에는 지황이 부족하지만), 피의 흐름을 안으로부터 따뜻하게 하는 桂枝湯, 류마티스성의 疼痛을 치료하는 續命湯(이것도 조금 藥味가 부족함), 신경을 진정시키는 半夏厚朴湯 등을 합하여 2~3의 약미를 제하거나 더한 것으로 해석할 수 있다. 약의 수가 적으면 효력이 예리하고, 약의 수가 많으면 부드럽다라는 원칙처럼, 古方의 날카로움은 없지만 方證相對인 경우, 기사회생의 극적인 효과도 있는 것이 보고되고 있다.

목 표

氣血寒食痰의 5가지의 積을 파괴한다는 의미로 五積散이라 명명하고 있듯이 응용의 폭도 매우 넓다. 食積이나 痰積으로 명치가 더부룩한 것은 平胃散, 六君子湯, 二陳湯 등의 方意를 생각하고, 血積은 血의 정체라고 생각하여 四物湯, 寒積은 하복부의 冷痛으로써 桂枝湯, 氣積은 半夏厚朴湯으로 고려한다.

그 복합된 증상은 장기간의 寒冷刺激으로 하반신에 冷 증상을 일으키고, 상반신은 반대로 上氣, 두통 등의 열 증상을 일으킨다. 腰痛, 足의 지각마비, 신경통과 같은 동통, 특히 坐骨神經痛, 疝症候群 등이 그것이다.

K67. 五積散

[成分・分量]

茯苓	2.0
白朮	3.0
陳皮	2.0
半夏	2.0
當歸	2.0
芍藥	1.0
川芎	1.0
厚朴	1.0
白芷	1.0
枳實	1.0
桔梗	1.0
生薑	1.3
桂皮	1.0
麻黃	1.0
大棗	1.0
甘草	1.0
이상 16味	22.3

cut. 500 → 250煎

[效能・效果]

만성으로 진행되어 증상이 심하지 않은 다음의 諸症 : 위장염, 요통, 신경통, 관절통, 월경통, 두통, 冷症, 갱년기장애, 감기

[한마디]

● 淺田方函에 의하면 白朮은 蒼朮로 되어 있다.

津田玄仙(1737~1809)은 「療治經驗筆記」 중에서 ① 허리가 냉해져 아프다. ② 허리로부터 股에 걸쳐 근육이 팽팽하다. ③ 上熱下冷. ④ 하복부가 아프다. 이 4개의 證이 五積散의 正面 證이라고 했다.

응 용

(1) 急性慢性胃腸炎, 위경련, 위산과다증, 위궤양, 십이지장궤양
(2) 腸神經痛, 腰痛, 坐骨神經痛, 류마티스.
(3) 脚氣, 白帶下, 月經痛, 月經不順, 冷症, 打撲傷, 半身不隨, 心臟辨膜證, 디프테리 症, 奔豚症(장관의 경련성으로 아랫배가 아프다가 심하면 위로 뻗치는 병) 등

유의점

◎ 本方은 백출만으로 되어 있지만, 諸書는 백출, 창출 모두를 사용하고 있다. 淺田方函은 蒼朮만으로 되어 있다. 蒼朮方이 좋지 않을까 생각한다.
◎ 附子를 加味한 方이 두드러진 효과를 얻었다. 이것은 桂枝加苓朮附湯合方의 方意가 되는 이유이다. 물론 처방 중에 附子를 넣은 것은 違法이 되므로 市販되고 있는 加工附子의 錠劑를 동시에 복용하면 된다.
◎ 五積散의 腰痛은 허리에 베니어 板과 같은 것이 붙어 있는 것 같다고 細野선생은 표현하고 있다. 반드시 問診 해볼 것.
◎ 지침에서는 枳實로 되어 있지만, 枳殼을 사용하였으면 좋겠다.

문 헌

1. 大塚敬節 · 증후에 의한 치료의 실제 (昭38) P.386
2. 臨床漢方研究會 · 漢方精撰百八方 (昭40) P.164
3. 細野史郎 등 · 漢方治療의 方證吟味 (昭53) P.99, 111, 448, 456, 479, 482, 488, 538, 694
4. 矢數道明 · 五積散의 運用에 대해서. 漢方과 漢藥 (昭11) P.1, 3, 11

K68. 牛車腎氣丸

출 전

宋의 嚴用和의 저서 「濟生方」 4권, 水腫門에 加味腎氣丸으로 나와 있다. 원래는 丸藥이지만, 일반적으로는 煎藥으로 사용한다.

원문은 「신장이 虛하여 허리가 무겁고, 다리가 붓고, 소변을 잘 보지 못하는 것을 치료한다」고 되어 있으며, 갈증이 있고 소변이 많은 八味丸과 달리 소변을 잘 보지 못한다는 점에 주목해야 한다.

구 성

金匱要略의 八味丸에 우슬과 車前子를 加한 것이다. 우슬은 술로 처리하면 肝과 腎을 補하고 습기를 제거한다. 生用하면 驅瘀血作用이 있다. 또한 여러 가지 약의 효과를 아래로 가져가는 작용이 있다고 한다. 車前子도 또한 利水作用이있다. 두가지 중 어느 것이든, 달이면 점액성분이 되므로, 枯燥가 원인인 요통이나 다리의 마비증상은 이 粘性으로 滋潤하는 효과를 볼 수 있다는 소박한

K68. 牛車腎氣丸

[成分 · 分量]

地黃	6.0
山茱萸	3.0
山藥	3.0
澤瀉	3.0
茯苓	3.0
牧丹皮	3.0
桂皮	1.0
牛膝	3.0
車前子	3.0
炮附子	0.5
이상 10味	28.5

cut. 500 → 250煎

생각으로부터 加味가 시작된 것이라 생각된다.

목 표

팔미환의 목표와는 당연히 차이가 있으며, 본 처방은 下肢의 통증, 腰痛, 下肢의 부종 등에 중점을 두고 있다.

大塚敬節 선생은 소변양의 감소나 蛋白尿에 중점을 두고, 젊은 여성에게도 본 처방을 사용하여 扁桃炎 후의 腎炎, 산후의 腎炎에 응용하여 현저한 효과를 보았다고 한다.

응 용

(1) 요통, 하지통, 하지부종

(2) 당뇨병, 만성신염, 하지마비

유의점

◎ 炮附子를 附子와 烏頭에 비교하면, 毒力은 감소되어 있지만, 猛毒인 것에는 변함이 없다. 0.5g이라도 중독되는 경우가 있다. 부작용을 방지하기 위해서는 짙게 달이는 것이 좋다.

◎ 附子의 적응 증상은, 한마디로 말하면 「陰證」이다. 陰證을 확정하는 요소는, 맥이 가라앉아 있고, 느린 것이다. 脈이 共大하지만, 누르면 弱하다. 체형은 가늘고 여위어 있거나, 혹은 반대로 살이 무르고 퉁퉁한 사람, 혀는 젖어있거나 적어도 舌苔는 없는 것 등 많은 것을 점검해야만 한다. 자신이 없으면 사용하지 않는 편이 좋다.

◎ 농후한 煎液이 되므로 위장장애도 일어나기 쉽다. 혹시 胃症狀을 호소하면 休藥하고, 香砂養胃湯이나 四君子湯으로 胃症狀을 가볍게 한 후에 다시 약을 복용한다.

◎ 현대의 한방서는 濟生方과 濟世全書를 혼동하고 있다. 濟生方의 처방으로 저명한 것은 본 처방과 歸脾湯, 거기에 柿蒂湯 정도로, 그 이외에는 대부분 濟世全書의 것이라고 생각해도 좋다.

◎ 마찬가지로 현대의 한방서는 八味丸證과, 牛車八味丸證의 구별이 애매하다. 팔미환은 「물을 1말 마시면 소변도 1말」이라는 식으로 많은 소변을 본다. 牛車는 「소변을 잘 보지 못한다(小便不利)」는 것을 명기해야 한다.

문 헌

1. 嚴用和・重訂嚴氏濟生方(中國・人民衛生出版社影印) (1980년) P. 68

2. 高橋道史・淺田流漢方의 실제 (昭和52) P.90

[効能・効果]
쉽게 피로하고 四肢가 자주 冷하고 尿量減少 또는 多尿로 가끔 口渴이 있는 다음의 諸症 : 下肢痛, 요통, 저림, 노인의 침침한 눈, 가려움, 배뇨곤란, 빈뇨, 부종

[한마디]
●노인의 요통, 특히 남성에게 좋다.

K69. 吳茱萸湯

출 전

傷寒論의 陽明病篇, 少陰病篇, 金匱要略의 嘔吐噦下利病脈證治 제17에 나와 있다.

『곡물을 먹으면 구토하고 싶어지는 것은 병이 陽明位라는 것이다. 吳茱萸湯의 主治이다.』(傷寒論陽明)

K69. 吳茱萸湯

[成分・分量]

吳茱萸	4.0
人蔘	3.0
大棗	3.0
生薑(乾)	2.0
이상 4味	12.0

cut. 500 → 250煎

『구토가 나고 胸滿하는 것은 오수유탕의 主治이다.』(金匱要略・嘔吐)

『소리만 꿱꿱 나올 뿐이거나, 침을 뱉거나, 두통이 있는 자는 오수유탕의 主治이다.』(金匱要略)

『少陰病으로 구토와 설사를 하며, 手足이 끝 부분부터 차가워지고, 手足을 버둥거리며 당장이라도 죽을 것 같은 모습을 보이는 사람은 吳茱萸湯의 主治이다.』(傷寒論・少陰)

구 성

吳茱萸湯은 吳茱萸가 主藥으로 胃의 寒을 따뜻하게 하며, 인삼과 생강이 또한 그 작용을 도와준다. 오수유의 약효성분은 시네프린(synephrine)으로, 이것에는 β-아드레날린(β-adrenaline)과 같은 약리작용이 있다. 시네프린(synephrine)은 원래 혈관수축제로 개발된 합성약품으로서, 오수유에서의 함량은 0.2%정도이므로 생약을 4g 사용하면 8㎎으로 藥理的으로 충분한 분량이 된다.

목 표

吳茱萸에 대해서는 고전적인 약효 성분 에보딘(evodin) 이외에 혈관수축제로서의 시네프린(synephrine)이나 그 약리 작용에 拮抗하는 본체 불명의 신물질이 계속 발견되고 있다. 그 지식을 가지고 있지 않고서는 목표도 이야기할 수 없는데, 앞으로의 漢方界는 藥學的으로 뿐만 아니라, 醫學的으로도 큰 변혁의 장에 서게 될 것이기 때문이다.

吳茱萸湯은 胃가 체한 듯하고, 발이 차며, 逆上症으로 붉은 얼굴을 하고 있는 두통에 효과가 있다 한다. 이러한 안색의 특징은 苓桂味甘湯이나 通脉四逆湯 등에도 볼 수 있듯이, 혈압이 높거나 뇌에 충혈을 일으킬 때의 顔面紅潮와는 다르다. 예를 들어, 瀉心湯의 그것과는 구별하여 대응해야 한다.

젊었을 때, 아름다운 비구니 친구가 있었다. 두통이 있는 사람으로 발작이 일어나면 사리돈(상품명, 아스피린계)이나 세디스(상품명, 아스피린계)로는 억제할 수 없으며, 눈이 충혈되고 內科書에 閃輝暗点으로 표현되어 있는 것과 같이 눈에 별이 번쩍하며, 담즙까지 토하며, 7~8번 기절했다.

이 사람에게 구토와 두통을 목표로 五苓散을 투여했지만 조금도 효과가 없었다. 발작이 없을 때는 이렇다할 증상이 없는 자이기에 신참내기였던 당시에는 바로 吳茱萸湯의 적응證이라고는 생각하지 못했다. 그러던 중 담소하던 중에 발작이 일어났다. 이 사람은 평소에는 혈색이 좋았지만, 마치 온 얼굴에 붉은 빛을 칠했다는 표현은 이것이 아닐까 라고 생각될 정도로 안면이 붉어지고, 눈에 핏발이 서고, 涎沫을 토하며, 손은 얼음장처럼 차고, 그야말로 出典 그대로의 증상이었다.

오수유탕의 엑기스 과립을 열탕에 용해시켜 진행시켰는데, 마침내 潮水가 빠지는 것과 같이 발작은 가라앉았다. 그 후 발작이 없을 때에도 본방을 계속해서 복용하여 발작은 이윽고 뜸해지게 되었다.

혈관을 수축시키고 혈압을 상승시킨다는 것까지는 우리들은 알지 못하지만, 이 경우 머리가 뜨겁더라도 결코 차가워지지 않는다는 점에서 확실히 眞寒假熱이라는 생각이 들었다.

[効能・効果]
명치가 膨滿하고 手足이 冷한 자의 다음의 諸症 : 두통, 두통에 동반하는 구역질, 딸꾹질

[한마디]

- 顔面 紅潮가 있을 때는 苓桂味甘, 通脉四逆, 瀉心湯, 吳茱萸湯이라고 먼저 생각해 본다.
- 구역질과 두통을 주로 호소하면 本方, 술에 취한 듯이 빨갛게 上氣하고 머리가 멍한 것이 主訴라면 苓桂味甘, 下痢가 심하고 手足冷이 있고 惡寒하지않는 것은 通脉四逆, 便秘實熱이라면 瀉心湯으로 구별한다.

응 용

(1) 胃炎, 胃下垂, 胃擴張, 幽門狹窄, 胃酸過多症, 胃潰瘍, 十二指腸潰瘍, 蛔虫, 流行性黃疸, 急性肝炎, 惡阻, 宿醉 등으로 구토를 하고 心下部가 심하게 빼근하거나 아프며 대체로 貧血이나 冷症이 있는 자
(2) 急性腸炎으로 심한 설사나 구토, 또는 두통으로 몸이 차가워지는 자
(3) 胃酸過多症으로 발이 냉하고, 명치 언저리가 쓰리고 아프며, 心下部가 고통스러운 자
(4) 胃液分泌過多症, 蛔虫, 소아가 군침을 뱉는 경우 등 타액이나 위액이 다량 입에서 나오는 자
(5) 딸국질을 하고 冷症이 있으며, 가슴이 막히고 땅기는 자
(6) 감기, 편두통, 약물중독, 尿毒症, 子癎, 경련(특히 어린이의 경풍), 虛脫, 昏倒(기절), 뇌종양, 중추신경질환, 혹은 胃病 또는 부인병 등으로 두통이 격심하고, 구토, 煩躁, 眩暈, 식욕부진, 식은땀(冷汗), 胸心下苦悶, 발이 냉하거나 현기증 등이 있는 자
(7) 목, 등, 心下部가 심하게 긴장되어 있거나 차가워진 자

유의점

◎ 구토가 주된 현상이며, 두통이 수반되는 경우에도 사용한다. 보통은 토하고 나면 시원해지지만, 吳茱萸湯의 경우, 토한 후 점차 가슴이 고통스러워 진다. 전혀 두통이 없는 경우도 있는데, 이 경우에는 惡心은 강하게 나타나지만 吐物은 적다.

◎ 한꺼번에 복용하면 바로 토해 버리는 경우가 있다. 홟듯이 극히 소량씩 마시면 진정된다. 진정되면 구토는 멎는다.

문 헌

1. 龍野一雄・新撰類聚方(昭和34) P.383
2. 大塚敬節・症候에 의한 漢方治療의 實際(昭和38) P.1, 228, 282
3. 長倉音藏・漢方雜話(昭和54) P.51
4. 三川潮・漢藥中 生物活性物質인 스크리닝(screening)에 대해서(漢方 다이제스트 No.10, 1979 夏号) P.3

K70. 五物解毒散

출 전

일본의 經驗方으로, 일본의 대표적 민간약 중의 하나인 魚腥草(蕺菜・十藥)를 主藥으로 하고 여기에 荊芥를 첨가한 것이다.

구 성

十藥, 천궁, 대황, 金銀花, 荊芥의 5味로 이루어진 간단한 처방이다. 十藥(辛微溫)은 소염, 이뇨, 해독 효과가 있으며, 癰疔, 瘡腫, 痔瘡의 독을 푸는데 이용되고 있다. 臭氣의 주성분으로 되는 데카노일아세트알데하이드(decanoyl acetaldehyde)의 항균・항 곰팡이 작용이나, 葉에 포함되어 있는 쿠에르시트린

K70. 五物解毒散

[成分・分量]

川芎	5.0
十藥	2.0
荊芥	1.5
大黃	1.0
金銀花	2.0
이상 5味	11.5

cut. 500 → 250煎

[効能・効果]

가려움, 습진

(quercitrin)의 이뇨작용은 상당히 강한 것이다.

金銀花는 抗菌力이 강하며, 解熱, 解毒劑로서 중국에서는 감기, 인후염, 충수염 등에도 이용되고 있으며, 그 중 한 성분인 클로로젠산(chlorogen acid)은 가벼운 중추신경흥분 작용을 나타내고, 胃液分泌를 자극한다고 보고되고 있다.

천궁은 氣血을 잘 순환시켜 血을 보충하고, 荊芥는 風寒을 발산하고, 血脈을 통해 瘡毒을 푼다. 大黃은 邪熱을 식혀 모든 독을 排泄한다.

[한마디]
方中의 川芎·大黃은 芎黃散(應鐘散)이라고 생각한다.

목 표

본 처방은 주로 黴瘡(癥毒, 濕毒, 結毒, 便毒, 下疳, 楊梅瘡 등, 부위나 시기, 시대 별로 여러 가지 호칭이 있으며, 현재의 매독과 性病, 악성피부병도 포함함)의 해독제로서 비교적 완화된 처방의 하나이다.

古代에 그다지 나타나지 않았던 性病이나 전염병은, 중국에서는 금나라나 원나라 시대부터, 일본에서는 室町시대부터 널리 퍼지기 시작했고, 이것에 대처하는 치료법, 처방이 창작되어 明代에 와서 수은화합물에 의한 驅梅劑가 발달하여, 그 중독을 해독하였다.

본 처방은 梅毒뿐만 아니라, 화농성피부병, 소양성 피부병으로 일단 表熱이 사라진 경우, 독이 제거되지 않은 경우, 즉 겉보다 속으로 열이 옮겨 붉은색에서 검붉은색으로 변한 경우를 목표로 한다.

응 용

(1) 선천성 매독 체질 개선.
(2) 肛門膿瘍, 瘰癧, 痔核

유의점

◎ 十藥은 緩下와 지혈효과가 있으므로, 乙字湯에 첨가하여 사용한다고 大塚선생은 기술했다.

문 헌

1. 有持桂里·稿本方輿輗(燎原書房刊) (昭和48) 6卷13表, 17卷35裏
2. 大塚敬節·漢方治療의 實際 (昭和38) P.389

K71. 五淋散

출 전

대부분의 책에는 출전을 和劑局方으로 하고 있지만, 局方의 五淋散은 黃芩이 들어 있지 않은 5味이다. 명나라의 龔廷賢이 저술한 萬病回春의 五淋散은 黃芩이 들어간 6味이므로, 여기서는 「萬病回春」의 淋症門을 출전으로 했다. 回春에 의하면 "肺氣가 부족하여 膀胱에 열이 생기고, 尿道에 염증을 일으키며, 소변이 淋瀝해서 잘 나오지 않게 된다. 소변은 豆乳 같거나, 모래가 들어 있거나, 차갑게 굳어진 기름 같거나, 혹은 뜨거운 血尿이거나 하며, 이러한 모든 증상에 효과가 있다."고 되어 있다. 局方의 처방은 肺氣가 腎氣, 尿血이 便血로 되어 있지만, 그것 이외에는 동일한 문구로 되어 있다.

K71. 五淋散

[成分·分量]

茯苓	5.0
當歸	3.0
黃芩	3.0
甘草	2.0
芍藥	2.0
山梔子	2.0
이상 6味	17.0

cut. 500 → 250 煎

[効能·効果]

頻尿, 排尿痛, 殘尿感

구 성

黃芩, 山梔子는 소염작용이 강하며, 茯苓의 利水작용과 함께 요로의 염증을 치료하여 소변이 잘 나오게 한다. 작약과 감초는 芍藥甘草湯으로 鎭痛鎭痙작용 및 근육을 완화시키는 작용이 있으며, 當歸도 또한 鎭痛和血 작용의 기능이 있다. "그다지 효과가 없을 것 같은 평범한 약만 들어 있지만 효과는 탁월하다."는 것이 方輿輗(有持桂里)의 말이다.

목 표

병의 證이나 체질의 陰陽虛實에 관계없이, 배뇨 시의 요도에 통증이 있는 요도염이나 방광염에 사용할 수 있다.

여름이 되어 땀이 많이 나게 되면, 소변 양이 감소하고, 농축된 소변으로 인하여 배뇨 시의 통증이나 殘尿感이 생길 수 있다. 이것은 부인의 경우에 많으며, 關西지방에서는 消渴이라고 한다. 이 경우 항생물질 등으로는 잠시 호전된 것 같이 보이다가 다시 증상이 나타나는 경우가 많다. 이러한 경우에 五淋散은 현저한 효과를 볼 수 있다.

衆方規矩의 去加方에 生地黃, 澤瀉, 木通, 滑石, 車前子를 첨가하는 방법이 기술되어 있지만, 이것도 萬病回春의 方後의 것으로, 龍膽瀉肝湯에 가까운 것이다. 원처방보다 상당히 효과가 있는 듯하다. 다만 지황은 여러 가지 부작용을 일으키는 경우가 있으므로, 혈뇨증상을 나타낼 때 이외에는 제거하는 편이 좋다.

응 용

(1) 요도염, 방광염, 頻尿, 尿道痛, 殘尿感
(2) 虫垂炎, 卵管炎, 卵管周圍炎

유의점

◎ 衆方規矩의 去加方의 「加生地黃澤瀉木通滑石車前子」는 나중에 龍膽을 넣으면 薛己의 龍膽瀉肝湯이 된다. 별첨하여 판매하면 안심할 수 있다. 이것과 날리딕스산(nalidixic acid)과의 병용은 약국에 오는 尿路疾患者의 대부분이 만족할 만한 결과를 얻을 수 있다.

◎ 大腸菌感染일 경우 항생물질 등으로 여러 증상이 사라진 후에도, 鏡檢하여 보면 아직 균이 남아 있는 경우가 있다고 한다. 본 처방을 병용하면 급속하게 균이 제거된다.

문 헌

1. 細野史郎 등 · 漢方治療方證吟味 (昭和53) P.336
2. 大塚敬節 · 症候에 의한 漢方治療의 실제 (昭和38) P.444

K72. 五苓散料

출 전

傷寒論 太陽中篇, 金匱要略消渴, 金匱要略痰飮을 출전으로 한 五苓散을 湯液으로 한 것이다.

K72. 五苓散料

[成分 · 分量]

猪苓	3.0
茯苓	4.0
澤瀉	4.0
桂皮	2.5
白朮	3.0
이상 5味	16.5

cut. 500 → 250煎

구 성

원래 散劑이지만, 예전부터 여러 가지 去加方이 있으며, 湯液으로서 사용되고 있다.

목 표

1. 땀이 많이 나고, 목이 마르며, 소변이 잘 나오지 않는다.
2. 열이 있을 때는 땀이 나오지 않으며, 물을 마시면 곧 토해 버린다.
3. 吐瀉하고 목이 마르며, 소변 양이 적고, 體痛이 있다.
4. 가슴이 두근거리며 숨이 차고, 목이 마르며, 소변 양이 감소되거나 혹은 浮腫이 있는 자.

응 용

(1) 감기, 유행성 독감, 급성 장 카타르, 소화불량, 콜레라, 콜레라형 토사, 乳兒吐乳 등으로 열이 나며, 설사, 구토, 煩渴증상이 있으며, 소변 양이 감소한 자

(2) 위확장, 위 무력증, 위하수, 留飮症, 위액분비과다증, 유문협착 등으로 口渴, 구토, 胃部振水音, 心下部가 막혀 소변을 잘 보지 못하는 자

(3) 당뇨병으로 가슴이 답답하고 목이 마르며, 소변을 잘 보지 못하는 자

(4) 腎炎, 네프로제(Nephrose), 방광염, 요독증, 尿閉, 心不全 등으로 浮腫이 생기거나, 소변을 잘 보지 못하거나, 가슴이 답답하고 목이 마르거나, 혹은 발열, 두통, 腦症을 수반하는 자

(5) 癎疾, 메니엘씨 증후군(Meniere氏 증후군), 일사병, 뇌수종 등으로, 현기증, 昏倒, 煩渴, 小便不利, 腹動, 입에서 거품이 나는 등의 증상이 있는 자

(6) 야뇨증으로 煩渴 증상이 있는 자.

(7) 결막염, 점막프릭텐(粘膜 phlyctaena), 각막궤양, 斜視, 綠內障 등의 눈병으로 羞明, 充血, 閃視, 飛蚊症 등이 있으며, 가슴이 답답하고 목이 마른 증상이 있거나, 소변을 잘 보지 못하는 자

(8) 대머리(禿頭)나 탈모로서, 항문 또는 음부에 창(瘡)이 생긴 자(金匱要略·狐惑·脉經)

(9) 수포성 피부병, 소아 스트로플루스(strophulus : 두드러기 비슷한 아이들의 피부 질환), 掌蹠膿疱症, 汗疱狀白癬, 제2도 화상 등으로, 煩渴 혹은 小便不利 증상이 있는 자

(10) 陰囊水腫, 陰核腫大, 헤르니아 등에 사용한 예가 있다.

(11) 두통, 편두통, 삼차신경통으로서 心下緊張, 壓痛, 振水音 혹은 갈증이 있는 자

(12) 배멀미, 숙취로 인한 갈증, 구토, 小便不利, 胃部가 막히고, 振水音 등이 있는 자

(13) 여름을 타서 땀이 나고, 몸이 무거우며, 소변을 잘 보지 못하는 자

유의점

◎ 물을 마시자마자 토하는 자는, 湯液인 五苓散을 복용해도 역시 토해버린다. 이러한 경우에는 散劑를 미음으로 복용하는 것이 좋다.

[한마디]

● 口渴과 尿利減少가 있으면 먼저 五苓散이라고 생각하면 좋다.

K72-①. 五苓散

출 전

"脈이 뜨고, 소변을 잘 보지 못하며, 미열로 인해 목이 마른 자는 소변을 나오게 하고, 땀을 내게 해야 한다. 五苓散의 主治이다." (金匱要略 · 消渴)

"急性熱性病의 초기에 땀을 낸 후에 많은 땀이 나왔으므로, 胃中이 답답하고 목이 말라 잠들 수 없는 상태가 되었다. 이 경우 물을 마시고 싶어 하는 자에게는 조금 물을 주면 胃氣가 완화되어 좋아진다. 혹시 이때 脈이 뜨고, 소변을 잘 보지 못하거나, 미열이 있고, 목이 마르면 五苓散의 主治이다." (傷寒論. 太陽中篇). "갈증이 나서 물을 마시고, 물을 마시면 토해 버리는 것을 水逆이라 한다. 五苓散의 主治이다." (金匱要略 · 痰飮)

"마른 사람으로 배꼽 밑에 動悸가 있고, 涎沫을 토하고, 두통이나 현기증을 호소하는 것은 水毒이다. 오령산의 주치이다." (金匱要略 · 痰飮)

구 성

猪苓散(金)에 택사, 계지를 추가한 것으로, 五物猪苓散이라 불려지게 되었다. 桂枝를 제외한 4味는 모두 利水劑로 정체되어 있는 물을 제거한다. 계지는 경락을 따뜻하게 통하게 하여 化氣行水의 기능을 높이며, 利水를 순조롭게 한다고 한다.

五苓散은 煎藥으로 하는 경우도 있지만, 원래는 분말 그대로 사용되는 것이다.

목 표

갈증과 소변양의 감소가 필수적인 조건이며, 表의 邪熱에서 오는 두통을 수반하는 경우도 있다. 또한 갈증 때문에 물을 마시면 곧 토해 버리고, 다시 물을 마시면 바로 물을 토해 버린다고 하는 증상을 水逆이라 한다. 이 경우 소변양의 감소 증상이 있으면 어떠한 병이라도 五苓散을 사용한다.

열이 있는 경우에는 脈은 浮數으로, 땀은 나오지 않는다.

漢方에서는 구토를 두가지로 나누어 생각하는데, 嘔는 소리(聲)가 主가 되며, 吐物은 나오지 않거나 적다. 吐는 소리(聲)는 적으며, 吐物은 많다. 오령산이 사용되는 구토는 후자인 吐의 처방이며, 술을 지나치게 마셨을 때에 토하는 상태를 상기하면 된다.

또한 소변 양이 감소되거나 갈증을 느낄 정도는 아니지만 수포성피부병, 예를 들어 掌蹠膿疱症이나 소아 스트로플루스(strophulus : 두드러기 비슷한 아이들의 피부 질환)에 사용하는 경우가 있다. 이것은 傷寒論의 太陽下篇에 「肉上粟起」라고 되어 있는 것을 轉用하고 있는 것이다.

또한 소변 양의 감소 증상을 수반한 水瀉性 설사에 사용하는 경우가 많다. 이 경우에도 口渴 증상이 있다.

응 용

(1) 감기, 유행성 독감, 급성 장 카타르(catarre), 消化不良, 콜레라, 콜레라성 토사, 乳兒吐乳 등으로 發熱, 설사(下利), 구토, 煩渴, 소변 양 감소 증상

K72-①. 五苓散

[成分 · 分量]

豬苓, 細末	1.1
茯苓末	1.1
澤瀉末	1.9
桂皮末	0.8
白朮末	1.1
이상 5味	6.0

혼합, 分 3
1일 3회 食前

[効能 · 効果]

尿量이 감소하고 口渴, 현기증, 두통, 浮腫등을 동반하는 자, 위염, 네프로제의 浮腫

[한마디]

● 淺田方函에서는 白朮이 아니고 蒼朮이다. 따라서 胃苓湯, 茵蔯五苓散 등은 모두 蒼朮로 되어 있다.

이 있는 자
(2) 胃擴張, 위무력, 胃下垂, 留飮症, 위액분비과다증, 유문협착 등으로 口渴, 口吐, 胃部振水音, 心下部가 막혀 소변을 잘 보지 못하는 자
(3) 당뇨병으로 인한 煩渴 증상이 있거나 소변을 잘 보지 못하는 자
(4) 腎炎, 네프로제(Nephrose), 膀胱炎, 尿毒症, 尿閉, 心不全 등으로 浮腫, 小便不利, 煩渴 혹은 發熱, 頭痛, 腦症을 수반하는 자
(5) 간질, 메니엘씨증후군(Meniere氏증후군), 일사병, 뇌수종 등으로 현기증, 昏倒, 煩渴, 小便不利, 腹動, 입에서 거품이 나는 등의 증상이 있는 자
(6) 夜尿症으로 번갈 증상이 있는 자
(7) 結膜炎, 결막 플릭텐(phlyctaena), 각막궤양, 斜視, 綠內障 등의 눈병으로 羞明, 충혈, 閃視, 飛蚊症 등이 있으며, 가슴이 답답하고 목이 마른 증상이 있거나, 소변을 잘 보지 못하는 자
(8) 대머리(禿頭)나 탈모로서 항문 또는 음부에 瘡이 생긴 자 (金匱要略·狐惑·脈經)
(9) 수포성 피부병, 소아 스트로플루스, 掌蹠膿疱症, 汗疱狀白癬, 제2도 화상 등으로 번갈 혹은 소변불리 증상이 있는 자
(10) 陰囊水腫, 陰核腫大, 헤르니아(hernia) 등에 사용한 예가 있다.
(11) 頭痛, 偏頭痛, 三叉神經痛으로서 心下緊張, 壓痛, 振水音 혹은 갈증이 있는 자
(12) 배멀미, 숙취로 인한 口渴, 嘔吐, 小便不利, 胃部가 막히고 振水音 등이 있는 자
(13) 여름을 타서 땀이 나고, 몸이 무거우며, 소변을 잘 보지 못하는 자

유의점

◎ 五苓散의 분말은 미음에 섞어 복용하도록 되어 있다. 이유식의 「미음의 素」 분말로도 좋으므로 별첨한다.
◎ 음주 후 마셔두면 숙취를 예방할 수 있다. 이 경우에는 물도 좋다.
◎ 유아의 吐乳는 일반적인 의료행위에서는 방관하고 있거나, 혹은 点滴 등의 복잡한 치료를 한다. 기저귀가 젖은 상태를 보고 소변을 잘 보지 못하는 증상을 확인하면 五苓散으로 간단히 해결한다.

문 헌

1. 龍野一雄·新撰類聚方 (昭和34) P.261

K73. 柴陷湯

출 전

傷寒論의 小柴胡湯과 傷寒論의 小陷胸湯의 合方이다.

구 성

小陷胸湯은 括蔞實, 半夏, 黃連의 3味로 구성되어 있다. 따라서, 小柴胡湯 중 半夏는 중복되기 때문에, 合方의 처방은 小柴胡湯加黃連, 括蔞實이 된다.

K73. 柴陷湯

[成分·分量]

柴胡	7.0
半夏	5.0
黃芩	3.0
大棗	3.0
人蔘	3.0
甘草	2.0
生薑(乾)	1.0
黃連	1.5
括蔞仁	3.0
이상 9味	28.5

cut. 500 → 250煎

목 표

늑막염이나 기관지염, 폐렴 등으로 가슴에 통증이 있는 자에게 사용한다. 일반적으로, 소시호탕만으로도 좋지만, 合方하면 消炎鎭靜 효과가 증가한다.

목표는 기침했을 때나 심호흡할 때 순간적인 통증이 있어 기침이나 심호흡을 할 수 없는 경우이다. 기관지염인 경우라도 기침을 하면 배가 울리거나 가슴에서 등까지 통증이 나타날 경우가 있다.

淺田宗伯은 方函口訣 중에서 「胸中에서 心下까지 아픈 사람은 柴陷湯, 胸中이 포만하여 아프거나, 肺癰이 되려고 하는 자는 柴胡枳桔湯, 양쪽 옆구리까지 찌르는 듯한 통증으로 심한 기침을 하는 자는 柴梗半夏湯」이라고 3종의 結胸을 해설하고 있다.

응 용

(1) 감기, 독감, 기관지염, 늑막염, 膿胸, 천식, 폐렴 등으로 기침과 점액질의 痰이 있거나, 혹은 가슴에 통증이 있거나, 혹은 기침을 할 때 가슴이나 心下로 퍼져 아프고 心下에 壓痛이 있는 자

(2) 肋間神經痛 등의 가슴 통증으로 心下도 딱딱하게 굳어진 자

(3) 어깨 결림, 龜背(어린아이의 등뼈가 거북의 등과 같이 굽어져 펴지 못하는 병), 龜胸으로 心下가 딱딱하게 굳어진 자

유의점

◎ 淺田流에서는 肋膜炎이라고 확인되면, 우선 이 처방을 사용한다. 항상 桔梗을 넣고 있다. 길경은 기침을 진정시키고 痰을 제거하는 작용뿐만 아니라 消炎 효과도 있다.

◎ 發熱하거나 열을 내리기 어려울 경우에는 鼈甲을 넣으며, 咳痰이나 盜汗이 있으면 竹茹, 黃耆를 가미한다. 어느 것이든 합법적으로 하기 위해서는 別添해야 한다.

◎ 括蔞實은 括蔞仁을 사용하고 있다. 입수가 가능하다면 모두 全果實인 括蔞實을 사용해야 된다.

문 헌

1. 龍野一雄・新操類聚方 (昭和4) P.153
2. 淺田宗伯・勿誤藥室方函口訣 (明11) 下卷30丁

[効能・効果]
기침, 기침에 의한 胸痛
●合方 이전의 小陷胸湯이 깔끔하다.
●生薑은 묵은 생강 3.0g을 사용하고 싶다.
●炙甘草를 사용한다.

K74. 柴胡加龍骨牡蠣湯

출 전

傷寒論의 태양병 중편에 「傷寒에 걸려 8~9일정도 지났을 때, 下劑를 복용하자 가슴이 팽팽해지고, 소변 양이 감소하며, 헛소리를 하고, 전신이 무겁게 느껴져 몸을 움직일 수 없게 되었다. 이 경우 柴胡加龍骨牡蠣湯으로 치료한다」고 되어 있다.

宋板 傷寒論에는 鉛丹과 黃芩이 들어 있다. 成無已의 註解傷寒論에는 黃芩이 없다.

K74. 柴胡加龍骨牡蠣湯

[成分・分量]

柴胡	5.0
半夏	4.0
茯苓	3.0
桂皮	3.0
大棗	2.5
人蔘	2.5
龍骨	2.5
牡蠣	2.5
生薑(乾)	0.5
大黃	1.0
이상 10味	26.5

cut. 500 → 250煎

구 성

胸腹部와 肝膽部의 鬱熱을 鎭靜解熱하는 柴胡와 신경을 진정시키는 작용이 있는 龍骨, 牡蠣, 茯苓이 主藥이다.

古方으로는 드물게 多味의 처방으로, 底本에 따라서 藥味가 일정치 않다. 宋本에는 黃芩을 첨가하고 있는데, 이 처방이 목적에 맞는다고 생각한다. 鉛丹은 古方에서는 이 처방 이외에는 사용되지 않는다. 이것은 飴라는 글자를 잘못 필사한 것이라는 說이 나와 있을 정도로, 通常 일부의 사람 이외에는 연단을 제거한 후 사용하고 있다.

목 표

체격이 좋고 체력이 있는 사람에게 이러한 證이 많다. 흉복부에 胸脇苦滿이 있고, 배꼽 주변에 動悸가 심하며, 여러 가지 정신신경 증상이 있다.

소아의 경풍(경련) 및 어른의 癎疾 증상에도 본 처방이 적용되지만, 일반적으로는 心悸亢進, 정신불안, 불면, 逆上, 현기증, 신경과민, 쉽게 피로해짐, 정신집중곤란, 기억력 및 記憶減退로 인한 우울증 호소, 사물에 대한 흥미 상실, 우울감, 소리에 민감한 증상 등의 정신 증상을 목표로 한다.

응 용

(1) 신경쇠약, 노이로제, 히스테리, 갱년기장애, 血道症, 精神分裂症, 간질, 腦症, 譫妄(헛소리), 液啼(갓난애가 밤에 우는 증상), 四十肩, 陰萎, 불면증, 耳鳴, 眩暈, 日射病, 화상에 의한 煩躁 등으로 煩驚, 不眠, 動悸, 興奮 등 각종 자극 증상을 나타내며, 腹動, 便秘, 胸脇苦滿, 寒熱 등이 있는 자

(2) 바세도우씨병, 脚氣 등으로 動悸, 腹動, 便秘 증상이 있는 자

(3) 心臟辨膜症, 心悸亢進症, 심장천식, 협심증, 心筋障碍 등으로 체력이 있고, 가슴에 통증이 있으며, 動悸, 腹動, 便秘, 혹은 浮腫이 있으며, 소변을 잘 보지 못하는 자

(4) 動脈硬化症, 高血壓症, 腦出血 등으로, 체력이 있으며, 動悸, 腹動, 현기증, 어깨 결림, 불면, 변비, 부종, 마비 등의 증상이 있는 자

유의점

◎ 心氣不定에 사용하는 瀉心湯(三黃散)과 合方한다는 의미에서 黃芩 3.0, 黃連 1.0을 가미하는 경우가 많다. 또한 그 위에 釣藤 3.0을 가미하는 경우도 있다. 말할 필요도 없이 別包別添해야 한다.

문 헌

1. 西岡一夫・明解漢方處方 (昭和41) P.71
2. 龍野一雄・新撰類聚方 (昭和34) P.142
3. 臨床漢方硏究會・漢方精選百八方 (昭和40) P.202

K74-①. 柴胡加龍骨牡蠣湯(黃芩)

출전・구성

傷寒論의 傳本은 몇 개 있지만 미묘한 記載의 차이가 있다. 이 柴胡加龍骨牡

蠣湯의 처방도 그 하나이다.

가장 널리 유포되어 있는 텍스트는 宋本이라고 하는 宋版傷寒論과 成本이라고 하는 成無己의 註解傷寒論으로, 이 宋本의 처방은 黃芩과 鉛丹이 들어 있고, 成本에는 없다.

鉛丹은 지금은 사용하는 사람이 없지만, 黃芩은 사용하는 사람도 있고 사용하지 않는 사람도 있다. 원래 사용해야 되는 것이 아닐까 생각한다.

K75. 柴胡桂枝乾薑湯

출 전

傷寒論의 태양 하편에「傷寒에 걸려 5~6일이 경과하여, 이미 땀이 나고 설사를 하며, 그 결과 옆구리가 땅기는 느낌이 있으며, 소변 양이 감소하고, 목이 마르게 되었다. 그러나 구토는 하지 않았다. 다만 머리에만 땀이 나고 惡寒과 發熱이 교대로 일어나 心煩한다. 이러한 경우에는 柴胡桂枝乾薑湯으로 主治한다.」라고 되어 있다.

구 성

小柴胡湯의 半夏가 括蔞根으로, 生薑이 乾薑으로, 大棗가 牡蠣로 바뀌었고, 또한 인삼이 桂枝 대신 들어간 것으로 해석할 수 있다. 즉 半夏의 利水가 아니라 止渴潤燥의 括蔞根으로 하고, 大棗의 진정작용을 모려로서 강화하고, 생강의 利水가 아니라 乾薑의 溫中으로 한 것이다.

목 표

柴胡加龍骨牡蠣湯과 대, 소의 관계에 있다고 생각하면 된다. 시호가용골모려탕은 체력이 있는 사람에게 적용하는 것에 반하여, 본 처방은 외견상으로 지쳐 있다고 생각되는 사람에게 적합하다.

신경질적이고 복부에 動悸가 있으며, 心悸亢進하여 불면증이 있거나 소변 양이 감소하는 증상은 柴胡加龍骨牡蠣湯과 동일하지만, 본 처방의 경우에는 頭汗이 심하거나 또는 盜汗이 있고, 갈증이 나고, 구토를 하지 않는 것이 특징이다.

이러한 증상이 있으면, 모든 병에 사용하여도 좋다고 하겠다. 실제로 최근에는 여러 병원이나 의원에서 치료를 받아도 낫지 않았다고 하면서 漢方에 의지해 오는 사람의 대부분은 출전과 같이 誤發汗, 誤下를 반복하고 있기 때문에 이른바 壞病이 되어 있다. 이러한 경우, 지쳐 있는 상태라면 우선 본 처방을 생각하면 좋다.

응 용

(1) 감기, 독감, 말라리아, 抗生物質劑 使用한 이후, 혹은 열이 높거나, 寒熱을 반복하거나, 口渴, 식욕감퇴, 脇下微結하는 자

(2) 肺炎, 肺結核, 肋膜炎 등으로 發熱, 瘰癧(경부임파선의 종기), 피부건조의 경향, 盜汗, 기침, 담 혹은 객혈, 구갈, 腹動, 脇下微結, 혹은 가슴에 통증이 있는 자

(3) 氣管支喘息, 기관지 확장증 등으로, 가슴이 괴롭고 기침, 痰 혹은 口渴,

K74-①. 柴胡加龍骨牡蠣湯 (黃芩)

[成分・分量]

柴胡	5.0
半夏	4.0
茯苓	3.0
桂皮	3.0
黃芩	2.5
大棗	2.5
人蔘	2.5
龍骨	2.5
牡蠣	2.5
生薑	0.5
大黃	1.0
이상 11味	29.0

[効能・効果]
정신불안이 있고 動悸, 불면 등을 동반하는 다음의 諸症 : 고혈압의 수반증상(動悸, 불안, 불면) 신경증, 갱년기신경증, 소아가 한밤중에 우는 증상

[한마디]
● 배꼽 옆의 두근거림은 本方이나 柴桂薑
● 생강은 묵은 생강 3.0g을 사용하고 싶다.

K75. 柴胡桂枝乾薑湯

[成分・分量]

柴胡	6.0
桂皮	3.0
括蔞根	4.0
黃芩	3.0
牡蠣	3.0
乾薑	2.0
甘草	2.0
이상 7味	23.0

cut. 500 → 250煎

[効能・効果]
체력이 약하고 冷症, 빈혈경향이 있고 動悸, 숨참이 있고, 신경이 과민한 자의 다음의 諸症 : 갱년기장애, 血道症, 불면증, 신경증

[한마디]
● 柴桂薑, 括芩牡甘으로 외운다.

頭汗, 腹動 증상이 있는 자

(4) 위산과다증, 위궤양, 위하수, 위액분비과다증, 담석증, 간염, 담낭염, 黃疸, 간기능장애, 橫膈膜下膿瘍, 結核性腹膜炎 등으로, 心下部에 疼痛이 있거나 괴로운 느낌이 들며, 口渴, 唇乾, 腹動, 혹은, 嘈雜 振水音 또는 신경증상이 있거나, 소변을 잘 보지 못하는 등의 증상을 수반하는 자

(5) 腎炎, 네프로제(Nephrose), 腎盂炎 등으로, 혹은 弛張熱 혹은 無熱로, 구갈, 소변불리, 脇下壓重感 또는 腹動 또는 浮腫 증상이 있는 자

(6) 糖尿病, 脚氣, 바세도우씨병(Basedow disease) 등으로 口渴, 動悸, 신경증상이 있는 자

(7) 노이로제, 신경쇠약, 血道症, 精神分裂症, 自律神經不安定症, 四十肩, 두통, 어깨 결림, 眩暈, 盜汗, 말더듬이 등으로, 초조하고 신경이 예민하며, 不安, 煩驚, 不眠 등이 있으며, 上逆, 頭重, 頭痛 및 관자놀이에 핏대가 서거나, 口渴, 입술건조, 動悸, 식욕부진, 腹動, 足冷 등의 증상이 있는 자

(8) 瘰癧, 임파선염, 이하선염, 중이염, 축농증 등으로, 發熱 혹은 無熱, 혹은 腫痛, 口渴, 食慾不振, 혹은 腹動, 脇下微結 하는 자

(9) 蕁麻疹, 頭部濕疹, 紫斑病, 皮膚炎, 帶狀疱疹 등으로 口渴, 上逆, 脇下重壓感 혹은 腹動, 足冷한 자

(10) 눈병이나 齒槽膿漏에 사용한 예가 있다.

유의점

◎ 龍骨이나 牡蠣가 배합되어 있는 처방은 腹動을 치료하는 효과가 크다고 한다. 이 腹動을 확인하기 위해서는 원래 腹診에 의해야 하는데, 이것은 의사의 진찰 행위에 속한다. 그러나 이 腹動은 환자 자신도 촉각으로 느낄 수 있는 것으로, 때론 취침 시에 만지지 않더라도 그 위치에서 脈動을 느낀다고 호소하는 경우도 있다. 그 위치란 배꼽에서 비스듬하게 왼쪽으로 약 3cm 떨어 진 부분이다.

◎ 그 위치에 腹動이 있고, 상충하여, 오른쪽 등의 膏肓部로 응어리진 것을 옛날에는 痃癖이라 했다. 흔히 「켄비키」(목에서 어깨에 걸쳐 근육이 당기는 증세)라고 하는 것이 그것으로, 본 처방의 적응증이다. 또한 작약 3.0, 鼈甲 3.0을 첨가하여 「薑桂芍鼈」이라 칭하여 淺田流는 상용하고 있다.

◎ 心不全으로 心悸亢進, 下肢浮腫, 호흡 곤란이 있는 증상이다. 가벼운 경우에는 본 처방에 吳茱萸 2.0, 茯苓 3.0을 별첨하여 동일하게 달이면, 의외로 효과를 볼 수 있다.

문 헌

1. 龍野一雄・新撰類聚方 (昭和41) P.134
2. 淺田宗伯・勿誤藥室方函口訣 (明11) 下卷24丁

K76. 柴胡桂技湯

출 전

상한론 太陽 下篇에 "傷寒에 걸려 6~7일이 지나서, 열은 나지만 오한은 심

하지 않으며, 뼈의 마디마디가 아프고, 약간의 구토 증상이 있으며, 명치가 막혀서 더부룩하게 된다. 그러나 두통이나 오한이라고 하는 소위 外症은 아직 남아 있다. 이 시점에서 柴胡桂枝湯을 사용해야 된다."라고 되어 있다.

金匱要略 4권의 腹滿寒疝宿食脈證 第10에 「돌발성의 心下部 복통에는 柴胡桂枝湯을 사용해야 된다」고 되어 있다.

구 성

小柴胡湯과 桂枝湯을 합방한 것이다. 계지탕의 온화한 發表와 小柴胡湯의 抗炎症 작용을 겸비하고 있는 것이지만, 단순히 그 복합된 작용뿐만 아니라 완전히 새로운 적응 증상이 나타나게 된다.

예를 들어 小柴胡湯의 목적을 癎疾로 하고, 桂枝湯의 목적을 上衝이라고 생각하면, 흥분성의 신경 증상에 사용할 수 있다.

목 표

출전의 조문을 그대로 목표로 한다면, 열이 나고 惡寒이 있으며, 手足의 마디마디가 아프고, 心下胃 부분이 막혀서 당기며, 구토가 있는 증상이 제1의 운용 목표이다. 이 상태는 風邪의 경우에 發汗劑를 이용하여 거의 해열을 했지만, 미열이 사라지지 않은 경우나, 유행성 감기의 輕症, 中耳炎의 한 시기에 자주 나타난다. 이 경우 發熱 그 자체는 고열이든 미열이든 혹은 寒熱을 반복해도 상관없다. 다만 心下支結 증상이 나타나는 경우가 필수적인 목표가 된다.

心下支結이란 명치에 自覺的이든 他覺的이든 긴장감을 느끼는 것으로, 疼痛이 되어 나타날 수도 있다.

제2의 운용 목표는 이 心下支結이 바로 疼痛이 되어 나타나는 경우이다. 金匱要略의 「心腹卒中痛」이라는 것이 그것으로, 心腹이라고 하는 것은 심장과 배의 의미가 아니라 心下部라는 것으로, 心下部에 疝痛發作이 있다는 것이다.

따라서 胃部의 질환, 疼痛 대부분이 포함되며, 담석증, 담낭염의 경우에도 급성충수염의 초기 증상에도 적응될 수 있다.

제3의 운용 목표는 신경 증상이다. 傷寒論의 發汗後의 조문에 「땀이 많이 나며, 그로 인해 亡陽하여 헛소리를 하는 자는 下해서는 안되고, 시호계지탕을 투여하고 榮衛를 조화시켜 津液을 통하게 하면, 자연스럽게 헛소리하는 증상도 치료된다」고 되어 있다. 그러나 이 헛소리 증상은 극단적인 경우이며, 이것을 專用하여 神經質, 神經症, 히스테리 등에 이용해도 좋다. 또한 더 광범위하게 해석하여 피부가 가렵고, 초조해 하는 것을 신경흥분증상으로 전용하여 紋畫性蕁麻疹 증상에서 탁월한 효과를 본 사례도 있다.

單純性紫斑病, 알레르기성 紫斑病, 原型脫毛症 등의 증상에도 心下支結 혹은 神經質을 목표로 하여 효과를 보는 경우가 많다.

응 용

(1) 감기, 독감, 말라리아, 폐렴 등으로, 表證發熱 또는 식욕부진, 心下重壓感, 腹直筋緊張 등의 裏證을 띤 자
(2) 肺結核이나 肋膜炎으로 인해 열이나 땀이 나거나, 가벼운 기침 및 가슴에 통증을 느끼는 자
(3) 胃痛, 胃酸過多症, 減酸症, 胃潰瘍, 十二指腸潰瘍, 急性虫垂炎, 急性大腸炎, 膵炎, 膽石症, 肝炎, 黃疸, 肝機能障碍 등으로, 疼痛 및 心下部緊張하고,

K76. 柴胡桂枝湯

[成分・分量]

柴胡	5.0
半夏	4.0
桂皮	2.0
芍藥	2.0
黃芩	2.0
人蔘	2.0
大棗	2.0
甘草	1.5
生薑(乾)	1.0
이상 9味	21.5

cut. 500 → 250 煎

[効能・効果]

대부분은 복통을 동반하는 위장염
微熱・寒氣・두통・구역질 등이 있는 감기, 감기의 후기증상

[한마디]

- 생강은 묵은 생강 3g을 사용하고 싶다.
- 炙甘草를 사용한다.
- 감기에 잘 걸리는 사람이 長服하면 걸리지 않게 된다.

또는 구토, 呑酸, 嘈雜症이 있는 자
(4) 急性腎炎, 네프로제(Nephrose), 腎盂炎 등으로 發熱 및 心下支結하는 자
(5) 肋間神經痛, 두통, 관절통
(6) 노이로제, 신경쇠약, 血道症, 히스테리, 癎疾
(7) 紫斑病, 원형탈모증

유의점

◎ 柴胡桂技湯은 알레르기성 체질을 고치는데 좋은 처방으로, 조문에 구애받지 않고 사용할 수 있다.
◎ 처방 중 인삼은 竹節인삼이라도 좋다.
◎ 위장의 증상에는 茴香과 牡蠣를 가미하는 것이 상식으로 되어 있다. 이때의 茴香은 大茴香이 좋다고 하여 사용하고 있는 사람이 있다.
◎ 心下部의 拘攣緊張이나 복직근이 긴장해 있어서, 月經이 없을 경우, 大黃을 첨가하여 心下를 완화시키면 탁월한 효과를 보는 경우도 있다.
◎ 心腹卒中痛의 경우, 芍藥甘草湯을 합방하면 작용이 증강된다.

문 헌

1. 龍野一雄・新撰類聚方 (昭和34) P.131~133
2. 細野史郎 등・漢方治療의 方證吟味 (昭和53) P.21

K77. 柴胡淸肝湯

출 전

이번에 채용된 것은 一貫堂(森道伯)의 처방이며, 원 처방명은 散으로 되어 있다.

동일한 명칭의 처방이 많은데, 柴胡淸肝湯은 外科樞要에, 柴胡淸肝散은 明醫雜著・壽世保元・外科正宗 등에 기재되어 있으며, 처방 내용은 약간씩 다르다.

구 성

이 一貫堂 처방은 사물탕(和劑局方)과 황련해독탕(傷寒活人書・萬病回春 등에서는 시호, 連翹의 2味가 들어 있음)에 길경, 박하, 括蔞根(天花粉), 牛蒡子(惡實), 감초를 첨가한 15味로 되어 있다. 이것은 예리함을 減하더라도 장기적 체질 개선제로서의 의미를 강하게 한 것이다.

四物湯은 血을 보충하고 血行을 좋게 한다. 黃連解毒湯은 上中下의 三焦의 열을 식히고, 消炎鎭靜解毒 효과가 있으며, 桔梗은 咽喉와 胸隔의 滯氣를 통하게 하며, 고름을 제거한다. 括蔞根은 燥를 潤하게 하고, 갈증을 멈추게 하고, 부스럼이나 고름을 없애며, 담이 막히지 않게 한다. 박하는 風熱을 발산하고, 宿食을 없애며, 氣를 내린다. 牛蒡子는 폐를 윤택하게 하고, 咽喉를 이롭게 하며, 각종 부스럼 및 瘡毒을 消散한다.

목 표

肝, 膽, 三焦經의 풍열, 즉 咽喉部, 頸部, 耳部의 염증을 치료하는 것이다.

解毒症體質이라고 불리는 해독기능이 불량한 유형에는, 특히 소아기에 이 부

K77. 柴胡淸肝湯

[成分・分量]

柴胡	2.0
當歸	1.5
芍藥	1.5
川芎	1.5
地黃	1.5
黃連	1.5
黃芩	1.5
黃柏	1.5
山梔子	1.5
括蔞根	1.5
薄荷	1.5
甘草	1.5
連翹	1.5
桔梗	1.5
牛房子	1.5
이상 15味	23.0

cut. 500 → 250 煎

[効能・効果]

성질을 잘내는 경향이 있는 小兒의 다음의 諸症 : 신경증, 만성편도선염, 습진

분의 병을 쉽게 일으키며, 임파계의 내부 특히 頸部 임파선, 肺門 임파선, 扁桃 등, 호흡기, 이비인후부 임파의 腫脹炎症을 수반하는 질환을 나타낸다.

이렇게 머리나 목 주변의 炎症充血을 나타내는 小兒解毒症 체질자의 淸血, 和血, 解毒에 의한 체질 개선이 본 처방의 목표이다.

체형은 여윈 형이나 筋骨質로, 목이 가늘고 가슴도 좁다. 피부는 거무스름하고 더러우며 생기가 없는 사람이 많다. 腹直筋은 긴장되어 있으며, 간지러워 하는 소아가 많다.

응 용

(1) 肺門淋巴腺腫, 頸部淋巴腺腫
(2) 慢性扁桃炎, 扁桃肥大, 아데노이드
(3) 慢性小兒濕疹, 아토피성 피부염
(4) 小兒疳症, 小兒腺病體質

유의점

◎ 체질 개선제이므로 장기 복용해야 한다.
◎ 小柴胡湯證과 비슷하지만, 소시호탕증은 식사량이 적으며, 성격이 온순한 경향이 있다. 본 처방의 증상은 식사량이 많고, 편식이 심하며, 덜렁거리는 경향이 있다.
◎ 牛蒡子는 조금 값이 비싸지만, 품질 면에서 볼 때 園藝店에서 구입하는 것이 좋다.

문 헌

1. 矢數格・漢方一貫堂醫學 (昭和39) P.59
2. 矢數道明・漢方處方解說 (昭和41) P.176

K78. 柴芍六君子湯

출 전

六君子湯의 加味方의 하나로서 알려진 처방이다. 언제부터 현재와 같은 이름으로 불리게 된 것인지는 확실하지 않다. 幕末의 의관, 多紀桂山의 저서인 「本朝經驗方」에 收載되어 있다고 한다.

구 성

六君子湯은 비위가 약한 것을 치료하는 人蔘, 白朮, 복령, 감초, 생강, 大棗로 이루어진 四君子湯과 위 내부의 停水를 고치는 半夏, 陳皮, 茯苓의 二陳湯과의 합방이다. 그러나 柴芍六君子湯은 그 위에 疎肝解鬱의 柴胡와 柔肝止痛 및 榮衛調和의 芍藥을 첨가하고 있다.

목 표

萬病回春의 육군자탕에는 "脾胃虛弱, 飮食少思 또는 惡寒發熱을 수반하는 설사를 하거나, 內熱을 느끼거나, 또는 음식을 소화하기 어렵거나, 異常醱酵, 虛火에 속하는 것을 치료한다"고 되어 있다.

또한 淺田方函口訣에는 "이 처방은 이중탕(인삼탕)의 변형된 처방으로, 中氣

K78. 柴芍六君子湯

[成分・分量]

人蔘	4.0
白朮	4.0
茯苓	4.0
半夏	4.0
陳皮	2.0
大棗	2.0
甘草	1.0
生薑(乾)	0.5
柴胡	3.0
芍藥	3.0
이상 10味	27.5

cut. 500 → 250 煎

(소화기능)을 돕고, 위를 열어주는 효과가 있으므로 노인(젊은 사람도 괜찮음)이 脾胃가 허약하여 담(胃中停水)이 있거나, 식욕이 없거나, 또는 중병을 앓고 난 후, 脾胃가 虛하여 음식 맛을 느끼지 못하는 자에게 이용한다"고 되어 있다.

또한 淺田方函口訣의 柴芍六君子湯에는 "비위가 허하여 腹筋拘急하여 통증을 느끼며, 또한 옆구리가 당기는 형태에 따라 柴芍을 첨가한다. 결국 四逆散의 증상으로 인해 脾胃가 한층 虛해지는 증상, 후세의 이른바 간은 實하고, 비장은 虛한 경우에 사용해야 한다"고 되어 있다.

이러한 口訣에서 목표를 생각해 보면 소화력이 저하하여 식욕이 감퇴하며, 조금 많이 먹으면 설사를 하거나 하복부가 당겨 괴롭고, 빈혈 기미가 있고, 손발이 쉽게 차가워지고, 소변 양도 많은 타입으로 腹直筋이나 胸脇部의 근육 拘攣이나 복통을 수반하는 것으로, 초조함이 있는 사람에게 이용된다.

응 용

(1) 慢性胃炎, 胃下垂, 위무력증, 胃潰瘍의 회복기, 소화불량증, 自家中毒症, 소화기型의 신경쇠약 등, 주로 위장의 소화력 저하와 그것에 수반되는 여러 증상에 이용된다.

(2) 肝炎, 肝硬變, 急性膵炎으로 심하게 쇠약한 경우

유의점

◎ 柴胡劑는 대부분 陽性의 증상에 적합한 처방으로, 노약자의 만성간염 등 극심한 肝硬變에는 적합하지 않다. 柴芍六君子湯만이 이런 證에 대응할 수 있다고 해도 무방하다.

◎ 처방 중 인삼은 특별히 吟味할 필요가 있다. 6년근 정도의 直根이나 紅蔘을 사용한다.

◎ 생강은 가능한 한 生 생강을 별첨하며, 方中에는 생강을 넣지 말아야 한다. 간 질환의 경우 생강에 의해 증상이 악화될 수도 있다는 보고가 있다. 분량은 0.5가 1.5로 3倍量이 된다.

문 헌

1. 淺田宗伯・勿誤藥室方函口訣 (明11) 下卷33丁
2. 日本漢研・漢方醫學 Ⅲ P.111

[効能・効果]
위장이 약한 자로 명치가 막히고 식욕부진, 빈혈, 冷症경향이 있는 자의 다음의 諸症 : 위염, 胃무력증, 胃下垂, 소화불량, 식욕부진, 胃痛, 구토

[한마디]
- 淺田方函에서는 白朮이 아니고 蒼朮이다.
- 淺田流에서는 그 위에 山査子 1.0, 神麯 1.0을 첨가하여 사용하는 일도 있다.

K79. 柴朴湯

출 전

小柴胡湯은 傷寒論을, 半夏厚朴湯은 金匱要略을 출전으로 한다. 合方하여 사용하기 시작한 것은 분명하지 않다. 물론 「小柴胡湯合半夏厚朴湯」이라는 것이 정식이다.

柴朴湯이라 명명한 것은 細野史郎 선생으로, 이 이름을 사용하면 출전은 「聖光園」으로 해야 한다.

구 성

小柴胡湯과 半夏厚朴湯의 합방이지만, 중점은 半夏厚朴湯에 있다. 최근 半夏

K79. 柴朴湯

[成分・分量]

柴胡	7.0
半夏	5.0
生薑(乾)	1.0
黃芩	3.0
大棗	3.0
人蔘	3.0
甘草	2.0
茯苓	5.0
厚朴	3.0
蘇葉	2.0
이상 10味	34.0

cut. 500 → 250煎

의 성분에서 ℓ-에페드린(ephedrine)이 발견되었다. 厚朴의 平滑筋 경련완화 작용과 함께 抗喘息劑로서의 효과를 더욱 높이고 있다.

목 표

小柴胡湯에 적응하는 체질보다도, 더욱 신경질적인 체질에 적응한다.

감기에 걸리기 쉽고, 쉽게 지치며, 신경질로 인하여 식욕도 별로 없고, 보기만 해도 허약한 체질이라고 말할 수 있는 체질로, 안색도 나쁘고 피부의 윤기도 좋지 않은 것이 그것이다. 小柴胡湯은 보통 정도의 체질을 가진 사람에게 자주 사용한다고 하며, 虛證이라 하더라도 陰證은 아니다. 그러나 본 처방의 證은 陰證에 가깝다.

지침에는 「기분이 우울해지고…」라는 어구가 있는데, 이것은 氣鬱을 직역한 어구로, 氣鬱은 精神的 沈衰狀態나 鬱塞感도 포함하고는 있지만 전부는 아니고, 氣滯라고 표현되는 증상을 생각해야 된다.

예를 들어 動悸, 기침, 呼吸頻數, 呼吸困難, 구역질(嘔氣), 하품, 딸꾹질, 재채기, 上逆, 현기증, 頭痛, 胸滿, 腹滿, 咽中炙肉感은 氣의 異常이며 腫脹, 化膿 등의 조직 이상도 氣의 變調 증상의 일부라 하겠다.

따라서 신경질적이고 체력이 약하며, 앞에서 기재한 氣滯의 증상을 갖는 질병에 광범위하게 응용된다. 그 범위가 광범위하지만 특히 천식환자의 체질 개선 및 체질 조정시에 많이 사용된다.

응 용

(1) 小兒喘息, 氣管支喘息, 氣管支炎
(2) 不安神經症, 心臟神經症

문 헌

1. 細野史郎 등・方證吟味 (昭和53) P.185
2. 塚本祐壯・氣管支喘息의 漢方療法 (日經메디칼No.130, 昭和57)
3. 西山英雄・漢方醫學의 基礎와 診療 (昭和44) P.152

[効能・効果]
기분이 우울하고 咽喉, 食道部에 이물감이 있고 가끔 動悸, 현기증, 구역질 등을 동반하는 다음의 諸症 : 소아천식, 기관지천식, 기관지염, 기침, 불안신경증

[한마디]
- 생강은 묵은 생강이 좋다.
- 合方하는 것이 아니고 小柴胡湯과 半夏厚朴湯을 따로 달이는 것이 효과가 좋다.
- 紫蘇와 厚朴을 포함하는 처방은 製法에 따라서 효과에 차이가 있는 것에 유의한다.
- 炙甘草를 사용한다.

K80. 柴苓湯

출 전

金元시대의 사람인 危亦林의 저서 「世醫得効方」에 「傷風, 傷暑의 瘧疾을 치료한다」고 되어 있다.

구 성

小柴胡湯과 五苓散의 合方이다.

목 표

小柴胡湯의 증상으로 口渴이 있거나, 설사를 하는 자에게 사용한다.

急性胃腸炎이나 暑熱障碍症 등으로, 弛張熱이 있고, 惡寒과 熱感을 교대로 호소하며, 소변 양이 감소하고 갈증이 심하며 水瀉 설사를 하는 경우에 적용한다.

得効方에는 麥門冬과 地骨皮가 첨가되어 있지만, 특별히 그 필요성을 느끼지

K80. 柴苓湯

[成分・分量]

柴胡	5.0
半夏	4.0
生薑(乾)	1.0
黃芩	3.0
大棗	2.5
人蔘	2.5
甘草	2.0
澤瀉	5.0
豬苓	3.0
茯苓	3.0
白朮	3.0
桂皮	2.5
이상 12味	36.5

cut. 500 → 250煎

않아 예전부터 빼고 사용하고 있다.

細野史郎 선생은 간경변으로 腹水가 찰 경우에 茵蔯蒿와 山梔子를 가미하여 사용했는데, 그것에 參三七(田七)을 가미하면 효과가 더욱 증강된다.

응 용

(1) 急性胃腸炎, 署熱障碍症 등의 水瀉性 설사, 發熱
(2) 腎盂炎, 胃炎, 말라리아, 肝炎, 肝硬變, 姙娠中毒症, 紅斑性狼蒼(SLE)

유의점

◎ 腹水가 심할 경우에는 商陸과 附子를 첨가한 加味法이 있다. 商陸은 원래 자리공의 뿌리이지만, 어떠한 이유인지 牛皮消(*Cynanchum caudatum* Maxim)의 뿌리가 오용되는 경우가 있다. 牛皮消에는 심한 독성이 있으므로 오용해서는 안 된다. 商陸은 극약으로 지정되어 있지만, 격심한 작용은 없다.

◎ 오령산은 원래 「散」이 아니면 안 되지만, 이 경우에는 湯液으로 한다.

문 헌

1. 大塚敬節 등 · 漢方診療醫典 (昭和34)
2. 細野史郎 · 方證吟味 (昭和53) P.5, 369

[効能 · 効果]
구역질, 식욕부진, 목마름, 排尿가 적은 등의 다음의 諸症 : 水瀉性下痢, 급성위장염, 더위 먹음, 浮腫

K81. 三黃散

출 전

東洞 선생의 家塾方에 「黃鐘丸 즉 三黃丸은 대변을 잘 보지 못하며, 煩悸하여 心下가 더부룩한 자를 치료한다」고 되어 있다.

구 성

원 처방은 丸이지만, 糊丸이므로 散이라 해도 처방의 구성에는 변화가 없다. 단지 원 처방은 大黃 2, 黃芩 1, 黃連 1인 것에 비해, 본 처방은 大黃 2, 黃芩 2, 黃連 1로 되어 있으므로 瀉下力은 원 처방보다 약간 약하다.

大黃의 瀉下成分은 가열에 의해 약해지기 때문에 瀉下를 목적으로 하는 경우 분말 그대로 이용하는 것이 합리적이다. 心氣不足 및 止血에는 瀉心湯을, 心下가 더부룩한 증상에는 黃連을 처방한다는 의도가 있다.

목 표

三黃瀉心湯(K82)과 大黃黃連瀉心湯의 두 가지 처방의 목표에 만족하고, 게다가 散劑이기 때문에 사용이 편리하다.

예를 들어 다른 질병 없이 변비만이 주요 소견일 경우, 充血質이고 체력이 있는 사람이라면 그다지 생각하지 않고 사용해도 좋다.

乙字湯으로 痔疾出血을 치료하고자 하는 경우, 黃連을 가미하게 되지만, 그 대용으로 본 처방을 병용하거나 小柴胡湯의 적용대상이라 해도 변비가 있는 경우에는 大柴胡湯까지 가지 않고 본 처방을 병용하면, 半夏瀉心湯을 합방하는 것이 되며, 小柴胡湯을 복용할 경우에 나타나기 쉬운 心下의 더부룩한 증상을 미연에 방지하게 된다.

K81. 三黃散

[成分 · 分量]

大黃末	4.0
黃芩末	4.0
黃連末	2.0
이상 3味	10.0

混合, 分3
1일 3회 食間

그밖에 高血壓, 神經症, 不眠, 胃潰瘍, 胃炎, 갱년기장애, 피부병, 정신병, 화상 등의 경우에 주된 처방으로 병용하거나 겸용하는 경우가 많다.

응 용

(1) 高血壓症, 動脈硬化症, 腦充血, 腦出血 등으로 充血質이거나, 얼굴이 빨갛게 되거나, 上氣이 생기기 쉽거나, 변비가 있는 자
(2) 신경쇠약, 노이로제, 정신분열증, 간질, 발광, 子癎 등으로 充血質, 顔面紅潮, 上氣, 耳鳴, 頭痛, 不安, 초조감, 幻想妄想, 헛소리, 動悸 등이 있거나 또는 心下가 더부룩하거나 변비가 있는 자
(3) 眩暈, 耳鳴, 어깨 결림, 頭重, 頭痛, 難聽, 心悸亢進, 遺精 등으로 현기증, 心下가 더부룩한 증상, 변비 등을 수반하는 實性 체질인 자
(4) 吐血, 衄血, 喀血, 齒齦出血, 眼底出血, 耳出血, 結膜出血, 腦底出血, 子宮出血, 月經代償性出血, 皮下出血, 痔出血, 外傷性出血, 腸出血, 血尿 등으로 顔面紅潮, 上衝, 興奮, 煩躁를 수반하는 자
(5) 치통, 酒査鼻, 결막염, 眼瞼炎, 網膜炎, 翼狀贅片, 虹彩炎 등의 눈병, 顎下腺炎, 舌炎 등으로 充血性, 현기증, 변비 경향이 있는 實性 체질인 자
(6) 타박, 화상, 雷擊 등으로 흥분하여 안면홍조한 자
(7) 말더듬이나 벙어리를 고친 사례가 있다.
(8) 皮膚病, 蕁麻疹으로 붉은 반점이 있거나, 심하게 가렵거나, 혹은 不眠, 혹은 煩躁 하는 實性인 자
(9) 상습적인 변비나 口臭, 입이 쓰다고 하는 자, 腹痛, 黃疸, 赤痢 등으로, 혹은 上氣, 소변이 붉거나 혹은 불면 등의 홍분 증상이 있는 자

유의점

◎ 치질출혈에 乙字湯과 병용하는 등 탁월한 효과가 있지만, 출혈이 오래 되어 빈혈 증상이 있는 자에게는 사용하지 않는 편이 좋다.
◎ 본 처방에서 가장 중요한 약물은 大黃이다. 분말로 구입하면 품질이 좋은 것을 구할 수 없으므로, 반드시 생약 그대로 이용하거나 또는 細製인 것을 사서 직접 분말로 만들어 사용해야 한다.
◎ 黃連도 분말은 가짜와 섞일 걱정이 있으므로, 細製品을 사서 직접 분말로 만들어 사용하도록 한다.
◎ 外用劑로 三黃散(동의보감)이 있다. 이것은 구성이나 용도가 전혀 다르므로 주의해야 한다.

문 헌

1. 東洞全集 (大正7・昭和45覆刻) P.431
2. 大塚敬節 등・漢方診療醫典 (昭和44) P.376
3. 龍野一雄・新撰類聚方 (昭和34) P.166

[効能・効果]
비교적 체력이 있고 上氣하는 기색이 있고, 顔面紅潮, 정신이 불안하고 변비 경향이 있는 다음의 諸症 : 고혈압의 隨伴症狀(上氣, 어깨 결림, 耳鳴, 頭重, 불면, 불안), 코피, 痔출혈, 변비, 갱년기장애, 血道症

K82. 三黃瀉心湯

출 전

金匱要略의 驚悸吐衄下血胸滿瘀血病脈證幷治 제16에 「心氣不足으로 吐血, 衄血하는 것은 瀉心湯의 主治이다」로 되어 있다.

구 성

大黃, 黃芩, 黃連 등 3종의 黃으로 구성되어 있으므로 三黃이라 칭하며, 다른 瀉心湯과 구별되고 있다.

傷寒論에는 1味가 모자라는 大黃黃連瀉心湯이 있다. 方意는 매우 유사하지만, 본 처방은 600cc를 200cc로 진하게 달이는 것에 반해, 大黃黃連瀉心湯의 처방은 달이는 방식이 浸劑에 가깝다. 大黃은 장시간 가열하게 되면 瀉下作用을 상실하게 된다. 진하게 달이는 것은 瀉下作用을 없애고, 消炎작용을 이용하기 위한 것이다.

黃芩에는 IgE의 抗體生産 抑制作用, 抗炎症作用, 모세혈관투과성 항진억제작용 등이 보고되고 있다.

또한 이 合劑에서 반응에 의해 생성된 신물질이 발견되었는데, 血壓降下 작용은 아마도 이 신물질 때문이라고 한다.

목 표

금궤요략의 「心氣不足」은 千金方의 처방에서는 「心氣不定」으로 기재되어 있다. 「足」과 「定」은 매우 유사하기 때문에, 어느 처방이 잘못 기록된 것인지는 모르지만, 不足과 不定이 갖는 의미를 종합해보면 오히려 목표를 찾는 데는 편리하다. 부족이라는 것으로부터도, 부정이라는 것으로부터도 불안정한 상태를 엿볼 수 있다. 과도한 思考나 걱정, 바둑이나 장기 등의 승패에 열중한 탓으로 생기는 정신피로 등으로 안면이 달아오르거나, 머리가 뜨거워지는 경우가 있는데, 이 상태가 瀉心湯의 證이라고 생각하면 된다.

이러한 정신불안은 不眠이 되어 나타나는 경우도 있으며, 지나치게 흥분하여 졸도하는 경우도 있다.

이런 증상이 있을 때는 吐血이나 衄血을 동반하는 경우는 물론이고, 그러한 증상이 나타나지 않더라도 사용하면 좋다.

胃潰瘍의 吐血, 흉부질환의 喀血, 痔疾出血, 衄血 등 각종 출혈에 정신 불안이나 頭部充血을 목표로 하여 응용할 수 있다.

고혈압 증상도 胸部不安이나 頭痛, 頭重 등의 頭部充血을 목표로 사용된다. 그러나 대황황련사심탕도 동일한 목적으로 사용된다는 점에서 볼 때, 大黃과 黃連에 의해 생기는 물질이 혈압강하작용을 초래하는 것이라 여겨진다.

응 용

(1) 고혈압증, 동맥경화증, 뇌충혈, 뇌출혈 등으로 充血質, 顔赤, 현기증이 생기기 쉬우며, 변비 증상이 있는 자

(2) 신경쇠약, 노이로제, 정신분열증, 癎疾, 發狂, 子癎 등으로 充血質, 안면홍조, 현기증, 이명, 두통, 불안, 초조감, 환상망상, 헛소리, 動悸 등이 있거

K82. 三黃瀉心湯

[成分 · 分量]

大黃	2.0
黃芩	1.0
黃連	1.0
이상 3味	4.0

cut. 500 → 250煎

[効能 · 効果]

비교적 체력이 있고, 上氣하는 기색이 있고, 顔面紅潮하고, 정신불안으로 변비경향이 있는 다음의 諸症 : 고혈압의 隨伴症狀(上氣, 어깨 결림, 耳鳴, 頭重, 불면, 불안), 코피, 痔출혈, 便秘, 갱년기장애, 血道症

나 또는 心下가 더부룩하거나 변비가 있는 자

(3) 眩暈, 耳鳴, 어깨 결림, 頭重, 頭痛, 難聽, 心悸亢進, 遺精 등으로 上氣, 心下가 더부룩한 증상, 정신불안, 변비 등을 수반하는 實性 체질인 자

(4) 吐血, 衄血, 객혈, 齒齦出血, 眼底出血. 耳出血, 結膜出血, 腦底出血, 子宮出血, 月經代償性出血, 皮下出血, 痔出血, 外傷性出血, 腸出血, 血尿 등으로 안면홍조, 현기증, 흥분, 煩躁를 수반하는 자

(5) 타박, 화상, 雷擊 등으로 흥분하여 안면홍조 하는 자

(6) 치통, 酒査鼻, 結膜炎, 眼瞼炎, 網膜炎, 翼狀贅片, 虹彩炎 등의 눈병, 顎下腺炎, 舌炎 등으로 充血性, 현기증, 변비 경향이 있는 實性 체질인 자

(7) 말더듬이나 벙어리를 고친 사례가 있다.

(8) 皮膚病, 蕁麻疹으로 붉은 반점이 있거나, 심하게 가렵거나, 혹은 不眠, 煩燥 증상이 있는 實性인 자

(9) 상습적인 변비나 口臭, 입이 쓰다고 하는 자, 腹痛, 黃疸, 赤痢등으로 혹은 현기증, 혹은 소변이 붉거나, 혹은 不眠 등의 흥분 증상이 있는 자

(10) 喘息으로 心下가 더부룩한 實證의 증상이 있는 자를 고친 사례가 있다.

(11) 졸도하여 인사불성이 되거나, 혹은 痰喘息迫, 혹은 手足逆冷하여 얼굴이 붉어진 자에게 사용한 예가 있다.

(12) 小兒麻痺를 癇疾로서 치료한 사례가 있다.

유의점

◎ 원 처방은 大黃 2, 黃連 1, 黃芩 1을 물 600cc에서 200cc로 끓여 頓用하고 있다. 지침은 같은 양을 1일분으로 하여 3회에 나누어 사용하고 있지만, 분량이 적은 것 같다는 생각이 든다.

◎ 또 1/3로 진하게 달이는 것에 의미가 있으므로, 지침의 지시에 관계없이 진하게 달이라고 지시하기 바란다.

◎ 溫服이 아니라 冷服하는 편이 좋으므로, 이것도 지켜주었으면 한다.

문 헌

1. 龍野一雄 · 新撰類聚方 (昭和34) P.166
2. 久保道德 · 漢方의 臨床藥學 (昭和53) P.77
3. 中醫研究院編 · 金匱要略語釋 (1559) P.178

K83. 酸棗仁湯

출 전

金匱要略의 血痺虛勞病脈證并治 第6에 「虛勞, 虛煩으로 잘 수 없을 때는 酸棗仁湯으로 主治한다」고 되어 있다.

구 성

主藥은 酸棗仁이다. 산조인은 중추신경계를 억제하고 지속하는 진정작용이 있다. 또한 知母에도 약간의 진정작용이 있어, 산조인과 배합하면 大腦의 흥분을 저하시키기 때문에 催眠에 효과가 있다. 또한 川芎의 진정작용, 茯苓의 정신

K83. 酸棗仁湯

[成分 · 分量]

酸棗仁	15.0
知母	3.0
川芎	3.0
茯苓	5.0
甘草	1.0
이상 5味	27.0

cut. 500 → 250煎

안정 작용이 부가되어 있다.

목 표

酸棗仁湯의 虛勞는 체질적으로 허약하고, 빈혈로 인해 피로감을 느끼는 것이며, 虛煩은 빈혈 때문에 발생하는 心煩이라고 한다.

尤怡는 金匱要略心典에서 "눈을 뜨고 있을 때 魂은 눈에 임시로 거처하고 있으며, 잘 때에는 肝에 숨어 있다. 虛勞인 사람은 肝의 氣가 虛하기 때문에 혼이 숨을 수가 없고, 그런 까닭에 잠을 이룰 수 없게 된다. 魂이 거처에 없으면 그 틈에 濁痰燥火가 타고 들어가 煩이 발생한다. 酸棗仁으로 肝을 보충하고, 氣를 수습하며, 知母 甘草로 열을 내리고 燥症을 潤하게 하며, 茯苓 川芎으로 氣를 돌게 하여 痰을 제거하면 된다."고 되어 있다.

이 두가지 의견을 종합해 보면, 피로는 정신 피로이며 다른 임상 증상은 이렇다 할 원인을 알 수 없는 불면으로, 단순히 불면만 아니라 신경쇠약, 心悸亢進症, 眩暈, 多夢, 煩驚, 神經過敏症에도 광범위하게 사용할 수 있다. 또한 반대로 嗜眠에도 사용된다. 이때는 酸棗仁을 生用한다. 일설에 의하면 최면효과도 또한 生用할 때에 강하게 나타나며, 볶아서 사용하면 효력이 없어진다고 한다. 지나치게 볶으면 확실히 효과가 줄어들기 때문에 가볍게 볶은 것을 눌러두면 좋다고 하겠다.

응 용

虛勞性의 불면증

유의점

◎ 酸棗仁은 대량으로 사용하지 않으면 효과가 없다. 그런데 대량 사용하면 胃腸障碍가 있으므로, 黃連, 辰砂를 병용하여 효과를 증진시키면, 부작용을 방지할 수 있다.

문 헌

1. 中醫研究院・金匱要略語釋 (1959) P.68
2. 中山醫學院・中藥臨床應用 (1975) P.65, 136, 270, 446
3. 西岡一夫・明解漢方處方 (昭和41) P.139
4. 尤怡・金匱要略心典 (1975) P.47

[効能・効果]
心身이 피곤하고 약하며 잠들 수 없는 자

K84. 三物黃芩湯

출 전

金匱要略의 婦人產後 第21에 "부인이 產褥에 있으며, 신체를 노출했기 때문에 감기에 걸려, 四肢의 煩熱로 괴로워하거나 두통이 있는 자에게는 小柴胡湯을 투여한다. 두통이 없고 다만 四肢의 煩熱만 있는 것은 三物黃芩湯의 主治이다"고 되어 있다.

구 성

血熱을 식히는 3종의 藥物을 배합한 처방이다. 黃芩은 黃連과 비슷하고 血熱에 의한 心下痞를 치료하는 약물이지만, 黃連은 상승하는 열을 치료하기에 적

K84. 三物黃芩湯

[成分・分量]

黃芩	3.0
苦蔘	3.0
地黃	6.0
이상 3味	12.0

cut. 500 → 250煎

[効能・効果]
手足의 화끈거림

절하고, 黃芩은 하강하는 열이나 四肢로 가는 열을 고친다. 苦參은 風을 제거하고 蟲을 죽인다고들 하지만, 淸熱 효과도 있으며, 특히 피부의 血熱을 식힌다. 地黃도 또한 血을 식히는 약이다.

[한마디]
●욕창에 좋다. 본방의 煎液으로 가볍게 발라주고, 함께 복용한다.

목 표

주로 産褥熱의 치료에 사용하는 것이 本命이지만, 四肢煩熱로 괴로워한다는 條文만을 취해 轉用하여, 발바닥이 대단히 뜨거워져 얼음으로 식히면 기분이 좋아지거나, 이불 속으로 발을 넣고는 잠을 잘 수 없거나 하는, 발이 달아오르는 증상이나 손이 달아오르는 증상이 있는 질병에 사용하고 있다.

예를 들어 掌蹠膿疱症으로, 가려움증이 심하지는 않지만 灼熱感이 강한 것이나, 汗疱狀白癬으로 발뒤꿈치가 딱딱해지고, 잔금이 갈라져 아프고 보행이 곤란해지거나, 대낮에는 그리 심하지 않지만 밤이 되면 손발이 가려워 참을 수 없다거나 하는 증상에 탁월한 효과가 있다.

이 증상은 적중하면 일주일 정도로 치료될 수 있는 것으로, 그 이상 경과해도 좋아지지 않는 것은 이 證이 아니다.

응 용

(1) 産褥熱, 血道症, 갱년기 장애, 월경폐지, 노이로제, 자율신경불안정증 등으로 손발 특히 손바닥이나 발바닥이 煩熱하거나, 또는 發熱寒熱하거나, 혹은 顔面紅潮, 혀가 마르고 목이 건조하며 저절로 땀이 많이 나거나, 혹은 眩暈, 耳鳴, 動悸, 초조감, 또는 不眠煩躁 증상이 있는 자
(2) 凍傷, 火傷, 蕁麻疹, 무좀, 頑癬 등으로 充血, 심한 가려움증, 건조성으로 發赤해 있는 자
(3) 폐결핵, 여름은 타는 증상, 여름의 脚氣 등으로 手足이나 肢體가 煩熱하여 참기 어려우며, 야간에 증상이 더욱 격렬해져 잠을 잘 수 없는 자

유의점

◎ 條文에 부인이라고 되어 있지만, 남녀 모두 사용해도 좋다.
◎ 煎液을 外用하는 것도 좋으며, 짓무른 부분에 煎液을 가볍게 두드려 바르면 상처부위의 치유가 촉진된다.
◎ 生地黃을 구입하여 지황 대신 사용하면 효과는 배로 증가된다.

문 헌

1. 大塚敬節主講・金匱要略講話 (昭和54) P.520
2. 臨床漢方硏究會・漢方精撰百八方 (昭和40) P.110
3. 龍野一雄・新撰類聚方 (昭和34) P.181

K85. 滋陰降火湯

출 전

萬病回春・虛勞門에 "陰虛火動, 發熱咳嗽, 吐痰喘息, 盜汗口乾을 치료한다. 이 처방은 六味丸과 함께 복용하면 크게 虛勞를 보한다."고 기재되어 있다. 그러나 王節齋가 「陰을 補하고 火를 瀉한다」는 목적으로 明醫雜著에 無名으로 創方한

것으로 되어 있다.

壽世保元에 동일한 명칭의 처방이 있으므로 주의해야 한다.

구 성

當歸, 芍藥, 地黃은 四物湯의 方意로 肝火를 윤택하게 하고 陰血을 보탠다. 黃柏, 知母는 腎臟이 마르는 것을 윤택하게 하고 열을 식힌다. 麥門冬, 天門冬은 양쪽 모두 점액질이 풍부하고, 肺를 윤택하게 하며, 淸熱祛痰의 효과가 있다. 白朮, 陳皮, 甘草는 脾胃를 보충하고 소화기능을 돕는다.

원 처방에서는 熟地黃과 生地黃 모두를 사용하고 있지만, 和田東郭 등은 淸涼을 주로 하는 경우에는 생지황을 이용하고, 滋潤을 주로 하는 경우에는 숙지황을 이용하면 좋으므로, 구애받을 필요는 없다고 한다. 현재는 乾地黃이 사용되고 있다.

목 표

萬病回春에 지시된 증상에만 사용할 경우에는, 때때로 설사를 하거나 모든 증상이 악화되는 경우가 있다. 이것은 에도 시대의 문헌에 骨蒸, 勞咳(모두 폐결핵에 해당됨)의 主方인 것처럼 쓰여져, 안이하게 폐결핵의 약방으로 되어 버렸기 때문일 것이다.

본 처방을 폐결핵이나 만성기관지염에 이용할 경우, 기침은 마른기침이며, 痰은 점액질로 끊어지기 어려우며, 호흡 소리가 거칠다. 피부는 거무스름하고 건조하며, 변비 증상이 있으며, 변이 딱딱한 자이다.

禁忌로서 「피부가 창백하고, 설사하기 쉬우며, 호흡 소리에 濕性音이 있는 자」라고 矢數有道씨는 체험에서 얻은 조건을 지시하고 있다.

즉 폐결핵인 경우에는 병이 진행 중인 상태로 滲出性인 자에게는 禁忌하며, 線維增殖型인 자에게 매우 적합한 것 같다.

腎盂炎, 肋膜炎, 糖尿病, 腺病 체질 등에 이용하는 경우에도 微熱, 體液 감소, 皮膚枯燥, 변비나 口乾 경향이 있는 자를 목표로 한다.

응 용

「陰을 滋潤하고 火을 내린다」고 하는 처방 명은 비뇨기 또는 호흡기의 고열 질환에 의해 體液이 손실되었을 때나, 酒色過度에 의해 上盛下虛한 경우에, 腎水의 결핍을 보충하고, 胸部의 火熱(염증)을 풀어준다고 하는 의미이다.

(1) 폐결핵, 건성늑막염, 만성기관지염

(2) 腎盂炎, 腎結核의 초기, 糖尿病

(3) 腺病 체질, 初老期의 생식기장애

유의점

◎ 체력이 극도로 쇠약해진 자나, 1회 복용하고 설사하는 자는 부적당하다.

문 헌

1. 龔延賢・萬病回春(香港・醫林書局版) 卷上P.204

2. 北山壽安・增廣醫方口訣集(寶歷4) 中26オ

3. 矢數有道・漢方과 漢藥・5권8호(昭和13) P.1

K85. 滋陰降火湯

[成分・分量]

當歸	2.5
芍藥	2.5
地黃	2.5
天門冬	2.5
麥門冬	2.5
陳皮	2.5
白朮	3.0
知母	1.5
黃柏	1.5
甘草	1.5
이상 10味	22.5

cut. 500 → 250煎

[効能・効果]

목에 물기가 없고 痰이 나오지 않아서 기침하는 자

[한마디]

● 炙甘草를 사용한다.

K86. 滋陰至寶湯

출 전

龔信의 古今醫鑑(1577), 龔延賢의 萬病回春(1587)에 나온다. 萬病回春・6권・婦人虛勞에 따르면, “부인의 모든 虛損, 五勞七傷, 生理不順, 신체가 羸瘦한 것을 치료한다. 이 약은 오로지 生理不順을 조절하고, 血脈을 도와주며, 虛勞를 보충하여 원기를 북돋우고, 소화 기능을 강건하게 하여 心肺를 영양하고, 咽喉를 윤택하게 하며, 不整脈을 바르게 하며, 정신을 안정시키고, 潮熱을 물리치며, 消耗熱을 제거한다. 喘鳴咳漱를 멈추고, 喀痰이 줄어들게 하며, 잠잘 때 나는 식은땀(寢汗)을 멈추게 한다. 설사를 멈추게 하고, 氣鬱을 풀어주며, 복통을 치료하고, 胸膈을 다스린다. 煩渴을 풀고, 寒熱을 없애며, 신체의 疼痛을 제거한다. 상당히 기묘한 효과가 있다.”고 되어 있다.

구 성

당귀, 작약, 백출, 복령, 시호, 박하, 감초는 逍遙散이며, 虛熱을 제거하는 知母와 地骨皮, 滋陰의 麥門冬, 化痰의 貝母, 理氣의 香附子와 陳皮를 첨가하고 있다. 원 처방에서는 煨薑(구운 생강) 3조각을 첨가하고 있다.

목 표

逍遙散이 모태이므로 부인에게 사용하는 경우가 많다. 神經症이 부가된 만성 폐병이나 기관지병으로 몸이 수척하거나, 영양 상태나 소화기능이 저하되며, 痰이 끊이지 않는 기침을 하는 자

응 용

(1) 慢性氣管支炎, 肺結核, 氣管支擴張症

(2) 自律神經 失調症, 우울증, 히스테리, 盜汗, 咳嗽, 微熱, 脾胃가 虛한 咳嗽, 갱년기의 咳嗽, 衰弱. (柴田)

문 헌

1. 萬病回春(香港・醫林書局版) 下卷 P.89
2. 校正衆方規矩 P.69
3. 大塚敬節・症候에 의한 漢方治療의 실제 P.249
4. 柴田良治・默堂柴田良治處方集 P.196

K86. 滋陰至寶湯

[成分・分量]

當歸	3.0
芍藥	3.0
白朮	3.0
茯苓	3.0
陳皮	3.0
柴胡	3.0
知母	3.0
香附子	3.0
地骨皮	3.0
麥門冬	3.0
貝母	2.0
薄荷	1.0
甘草	1.0
이상 13味	34.0

cut. 500 → 250煎

[効能・効果]

허약한 자의 만성기침, 痰

[한마디]

● 古今醫鑑에는 濟陰至寶湯으로 되어 있다.
● 곧바로 효과가 있는 것이 아니고 長期戰으로 생각하는 처방이다.
● 남자의 피로(폐결핵)에 滋陰降火湯을 사용해야겠다고 생각할 때, 본방을 사용하는 것이 좋을 때가 있다고 衆方規矩에 기재되어 있다. (校正衆方規矩 p.70)

K87. 紫雲膏

출 전

瘍料方筌(華岡青洲)에 나온다.

明의 陳實功이 저술한 「外科正宗」이라는 皮膚科書에 기재된 潤肌膏에 華岡青洲(1760~1835)가 돼지기름(豚脂)을 첨가하여 紫雲膏라고 명명한 것이다.

구 성

피부를 윤택하게 하는 당귀와, 解熱, 解毒, 殺菌의 효과가 있는 紫根을 참기름, 밀랍, 돼지기름(豚脂)으로 熱抽出한 것이다.

紫根은 外用하면 肉芽形成 작용을 촉진한다. 이 작용은 시코닌(chikonin)과 아세틸시코닌(acetylshikonin) 성분에 있다고 한다. 그러나 紫根과 當歸 성분만의 효과가 아니라, 基劑인 참기름과의 협동작용에 의한 효과라고 생각된다.

목 표

藥局製劑로서 허가되어 있는 것 중에서 漢方의 外用藥은 4종이 있는데, 그중 紫雲膏를 사용하는 기회가 가장 많다. 피부병, 외상, 화상에 거의 만능이라고 하여도 무방하다. 단 화농이 없을 것, 부스럼 부위가 크지 않을 것, 분비물이 밖으로 많이 나오지 않는 것이라는 조건을 지키면 좋다.

피부병이나 베인 상처에도 陰陽이 있으며, 紫雲膏는 그 양성의 경우에 효과가 있다. 즉 염증성인 것이 적응 증상이며, 오랜 시간이 경과한 경우나 카리에스, 冷性膿瘍, 痔瘻 등의 陰性 증상인 경우에는 효과가 없다.

火傷 등에 응용하는 경우, 當歸 성분의 진통 효과와, 紫根 성분의 抗炎抗菌 효과가 다른 火傷藥에 비에 탁월하다. 貼用하여 자극을 느낄 때에는 基劑인 참기름이나 돼지기름이 酸敗되어 있는 시기이므로 사용을 삼가 하도록 한다.

응 용

(1) 濕疹, 乾癬, 角皮症, 무좀, (손에 생기는) 여드름, 사마귀, 농가진, 잔금, 손이 트는 증상, 땀띠, 옻으로 인한 피부병, 액취(암내), 圓形脫毛症, 白癜風, 白癬 등의 피부병을 치료한 사례가 있다.

(2) 外傷, 凍瘡, 褥瘡, 火傷, 벌레에 쏘이거나 물린 상처, 궤양, 痔, 痔瘻, 脫肛, 瘭疽, 靡爛

유의점

◎ 우수한 제품을 만드는 것은 어려우며, 여러 가지 요령을 필요로 한다.

◎ 참기름의 가열은 그 1방울을 수중에 떨어뜨리면 공(球)과 같이 될 때까지 충분히 가열하는 것이 제1의 요령이다.

◎ 밀랍을 조금씩 참기름 안으로 넣는 것이 제2 요령이다.

◎ 당귀를 철망 소쿠리에 넣고, 끓어 넘치지 않도록 몇 번씩 집어넣었다가 건져 올렸다가 하는 것이 제3 요령이다.

◎ 當歸가 진한 색이 되면, 소쿠리 안의 것을 紫根으로 바꾸고(꺾임이 없는 것이 좋음), 기름 안에 넣어 2~3번 끓을 정도로 단시간에 건져 올린다. 여기서 시간이 걸리게 되면 紫色이 되지 않는다. 이것이 제4의 요령이다.

◎ 바로 불을 끄고 평평한 접시에 담아 급속하게 식힌다. 이것이 가장 중요한 제5의 요령이다.

◎ 돼지기름은 酸敗되지 않은 것을 엄선한다. 혹시 좋은 제품이 없으면 사용하지 않는 편이 좋다. 이것은 보존 중에도 변화되는데, 허가사항에 위반되는 것이므로 앞으로 문제의 소지가 있다.

문 헌

1. 矢數道明・漢方處方解說 (昭和41) P.195

K87. 紫雲膏

[成分・分量]

紫根	120g
當歸	60g
胡麻油	1000g
蜜蠟	340g
豚脂	20g
	1540g

이상을 留意点의 製法으로 연고 약 1370g을 만든다.

[効能・効果]

살갗이 튼 곳(잔금), 추위로 인한 손발의 튼 것, 凍傷, 생선 눈, 땀띠, 진무름, 外傷, 화상, 痔核에 의한 疼痛, 肛門裂傷, 옻 따위로 인한 피부병

2. 大塚敬節 등 · 漢方診療醫典 (昭和44) P.378
3. 海老塚吉次 · 紫雲膏製法의 要領 · 藥局漢方 P.294

K88. 四逆散料

출 전

傷寒論의 少陰病篇에 나와 있는 四逆散은 한 글자 차이의 四逆湯과는 다르다는 점에 주의해야 한다. 일반적으로 古方에서 散이라는 이름이 붙은 것은 生藥을 그대로 분말로 한 것을 혼합한 散劑로, 예외인 경우를 제외하면 그대로 물 등으로 복용하는 것이다.

그 처방을 煎藥으로서 투약 또는 복용하고자 하는 경우에는 散劑의 1일 양을 3배한 분량을 煎藥의 1일 양으로 하는 것이 관행이 되어 있다. 그리고 그 명칭은 「散料」라고 한다.

이 경우에는 四逆散의 1일 양을 3배하여 煎藥으로 만들어 「四逆散料」라고 한다. 當歸芍藥散의 경우, 역시 散劑의 1일 분량을 3배하여 「當歸芍藥散料」라고 하거나 「當歸芍藥湯」이라고 한다. 그러나 四逆散의 경우에는 「四逆湯」과 달리 동일한 傷寒論에 존재하기 때문에, 결코 「四逆湯」이라고 해서는 안 된다.

구 성

四逆散은 유명한 大柴胡湯의 原方으로 볼 수 있다.

柴胡는 苦寒으로 淸熱疎肝
芍藥은 苦平으로 柔肝止痛
枳實은 苦寒으로 和氣寬胸
甘草는 甘平으로 益氣培脾

라고 하는 것이 한방적인 方義로, 肝을 치료하는 처방이다. 肝은 물론 肝臟을 가리키는 것이 아니라 神經 · 精神을 말하는 것이다.

작약과 감초는 芍藥甘草湯으로 간주된다. 이것은 鎭痛鎖痙劑로서 유명하지만, 柴胡의 소염작용과 枳實의 軟堅作用이 협력할 때, 少陽 부위에 있어서는 더 강력해진다. 예전부터 그 腹證으로서 腹直筋의 攣急은 「코흘리개 아이(二本棒)」라 불렸고, 위궤양 등의 胃痛이나 腹痛에도 나타나는데, 본 처방으로 완화시킬 수 있다.

목 표

이 腹證은 消化管이나 膽囊 등의 염증에만 나타나는 것이 아니라, 蓄膿症이나 齒痛일 경우에도 나타난다. 특히 齒周炎인 경우의 치통, 삼차신경통 등에는 腹證을 확인할 필요도 없이 사용하면 종종 탁월한 효과를 볼 수 있다.

최근 枳實이나 靑皮 안에서 유효 성분으로 보이는 시네프린(synephrine) 등이 발견되고 있는데, 그 藥理作用이 해명됨에 따라 四逆散의 효과는 현대적으로도 입증될 것임에 틀림없다.

응 용

(1) 氣管支炎, 氣管支喘息, 肺結核, 肋膜炎 등으로 기침이 나며, 腹直筋의 긴장감이 강한 자

K88. 四逆散料

[成分 · 分量]

柴胡	2.0
芍藥	2.0
枳實	2.0
甘草	1.0
이상 4味	7.0

cut. 500 → 250煎

[効能 · 効果]

胸腹部에 답답함이 있는 경우의 다음의 諸症 : 위염, 위통, 복통

[한마디]

● 四逆散 그것으로서 사용할 경우에는 原方이 散劑이기 때문에 散劑가 맞을 거라고 생각한다. 치통, 三叉神經痛 등에 사용할 경우 散劑가 편리하다.

● 枳實成分인 나린긴(naringin), 네오헤스페리딘(neohesperidine)에는 抗浮腫作用이 있고, 芍藥成分인 페오니플로린(paeoniflorin)에는 그 힘을 증강시키는 작용이 있다는 보고문이 있다. (鹿野美弘 · 한방다이제스트 No.17, p.14)

[한마디]

● 炙甘草를 사용한다.

(2) 胃酸過多症, 胃潰瘍, 胃液分泌過多症, 十二指腸潰瘍, 膽石症, 結核性腹膜炎 등으로, 腹直筋緊張 또는 心下部疼痛, 또는 명치 언저리가 쓰리고 아프거나, 重壓感, 振水音 등이 있는 자.
(3) 신장염으로 부종이 있거나, 소변을 잘 보지 못하거나, 혹은 動悸 증상이 있거나, 복직근이 긴장되어 있는 자
(4) 반신불수, 어깨 결림, 筋攣縮症, 히스테리, 간질, 神經質, 高血壓症, 癎, 癎癪 소유자, 遺精 등으로, 心下部拘急, 腹直筋緊張, 神經症狀이 있는 자
(5) 축농증으로 복직근이 攣急한 자
(6) 잇몸이 腫痛하는 자

유의점

◎ 원 처방은 散劑로 되어있다. 지침에는 散料로 되어 있지만, 원래는 散으로 사용하고자 했다.

문 헌

1. 龍野一雄・新撰類聚方 (昭和34) P.144~145
2. 三川潮 등・漢藥 중 生物活性物質의 스크리닝(screening)에 관해서・漢方 다이제스트 No.10 (昭和54) P.4

K88-①. 四逆散

출 전

傷寒論 少陰病篇에 "少陰病으로 四逆이 있으면서, 혹은 기침을 하거나, 가슴이 두근거리거나, 소변을 잘 보지 못하거나, 腹中痛, 泄利下重하는 자는 四逆散으로 主治한다."고 되어 있다.

구 성

芍藥과 甘草의 芍藥甘草湯, 枳實과 芍藥의 枳實芍藥散으로 方意를 생각할 수 있다.

또한 大柴胡湯의 변형된 처방으로 大柴胡湯과 小柴胡湯의 중간에 위치하는 처방으로 볼 수 있다.

목 표

肝氣鬱結을 제1 목표로 한다. 小柴胡湯과 같은 柴胡劑에도 신경 증상이 있지만, 본 처방에는 내성적인 면이 있으므로 구별된다.

본 처방을 사용하는 경우는 열이 없고, 있더라도 미열이며, 四肢에 약간의 냉기가 있으며, 胸腹部가 긴장되어 있으면 다방면에 걸쳐 응용한다.

K88-①. 四逆散

[成分・分量]

柴胡末	1.8
芍藥末	1.8
枳實末	1.8
甘草末	0.9
이상 4味	6.3

혼합하여 分3, 1일 3회

[한마디]

- 많은 加味方이 가능하지만 湯液으로서 사용하는 方이 편리하다.
- 치통의 경우 上顎에는 본방, 下顎에는 排膿散이 효과가 있다.

K89. 四君子湯

출 전

和劑局方・一切氣門의 新添諸局經驗秘方으로서 기재되어 있으며「榮衛의 氣

가 虛하고, 臟腑怯弱하며, 心腹脹滿하거나, 식욕이 전혀 없거나, 腹鳴泄瀉하고, 구역질이 나는 것을 치료한다. 아주 적절한 것을 복용해야 한다. 항상 복용하면 脾胃를 溫和하게 하며, 식욕을 촉진하고, 寒邪瘴霧의 氣를 제거한다」고 되어 있다. 일설에는 醫林集要에 이 처방은 華陀(後漢시대의 醫聖)의 製方이라고 되어 있다.

원 처방에서는 인삼, 백출, 복령, 감초의 4味를 동등한 분량으로 이용하고 있다. 처방명은 不偏不倚의 군자와 같은 중화의 덕이 있다고 하여 이름이 붙여졌다고 한다.

구 성

古方의 人蔘湯(理中丸)에서 乾薑을 제거하고, 茯苓, 大棗, 生薑을 첨가한 것이지만, 古方의 乾薑은 乾生薑이므로, 분량이 적어서 胃中을 따뜻하게까지 할 수 있는 양이 아니다.

人蔘은 달고, 性은 따뜻하고(微寒이라는 의견도 있지만), 質은 윤택하고, 五臟의 원기를 보충하며, 특히 위장의 기능 저하에 효과가 있다.

白朮은 脾를 건강하게 하고 胃中의 停水를 말리고, 인삼과 함께 이완된 위장을 수축시키는 효과가 있다. 茯苓은 滲濕利水의 효과가 있으며, 白朮과 함께 胃中의 濁水를 끌어내린다. 甘草는 모든 약을 조화시켜 五臟의 違和의 氣를 조절한다.

목 표

본 처방은 和劑局方의 지시 이외에, 많은 책에서 그 목표를 기술하고 있다. 그 중 하나인 名醫方考(明. 吳崑)에는 「面色痿白, 言語輕微, 四肢無力, 맥이 약한 자를 주로 치료한다. 氣를 보충하는 데 매우 유효하다」라고 되어 있다. 또한 淺田方函에는 「이 처방은 氣虛를 주로 한다. 따라서 脾胃의 元氣가 虛하여 나타나는 여러 가지 증상에는 이 처방을 加減하거나 짐작하여 치료해야 한다」고 되어 있다.

즉 胃中에 停水가 많아 소화기능을 방해하고, 식욕이 없고, 체력 저하로 악순환을 반복하고 있는 상태에 있으며, 피부에 윤기가 없고, 손톱이나 입술 색이 나쁘며, 배는 연약하고 설사하기 쉬우며, 전신이 무력하며, 기력도 부족하다.

음식을 먹으면 먹은 것이 잘 소화되지 않고 胃에 남아있어 많이 먹지 못하고, 손발이 차며, 추위에 약하고, 말하는 데도 힘이 없다.

응 용

(1) 위장허약, 소화불량, 만성위염, 위축성 위염, 만성 설사, 식욕부진, 위하수.
(2) 각종 出血 후의 빈혈, 重病 후의 빈혈
(3) 四肢無力症, 半身不隨, 遺尿症

유의점

◎ 본 처방의 인삼은 御種이나 紅蔘 등 좋은 것을 사용할 것
◎ 빈혈이 심해지면 人蔘劑가 필요하게 된다. 일반적인 增血劑를 사용해도 위장이 허약한 자에게는 부담이 되는 경우가 많으므로, 人蔘劑를 합방하여 흡수력을 좋게 하는 것이 좋다.
◎ 본 처방은 기본 처방으로, 이것만으로 사용하는 경우는 비교적 적다. 가미한 처방이 많이 있다.

K89. 四君子湯

[成分 · 分量]

人蔘	4.0
白朮	4.0
茯苓	4.0
甘草	1.0
生薑(乾)	0.3
大棗	1.0
이상 6味	14.3

cut. 500 → 250煎

[効能 · 効果]

야위고 안색이 나쁘고 식욕이 없고 피로하기 쉬운 자의 다음의 諸症 : 위장허약, 만성위염, 위가 체한 듯한 트림, 구토, 下痢

[한마디]

● 淺田方函에서는 白朮이 아니고 蒼朮이다. 이 四君子湯類는 衆方規矩 등에는 白朮이므로 어느 쪽이라고 말할 수 없다.
● 炙甘草를 사용한다.

문 헌

1. 大平惠民和劑局方・香港・商務印書館版 (1971년) P.70
2. 北山壽安・增廣醫方口訣集 上3丁
3. 矢數道明・漢方後世要方解說 (昭和34) P. 157

K90. 七物降下湯

출 전

1980년 10월에 사망한 昭和期 漢方醫學의 태두인 大塚敬節 선생(修琴堂이라 칭호)이 창제한 처방으로, 大塚敬節 본인이 52세일 때, 고혈압과 眼底出血로 인해 시력이 저하되었을 때에 고심한 끝에 본 처방을 사용하여, 한때 실명될 위기에 있었던 시력을 회복시키고, 혈압도 안정시킨 처방이다. 그 후 본인의 체험을 통해 다수의 고혈압환자에게 추가로 시험한 후에 발표한 것이다. 한편 命名은 馬場辰二 선생이 했다.

구 성

본 처방의 기본은 四物湯(和劑局防)이며, 血虛(氣虛에 대하여)의 聖劑로서, 각종 출혈이나 혈행장애 증상에 많이 사용된다.

釣鉤藤(甘寒)은 鎭痙去風藥이며, 혈관경련 진정작용이 있다고 보고되었다. 黃耆(甘溫)는 漢方에서는 氣를 보충하는 强壯藥으로 體表部의 이완상태를 단단히 조인다고 하지만, 혈관 확장작용에 의한 혈압 강하작용이 있는 것으로 보고 되었다.

黃柏(苦寒)은 淸熱降火藥으로서 濕熱을 제거하고, 腎燥를 윤택하게 하며, 설사를 멈춘다고 한다. 함유되어 있는 버베린(berberine)의 양은 黃連에 비해 적지만, 消炎收斂作用이 있는 리놀산에스테르(linoleic acid ester)를 포함하고 있다. 또한 벨베린은 항빈혈작용이 있는 것으로 발표되어 있다.

목 표

처방을 창제한 大塚 선생은 자신의 고혈압 증상으로 이완기 혈압이 높고, 眼底出血이 반복되며, 下肢의 마비, 피로권태, 두통, 衄血, 盜汗 등의 증상에 이용했다. 그 후 쉽게 지치고 이완기 혈압치가 높은 고혈압 증상과 동시에 尿蛋白陽性者나 腎硬化症이 있는 자를 목표로 이용되었다.

응 용

(1) 고혈압증으로 허약하기 때문에 大黃劑나 柴胡劑를 사용할 수 없는 자
(2) 腎性 高血壓症, 腎硬化症

유의점

◎ 뭐니 뭐니 해도 釣鉤藤이 주된 약이기 때문에 품질을 선별하는 것을 중요시해야 한다. 반드시 잘게 썰지 않은 것을 구입한다.
◎ 黃耆도 비싸기는 하지만 晉耆를 사용해야 한다.
◎ 赤顔의 고혈압은 三黃瀉心湯, 靑顔의 고혈압은 본 처방이라고 생각하면 정답에 가깝다.

K90. 七物降下湯

[成分・分量]

當歸	3.0
芍藥	3.0
川芎	3.0
地黃	3.0
黃耆	3.0
黃柏	2.0
釣鉤藤	4.0
이상 7味	21.0

cut. 500 → 250煎

[効能・効果]

신체 허약한 경향이 있는 자의 다음의 諸症 : 고혈압에 따르는 隨伴症狀(上氣, 어깨 결림, 耳鳴, 頭重)

문 헌

1. 大塚敬節 등・漢方診療醫典 (昭和44) P.86
2. 大塚敬節・症候에 의한 漢方治療의 實際 (昭和38) P.456

K91. 柿蒂湯

출 전

嚴用和(宋)의 濟生方으로 2권 噦에 나와 있다. 「胸滿, 欬逆이 멈추지 않는 증상을 치료한다」고 하는 것이 본문이다.

구성・목표

欬逆이라고 하면 심하게 기침을 하는 증상을 상기하지만, 딸꾹질의 古語로 후세에 呃逆이나 吃逆이라 부르게 되었다.

딸꾹질은 복강 내의 장기에 발생한 자극이 미주신경이나 횡격막 신경을 통해 뇌중추로 전달되어, 반사적으로 횡격막의 間代性 痙攣이 일어나기 때문에 생기는 증상이라 한다.

中樞性과 末梢性이 있으며, 우리들이 만나는 것은 末梢性으로 위장에 기인하는 것이 많다.

또한 건강한 사람으로, 급하게 식사를 하거나 정신이 심하게 동요할 경우에 갑작스럽게 吃逆(딸꾹질)이 일어나기도 한다.

漢方的으로는 胃口의 虛寒에 근거하여 胃寒을 따뜻하게 하는 동시에 중추를 진정시키는 방법을 취하고 있다.

딸꾹질에도 陰陽이 있어, 陽에 속하는 것으로는 調胃承氣湯, 半夏瀉心湯, 橘皮竹茹湯이 있으며, 陰에 속하는 것으로는 吳茱萸湯, 柿蒂湯, 丁香柿蒂湯 등이 있다.

本間棗軒의 內科秘錄에는 "實證에는 半夏瀉心湯加茯苓, 小柴胡合橘皮竹茹湯, 橘皮竹茹湯加粳米麥門冬, 竹茹溫膽湯과 같은 종류를 사용한다. 虛冷에 속하는 자는 羌活附子散, 附子理中湯을 선택하여 사용한다. 丁香柿蒂散은 虛實通治의 처방이다."라고 기재되어 있다.

민간요법에서는 감의 꼭지 10g 정도에 얼음사탕을 첨가하여 달이는데, 상당한 효과가 있다. 柿蒂湯은 이것에 丁香과 生薑을 첨가한 것으로 丁香柿蒂散(湯)의 14味에 비교하면 불과 3味이다.

복잡한 藥味를 갖는 처방은 응용 범위가 넓은 대신에 효과가 빠르지 않으며, 단순한 처방은 응용 범위는 좁지만 효과가 빠르다.

柿蒂湯은 그러한 의미에서 보면 효과는 확실하고, 더구나 陰陽虛實에 구애받지 않고 사용할 수 있다. 더구나 민간요법보다 효과가 확실하다.

응 용

吃逆, 딸꾹질

유의점

◎ 대개의 딸꾹질은 본 처방으로 해결되지만, 확실히 陽證이라고 생각되는

K91. 柿蒂湯

[成分・分量]

丁子	1.5
生薑(乾)	1.0
柿蒂	5.0
이상 3味	7.5

cut. 500 → 250煎

[効能・効果]

딸꾹질

경우, 예를 들면 체격이 건장한 사람이 평상시에 吃逆을 일으키는 경우, 半夏瀉心湯과 본 처방을 병용한다.

◎ 또한 橘皮竹茹湯加柿蒂로 하고 싶은 경우, 竹茹溫膽湯은 橘皮竹茹湯合二陳湯으로도 해석할 수 있기 때문에 竹茹溫膽湯을 본 처방과 병용한다.

◎ 감의 꼭지는 감의 종류를 불문하고 사용할 수 있으므로, 自家採集도 가능하다. 이와 같은 自家採集 제품을 사용하는 경우의 법적 규제에 관해서는 아직 연구되지 않았다.

◎ 생강은 원래 「묵은 생강」을 5g정도 사용하는 것이 바람직하다.

문 헌

1. 矢數道明・漢方後世要方解說 (昭和34) P.51
2. 細野史郞 등・方證吟味 (昭和53) P.45
3. 嚴用和・濟生方(中國人民衛生出版社影印) P.105

K92. 四物湯

출 전

和劑局方의 婦人諸疾門에 "榮衛를 조절하고, 氣血에 영양을 부여하며, 衝任脈이 虛損한 것을 치료한다. 月經이 불규칙하고, 뱃속이 죄는 듯이 아프거나, 하혈이 멈추지 않고, 뱃속에 血塊가 있어 딱딱하며, 때때로 통증이 있거나, 임신하고 있지만 宿冷 때문에 유산할 지도 모르며, 태동이 이상하며, 下血하는 것을 치료한다. 산후의 衰弱을 틈타 감염증을 일으키며, 惡露가 남아 덩어리를 형성하여 하복부가 아프며, 寒熱 왕래가 있는 경우에도 좋다"고 적혀 있다.

구 성

金匱要略의 芎歸膠艾湯에서 阿膠, 艾葉, 甘草를 제거한 것이라 일컬어지지만, 오히려 순서는 반대로 본 처방이 먼저라고 생각된다.

當歸, 芍藥, 地黃은 모두 造血劑나 補血劑이지만 각각 특유의 작용이 있다.

當歸는 VB_{12} 등을 포함하고 있어 혈액 그 자체 또는 혈액 성분을 만드는 것인데 반하여, 지황은 造血이라기보다, 오히려 혈액 성분의 변화로부터 발생하는 血流의 異常을 정상화하는 작용이 있다. 芍藥은 혈액 성분 중의 수분에 대하여 利水作用이 있다고 한다.

方意辨義(岡本一抱子)에서는 「작약은 血의 제방(堤)」이라고 표현하고 있는데, 이것은 혈관의 투과성 억제작용이라고 생각된다.

川芎은 當歸와 비슷하고, 정유성분이 많으며, 氣劑로서의 작용이 강하고, 血中의 氣를 잘 돌게 한다고 한다.

목 표

사물탕은 血虛의 聖劑라 일컬어지며, 婦人藥方의 시조로 여겨지고 있다. 그러나 血虛는 빈혈과 같은 말이 아니며, 단순히 피가 적다는 것도 아니다.

생체의 작용을 氣와 血로 나눈 경우, 氣는 에너지, 血은 에너지를 생성하는 근본이 되는 육체를 의미한다.

K92. 四物湯

[成分・分量]

當歸	3.0
芍藥	3.0
川芎	3.0
地黃	3.0
이상 4味	12.0

cut. 500 → 250煎

[効能・効果]

피부가 枯燥하고 윤기가 없는 체질로, 위장장애가 없는 사람의 다음의 諸症 : 產後 또는 유산후의 피로회복, 월경불순, 冷症, 凍傷, 기미, 血道症

따라서 血虛는 氣虛를 발생시키고 동시에, 氣虛는 血虛를 발생시키는 관계에 있으므로, 血虛의 상태를 지나 顔面蒼白, 입술에 치아노제(cyanisis, 혈액중의 산소가 결핍하여 피부나 점막이 검푸르게 보이는 상태)를 발생시키는 氣血兩虛에는 본방을 사용해서는 안 된다.

이러한 상태를 쉽게 발견하는 것은 안색이 아니라 위장 허약으로 조금만 이상하면 설사하는 경향이 있는 자가 그것으로, 氣虛의 약방을 합방한 八珍湯 또는 발전방인 十全大補湯을 이용한다.

이상을 고려한 후에, 月經異常, 불임증, 혈맥증, 산전산후는 말할 필요도 없고, 피부가 건조한 피부병에는 병명의 여하를 불문하고 사용한다.

또한 下肢의 운동마비, 카리에스(Karies骨瘍) 등에도 사용하지만, 그 용도에 따라 加味方 이나 合方으로서 사용되는 경우가 많다.

응 용

(1) 月經異常, 月經痛, 月經不順.

(2) 산전산후의 補血養生藥. 이 경우, 木瓜, 蒼朮, 薏苡仁을 첨가한 四物湯脚氣加減으로 하는 경우가 많다.

(3) 빈혈, 식욕부진 등에 四君子湯을 합하여 八珍湯으로서 사용한다.

(4) 피부병에는 黃連解毒湯과 合方한 溫淸飮으로 하는 경우가 많다.

(5) 고혈압증으로 血虛인 사람은 안색이 나쁘다. 黃柏 2, 黃耆 3, 釣鉤藤 3을 加하여 七物降下湯으로 한다.

(6) 下部出血에 阿膠, 艾葉, 甘草를 加하면 芎歸膠艾湯이 된다.

유의점

◎ 後世方의 처방을 보았을 때, 이 四物湯의 성분은 들어 있지 않을까, 四君子湯의 성분은 들어 있지 않을까, 二陳湯은 어떨까를 검토해 보면, 대부분은 이들의 發展方으로, 그 중에서도 四物湯의 方意를 포함하고 있는 경우가 가장 많다. 이것을 분별함으로써 저절로 사용법을 알 수 있게 된다.

◎ 外臺秘要의 四物湯이라는 것이 있다. 이것은 桔梗湯에 紫菀과 麥門冬을 첨가한 것으로 본방과는 다르다. 여기에 人蔘, 貝母, 杏仁을 넣어 「外臺四物加三味」라 하며, 목소리가 쉬는 증상에 사용하는 主要한 藥이 된다.

문 헌

1. 太平惠民和劑局方(香港・商務印書館版 1971) P.165
2. 矢數道明・漢方後世要方解說 (昭和34) P.202

K93. 炙甘草湯

출 전

별명을 復脈湯이라고 한다. 傷寒論의 太陽病 下篇에 「傷寒이 解한 후 脈結代하고, 心動悸」하는 때에 이용하도록 기재되어 있다.

또한 金匱要略 虛勞篇에 「虛勞不足하고, 땀이 나서 괴로우며, 脈結, 心悸하는 것을 치료한다」, 또 肺痿篇에 「肺痿로, 涎唾가 많으며, 心中이 溫溫液液한 경우를 치료한다.」고 되어 있다.

구 성

처방을 분석하면 본 처방은 桂枝去芍藥湯에 人蔘, 地黃, 麥門冬, 麻子仁, 阿膠와 滋潤淸涼劑가 많이 첨가된 것으로 해석할 수 있다.

桂枝去芍藥湯은 急性熱病 中에 下劑에 의한 瀉下作用을 이용하여 解熱은 되었지만, 짧고 빠른 脈狀이 되어 가슴이 조이는 것 같은 증상에 사용하게 되어 있다.

지황(甘寒)은 血熱을 식히고, 출혈을 멈추게 하며, 피부를 윤택하게 하는 효과가 있고, 최근에 혈당강하작용을 인정받게 되었다.

맥문동(甘平)은 폐를 潤하게 하고, 心熱을 없애며, 氣를 진정시킨다고 하여, 乾燥性咳嗽나 숨이 찬 경우에 많이 사용된다.

인삼(甘微寒)은 기를 보충하고 津液(혈액을 포함하는 생리적인 체액)을 만들며, 정신을 안정시키고, 맥문동과 조합하여 滋潤作用을 발휘하며, 五臟의 氣를 돕는다고 한다.

마자인(甘平)은 麻의 열매로, 열에 의해 마르고, 굳어진 것을 潤하고 유연하게 하는 효과가 있으며, 緩下作用이 있다. 쪼깨거나 껍질을 제거해서 사용하면 좋다.

阿膠(甘平 ; 젤라틴으로도 可)는 피를 보충하고 폐를 潤하게 하며, 상처를 아물게 하고, 止血 작용이 있다.

목 표

이상과 같은 약효의 조합에서 보면 本方은 津液의 부족 상태가 특히 순환기에 현저하게 나타나며, 그것이 호흡기, 소화기, 피부점막에까지 파급된 상태에 사용된다.

그래서 본방의 목표로서 心悸亢進, 脈의 結代, 胸苦, 手足의 煩熱感, 피로감 등이 있는데, 脈의 結代가 없는 경우도 있다.

피부의 건조, 口乾, 변비 경향 등의 건조 경향과 심장, 혈관의 기능장애에 의한 發汗, 浮腫, 咳嗽, 涎唾 등이 복합적으로 發現하게 된다.

응 용

(1) 心悸亢進症, 心臟辨膜症, 期外收縮, 不整脈
(2) 바세도우씨병, 神經性心悸亢進症, 交感神經緊張症, 노이로제, 本態性 高血壓症 등으로 動悸하며, 쉽게 땀을 흘리고 쉽게 지치며, 逆上 증상이 있는 자

유의점

◎ 麻子仁과 같은 딱딱한 껍질이 있는 과실이나 종자는 볶아서 거칠게 부수지 않으면 성분이 煎出되지 않는다.
◎ 甘草는 炙甘草로 하므로, 프라이팬에서 짙은 색이 될 정도로 볶는다.
◎ 地黃은 修治하지 않은 그대로의 것을 사용한다. 原方에는 生地黃으로 되어 있지만, 鮮地黃일 필요는 없다.
◎ 阿膠는 다른 藥味를 달여낸 후 건져 올려 찌꺼기를 제거한 후에 넣고 끓여 녹이지만, 그릇 가장자리에 들러붙지 않도록 주의한다.

K93. 炙甘草湯

[成分 · 分量]

甘草	4.0
生薑(乾)	1.0
桂皮	3.0
大棗	5.0
人蔘	2.0
地黃	4.0
麥門冬	6.0
麻子仁	3.0
이상 8味	28.0

cut. 500 → 250煎
달인 후 濾液에 阿膠 2.0을 끓여 녹인다.

[効能 · 効果]
체력이 떨어지고 피로하기 쉬운 자의 動悸, 숨참

[한마디]
● 阿膠는 물을 소량으로 하여 膨潤시키고 나서 첨가한다.
● 생강은 묵은 생강 3.0이 좋다.

[追補]
1992년 6월 24일 厚生省 약무국장 통지에 의해 종래 阿膠를 젤라틴으로 바꾸어 사용하는 것으로 규정되어 있던 것을 개정하여 阿膠를 사용하는 것으로 되었다.

문 헌

1. 龍野一雄・新撰類聚方 (昭和52) P.53
2. 大塚敬節・症候에 의한 漢方治療의 實際 (昭和38) P.200

K94. 芍藥甘草湯

출 전

傷寒論의 太陽上篇에 發汗過多의 증상과 치료법에 관해 "急性 熱性病으로 맥은 浮, 自汗, 소변의 횟수가 많은 상태로 가슴이 괴롭고, 약간의 오한이 있으며, 다리에 경련이 일어난 상태가 될 경우에는 桂枝湯의 증상과 매우 유사하다. 그러나 한층 表虛하고 몸이 쇠약해져 있기 때문에 桂枝湯으로 재차 發汗하지 않아도 무방하다. 그럼에도 불구하고 發汗劑인 桂枝湯을 투여하면, 몸의 수분이 發汗으로 인해 더욱 상실되어 亡陽의 證이 되어버린다. 그리고 환자는 손발의 끝에서부터 냉해지고 咽喉가 건조하고, 몹시 괴로워하며 吐逆을 하게 된다. 그럴 때는 甘草乾薑湯을 투여한다. 그러면 陽氣를 되돌릴 수 있으므로 몸의 쇠약한 상태를 救할 수 있다. 이렇게 해서 체내의 陽氣가 회복되면 발이 따뜻해지기 때문에, 그때 다시 芍藥甘草湯을 투여하면 좋다."고 기술하고 있다.

출전에서는 단순히 陽證인 발(足)의 攣急만을 들고 있지만, 모든 종류의 疼痛에도 이용되고 있다.

구 성

芍藥과 甘草의 2味로 이루어져 있다.

芍藥은 근육의 拘攣을 완화하며, 甘草는 急迫을 완화시키기 때문에, 근육의 拘攣疼痛을 치료한다고 하는 것이 古方적인 사고방식 인데, 이러한 불과 2味의 구성도 藥理的으로 보면 일부는 拮抗하고 일부는 협조하고 있는 작용이 있어 간단하게 설명할 수는 없다.

즉 芍藥은 중추적으로는 痛覺中樞에 대한 鎭靜作用이 있으며, 脊髓反射弓의 흥분에 대한 鎭痙作用이 있는 것에 반하여, 末梢的으로는 근육에 대한 흥분작용을 하여 拘攣을 완화한다고는 할 수 없다.

한편 감초는 여러 가지 藥理作用이 보고되고 있으며, 특히 항염증작용은 주목을 끌고 있지만, 중추의 억제작용에 관해서는 특별히 내세울 만한 것이 없다. 鎭痙作用은 근육에 관해서는 파파베린(papaverine)과 같은 작용을 한다는 것이 인정되고 있다.

따라서 末梢的으로는 芍藥과 甘草는 拮抗하면서 조정적으로 작용하며, 중추작용으로서의 鎭痙作用은 相乘的으로 강화된다고 설명되어 있다.

목 표

芍藥甘草湯의 鎭痙作用은 부스코판(상품명, 브롬화부틸스코폴라민)의 응용범위에 適應하고, 특히 脊髓中樞性에 관계가 있는 疼痛으로, 이것을 진정시킬 필요가 있는 질병群에 이용된다고 한다.

따라서 腓腸筋의 痙攣, 坐骨神經痛, 腰痛, 五十肩, 筋骨 류마치스, 아킬레스

K94. 芍藥甘草湯

[成分・分量]

芍藥	4.0
甘草	4.0
이상 2味	8.0

cut. 500 → 250煎

[効能・効果]

급격하게 일어나는 근육의 경련을 동반하는 疼痛

[한마디]

- 炙甘草를 사용한다.
- 극적인 효과는 湯液으로만 볼 수 있다.

腱痛, 脚氣, 공복 시의 胃痛, 胃痙攣, 十二指腸潰瘍의 통증, 腸疝痛, 膽石疝痛, 腎石疝痛 등 脊髓性 支配의 骨格筋, 平滑筋의 경련에 의한 疼痛에 주된 효과가 있다.

또한 排尿痛, 痙攣性咳嗽, 기관지천식, 痔痛, 방광통, 齒痛, 월경곤란증의 疼痛에도 좋다.

그밖에 血管系에 관해서도 鎮痙的으로 작용하여, 상습적 두통자의 치료, 고혈압증의 眼底血管痙攣의 치료, 이완기혈압을 내리기 위한 兼方 등에도 좋은 효과가 있다고 한다.

응 용

(1) 脚氣, 腓腸筋痙攣, 근육 류머티스, 跟痛, 舌强直, 혹은 잠을 잘 못 자서 목이나 어깻죽지에 통증이 생기는 현상 등으로 근육이 당기는 자
(2) 위경련, 腸疝痛, 嵌頓(hernia), 이레우스(Ileus, 장폐색), 膽石發作, 췌장염 등 急性腹症이라고 하는 발작성의 복통으로, 腹壁이 경련으로 당기거나 굳어 있는 자
(3) 소아가 밤중에 우는 증상으로 腹筋이 攣急한 자
(4) 下肢 無力症, 脚弱
(5) 기침을 하면서 放屁하는 자를 고친 사례가 있다.
(6) 기관지천식으로 인한 호흡곤란이나, 심한 기침으로 인해 근육에 힘을 집중하고 있는 자
(7) 치통으로 腹筋이 굳어진 것을 치료한 사례가 있다.

유의점

◎ 본 처방은 頓服的으로 이용하는 것으로, 연속하여 이용하는 경우는 드물다. 연속으로 복용하면 감초의 부작용이라 할 수 있는 浮腫이나 근육 무력증이 나타나는 경우가 있다. 혹시 이런 증상이 나타나면 五苓散을 투여한다.

◎ 또한 低칼륨血症을 일으키는 사이아자이드(Thiazide, 이뇨제) 계열의 약제, 프로세미드(furosemide, 이뇨제), 스테로이드(steroid) 계열의 약제, 글리칠론(glycyron) 등과 併用하면 앞에서 기술한 부작용을 일으키기 쉬우므로 피하는 편이 좋다.

◎ 감초는 반드시 炙甘草를 사용해야 한다. 이것은 프라이팬도 괜찮으므로 細製한 감초를 충분히 볶아, 조금 눌어붙을 정도가 되면 좋은 것으로 어려운 일은 아니다.

문 헌

1. 矢數道明・漢方處方應用解說 (昭和41) P.234
2. 細野史郎編・方證吟味 (昭和53) P.496
3. 龍野一雄・新撰類聚方 (昭和34) P 63

K95. 鷓鴣菜湯

출 전

淺田宗伯의 勿誤藥室方函에는 「撮要方函」의 것으로 收載되어 있다. 「撮要方函」이란 古林見宜(1578-1657)의 저서인데, 입수할 수 없어 조사하지 못했다.

구 성

大黃甘草湯加海人草라고 해석할 수 있다. 鷓鴣菜湯으로서는 이 밖에 4味의 것, 5味의 것. 6味의 것, 7味의 것이 있으며, 각각 몇 味의 鷓鴣菜湯이라 명칭하여 구별하고 있다.

목 표

海人草로부터 驅虫성분인 카이닌산(Kainc acid)이 추출됨으로 인해, 海人草는 구충약으로서의 존재 가치를 급속히 상실했다. 더구나 가정의 菜園이나 야외의 간이화장실 등이 종적을 감춰 감염기회가 줄어들어 회충증상이 거의 보이지 않게 되었으므로, 이제 와서 藥局製劑로서 준비해 두어야 할 정도는 아니라고 생각한다.

그러나 天然痘와 같이 絶滅한 것이 아니라 蛔蟲症은 극히 드물게 나타나며, 鞭蟲症, 蟯蟲症은 우수한 신약이 개발되어 있음에도 완전히 驅除되지는 않았으므로, 이 방면에 사용할 기회가 있지 않을까 하는 생각이 든다.

응 용

蛔蟲, 蟯蟲, 鞭蟲의 驅除

유의점

◎ 예전에는 海人草를 달이고 난 찌꺼기가 시장에 나돈 적이 있었다. 지금은 걱정할 필요가 없지만, 海人草 그 자체보다도 그것에 부착되어 있는 紅藻類에 오히려 유효 성분이 있다는 說이 있다. 이 說을 믿는다면, 가능한 한 附着物이 많은 깨끗하지 않은 것이 좋은 물건이 된다.
어쨌든 특유의 臭氣가 많이 나는 것을 선택할 필요가 있다.

◎ 大黃은 개인차가 있으므로, 便通의 상태에 따라서는 좀더 적은 편이 좋다고 생각한다.

◎ 또 본방은 1일 3회 복용하게 되어 있지만, 蛔蟲 驅除劑의 일반법칙에 따라 저녁식사를 하지 않고 취침 전에 1일 양을 전부 복용하며, 다음날 아침도 絶食하는 방법도 좋다.

문 헌

1. 有持桂里・方輿輗
2. 淺田宗伯・勿誤藥室方函口訣 (明11) 卷下38丁

K95. 鷓鴣菜湯

[成分・分量]

鷓鴣菜	5.0
大黃	1.5
甘草	1.5
이상 3味	8.0

cut. 500 → 250煎

[効能・効果]

蛔蟲의 驅除

K96. 十全大補湯

출 전

和劑局方・諸虛門에 "남자 및 부인의 諸虛不足을 치료한다. 五勞七傷으로 식욕이 없고, 久病虛損, 때로는 潮熱을 發하며, 拘急疼痛, 夜夢遺精, 面目痿黃하며, 다리와 무릎에 힘이 없으며, 질병후 氣가 회복되지 않는 경우, 憂愁思慮하여 氣血을 傷動하고, 喘嗽中滿, 脾腎의 氣가 약해지거나, 五心 煩悶하는 증상을 모두 치료한다. 이 藥性은 따뜻하고 뜨겁지 않으며, 平補의 효과가 있고, 氣를 보양하고, 神을 육성하며, 脾를 깨어나게 하며, 渴을 멈추게 하고, 正을 순화하고, 邪를 피하며, 脾腎을 따뜻하게 한다. 그 효과를 일일이 열거할 수 없다."라고 되어 있다.

구 성

사군자탕(人蔘, 白朮, 茯苓, 甘草)과 사물탕(當歸, 芍藥, 川芎, 地黃)의 합방인 八珍湯에 桂枝와 黃耆를 첨가한 10味의 처방이다.

四物湯은 血虛를 보충하고, 血行을 좋게 하며, 血燥를 윤택하게 하고, 심장과 간의 기능을 활발하게 한다.

四君子湯은 氣虛를 보충하여 脾胃에 힘을 북돋게 하며, 소화기능을 亢進하여 肌肉을 충실하게 한다.

桂枝는 陽氣를 통하게 하고, 血行을 좋게 하여 表의 寒을 제거한다. 黃耆는 氣를 보충하고 表를 고정시켜 흘러나오지 않게 하며, 肌肉의 水滯를 제거한다.

목 표

局方의 지시에도 있듯이, 중병을 앓고 난 이후나 만성질환에 의해 氣血, 陰陽, 表裏, 內外가 모두 虛한 상태를 보충하는 것이다.

즉 심신이 모두 衰하여 전신권태 하고 빈혈, 식욕부진, 腹力도 脈力도 軟弱하며, 피부는 윤기가 없어 건조하고, 소화기 및 순환기의 기능이 저하되어 회복력이 심하게 저하된 상태로, 몸의 일부에 만성 寒性炎症이 있는 경우에 해당한다.

手足은 차지만 손바닥이나 발바닥이 화끈거리는 증상이 나타나며, 특히 하반신에 힘이 없다. 또한 출혈 경향도 있고 發汗하기 쉽다.

응 용

(1) 모든 貧血症, 각종 出血 후, 모든 熱性疾患 후의 衰弱, 산후 및 수술 후의 衰弱

(2) 寒性膿瘍, 카리에스(karies, 뼈의 만성 염증), 痔瘻, 脫肛.

(3) 백혈병, 암 등의 체력 소모시의 보조

유의점

◎ 열 증상이 없는 자에게 사용한다.

◎ 地黃은 熟地黃이 滋潤效果가 뛰어나다.

문 헌

1. 和劑局方・香港・商務印書館版(1971년) P.97

K96. 十全大補湯

[成分・分量]

人蔘	3.0
黃耆	3.0
白朮	3.0
茯苓	3.0
當歸	3.0
芍藥	3.0
地黃	3.0
川芎	3.0
桂皮	3.0
甘草	1.5
이상 10味	28.5

cut. 500 → 250煎

[効能・効果]

病後의 체력 저하, 피로권태, 식욕부진, 잠잘 때 흘리는 식은 땀, 手足의 冷症, 빈혈

[한마디]

● 본래 묵은 生薑 3.0, 大棗 3.0이 들어간다. 그렇지 않으면 체한다.

2. 萬病回春・香港・醫林書局版 下卷 P.190
3. 大塚敬節・漢方診療30年 (昭和34) P.328
4. 矢數道明・漢方後世要方解說 (昭和34) P.208

K97. 十味敗毒湯

출 전

華岡青洲의 瘍科方筌의 처방이다.

和歌山 출신의 才女, 有吉佐和子씨는 고향의 先哲을 모델로 「華岡青洲의 妻」를 저술하였는데, 그것이 발표될 당시에 베스트셀러가 되었으며, 텔레비전에 방영되기도 했다.

그것은 青洲의 이름을 후세까지 오래 남긴 것으로, 세계 제일의 내복 전신마취에 의한 유방암의 외과수술을 배경으로 며느리와 시어머니의 갈등을 훌륭하게 그려낸 것으로 기억된다.

華岡青洲(1760~1835년)도 중국 후한시대(220년경)의 華陀가 마취수술에 대해 기술한 것을 보고 發奮하였다고 한다.

또한 그가 남긴 乳巖治驗錄, 瘍科瑣言, 瘍科方筌 등의 서적을 보면 외과나 피부과에도 탁월한 인물이었음을 엿볼 수 있다. 紫雲膏, 中黃膏 등 그가 改創한 膏藥 종류는 지금도 소중하게 활용되고 있다.

구 성

十味敗毒湯은 青洲가 荊防敗毒散(만병회춘)을 原方으로 취사선택한 것으로, 原方보다 그 효과가 우수하다고 한다.

本方은 명칭대로 10味로 되어 있지만, 淺田流에서는 連翹를 첨가하여 「十敗加連」으로서 소염작용을 증진시켜 사용하는 것이 通例이다.

柴胡(苦平)는 사이코사포닌(saikosaponin)이나 사포게닌(sapogenin) 등의 연구가 해마다 발표되어 消炎, 解熱, 鎭靜, 鎭痙 등의 각 작용이 보증되어, 최근에는 재배물량이 증가했다. 漢方에서는 少陽病의 熱型를 往來寒熱의 해열, 半表半裏의 해열, 肝膽經의 해독, 진정, 소염 작용에 의해 心下滿, 胸脇苦滿, 心煩 등을 치료하는 것으로 보고 있다.

櫻皮는 일본의 民間藥으로부터 도입된 것으로, 플라본(flavone) 配糖體, 사포닌(saponin) 配糖體, 타닌(tannin) 등이 포함되어 소염효과 및 해독효과가 있다. 민간약으로는 부스럼(腫物)이 생길 경우에 排膿劑나 消炎劑로 사용되고 있다. 또한 櫻皮 엑기스로서 鎭咳去痰劑인 브로틴液(상품명, 벚나무 껍질 엑기스 진해거담제)은 널리 알려져 있다.

桔梗(苦平)도 消炎, 排膿, 去痰劑로서 製藥原料에 많이 사용되는 생약으로, 그 유효성분 중 하나인 길경사포닌(saponin)의 溶血作用과 去痰作用은 잘 알려져 있다.

川芎(辛溫)은 이제까지 진술한 바와 같이, 血行을 좋게 하고, 鬱을 풀어주고, 燥를 潤하고, 血을 보충하는 작용을 한다.

茯苓(甘平)은 체내에 수분을 공급하는 힘이 강하며, 다른 약과 조합하여 심

K97. 十味敗毒湯

[成分・分量]

柴胡	3.0
櫻皮	3.0
桔梗	3.0
川芎	3.0
茯苓	3.0
獨活	2.0
防風	3.0
甘草	2.0
生薑	1.0
荊芥	2.0
이상 10味	25.0

cut. 500 → 250煎

[効能・効果]

化膿性皮膚疾患・急性皮膚疾患의 初期, 蕁麻疹, 急性濕疹, 水蟲

장·비장·위장 및 근육 안의 수분 정체나 편재를 조절하는 작용을 한다.

獨活(苦平·一說에 辛微溫)은 성분적으로는 精油를 포함하는 것 이외에는 나머지가 분명하지 않지만, 「血氣를 조절하고, 風濕을 제거한다」고 되어 있다. 또한 민간약으로서는 류머티스, 두통, 중풍 등에 이용되며, 주로 體表部에 작용한다.

荊芥(辛溫)와 防風(甘溫)은 모두 가벼운 發表劑로, 體表部의 소염 및 해독효과가 있다. 또한 荊芥에는 止血作用 및 鎭痒作用도 있는 듯 하다.

목 표

十味敗毒湯은 青洲의 瘍科方筌에 「諸疔, 發熱惡寒과 두통, 焮腫疼痛하는 자를 치료한다」고 되어 있다. 또한 淺田方函口訣에는 「癰疽 및 모든 瘡腫의 초기에 憎寒壯熱하고 疼痛이 있는 자를 치료한다」고 되어 있으며, 화농성 피부질환으로 피부나 근육이 염증 또는 종양 등으로 인하여 부어오르거나 열이 있는 자에게 사용된다.

그러나 실제로는 조금 범위를 넓혀 화농이 생기기 쉬운 타입이나 알레르기성 체질자의 습진, 蕁麻疹, 外耳炎, 中耳炎, 乳腺炎, 임파선염 등에 응용할 수 있으며, 그 해독작용은 높이 평가할 수 있는 처방이다.

즉 太陽과 少陽의 시기에 걸쳐있는 것으로, 表熱의 陽證이 약간 안쪽으로 이동한 것으로, 急性型에서는 發赤腫痛하는 화농증, 만성형에서는 알레르기성의 피부염, 습진, 蕁麻疹 등이 된다. 체질적으로는 임파성 체질자라고 불리는 타입에 매우 적합하다.

또한 당뇨병성 癤은 이 처방에 적응하는 것이 많으며, 신경질적인 알레르기성 체질자의 體質改善 약으로서 장기 복용시키는 경우도 있다.

응 용

(1) 癰, 癤, 퍼룬클로시스(furunculosis, 癤瘍), 乳腺炎, 淋巴腺炎, 中耳炎, 外耳炎.

(2) 알레르기성 피부염, 습진, 蕁麻疹, 무좀

(3) 알레르기성 체질개선 약

유의점

◎ 본 처방에 連翹, 薏苡仁, 麻黃 등을 加味하거나 黃解散, 四物湯, 排膿散 등과 合方하는 경우가 많다. 別包로 하여 투약하면 좋다.

◎ 또한 원 처방에 있던 金銀花를 부활시키고자 한다. 加味하는 것은 법에 저촉되기 때문에 金銀花 5g을 別包로 투약한다.

◎ 淺田流에서는 櫻皮 대신에 土骨皮를 사용하고 있다. 土骨皮는 樸樕이라고도 하는 상수리나무의 껍질이다.

문 헌

1. 矢數道明·漢方處方解說 (昭和41) P.244

2. 淺田宗伯·勿誤藥室方菡口訣 (昭和11) 하57

3. 華岡青洲·瘍料方筌

K98. 潤腸湯

출 전

萬病回春・大便閉門에 「大便이 閉하여 결코 통하지 않는 것을 치료한다」고 되어 있다. 원방에는 潤腸丸으로 되어 있지만, 煎劑로서 사용하는 경우가 많으므로, 일반적으로는 潤腸湯이라 부르고 있다.

구 성

傷寒論의 麻子仁丸(마자인, 작약, 지실, 후박, 杏仁, 대황)에서 작약을 제외하고, 당귀, 지황, 도인, 황금, 甘草를 加한 것으로, 麻子仁丸보다 滋潤作用을 강화시킨 것이다.

당귀, 지황은 血燥를 윤택하게 하고 血을 보충한다. 麻子仁, 桃仁, 杏仁은 모두 지방질이 풍부하며, 윤활 효과가 있어 腸을 潤하게 하지만, 麻子仁은 中을 보충하고 氣를 증가시키며, 도인은 血의 停滯를, 杏仁은 氣의 鬱閉를 통하게 하는 효과가 있다. 枳實과 厚朴은 腸의 긴장을 유연하게 하며, 腸內의 가스를 순환시킨다. 黃芩과 大黃은 腸의 열을 식혀 通利를 좋게 한다.

목 표

상습성 변비에 사용하는 것이지만, 변비에도 弛緩性, 痙攣性, 旅行性, 熱性疾患 時, 체력쇠약 時 등 여러 가지 타입으로 분류된다. 본방은 체액감소로 腸內가 건조하여 粘滑性을 상실하고, 데굴데굴한 토끼똥 형태의 변을 배설하는 것이 목표로, 이완성일 경우도 경련성일 경우도 있다.

피부도 건조하고, 腹皮는 이완되어 윤기가 없으며, 손으로 만지면 변이 느껴지는 경우가 많으며, 때론 腹皮가 당기는 경우도 있다. 소변은 보통이거나 혹은 많은 편으로 口乾 경향이 있다.

응 용

(1) 상습성변비, 노인성변비.

(2) 고혈압, 동맥경화증 등에 수반되는 변비

유의점

◎ 麻子仁은 껍질을 제거하여 사용하는 것이 좋지만, 일반적으로는 乳鉢 등으로 껍질을 깨뜨려 사용하고 있다. 또한 애완동물 가게에서 구입하면 품질이 좋은 것을 구할 수 있다. 마자인은 大麻子라고도 한다.

◎ 大黃의 분량은 소량씩 가져가는 것이 일반적인 방법이며, 개인차가 심한 藥物이므로, 量을 고정시킬 수 없다.

문 헌

1. 龔廷賢・萬病回春(香港・醫林書局版) 上P.249

2. 矢數道明・漢方의 臨床誌(3권 6호)

K98. 潤腸湯

[成分・分量]

약재	분량
枳實	2.0
當歸	3.0
地黃	6.0
桃仁	2.0
杏仁	2.0
黃芩	2.0
厚朴	2.0
大黃	2.0
甘草	1.5
麻子仁	2.0
이상 10味	24.5

cut. 500 → 250煎

[効能・効果]

변비

[한마디]

● 枳實은 본래 枳殼이다.

K99. 生薑瀉心湯

출 전

傷寒論의 太陽病 下篇에 나온다. "急性熱性病을 發汗法으로 解熱시켰지만, 그 후 胃가 불쾌하고 心下가 더부룩하고 아프며, 트림이 나며, 腹鳴하여 설사하는 자는 生薑瀉心湯이 主治한다."

구 성

半夏瀉心湯의 乾薑을 줄이고, 生薑을 첨가한 것이다. 古方중에서 乾薑과 生薑을 병용하고 있는 것은 本方 뿐이다.

목 표

半夏瀉心湯은 胃部가 답답하고 딱딱하며, 식욕이 없고 구역질이 나며, 腹鳴, 설사, 트림 등의 위염에 이용하는 약방이다. 生薑瀉心湯은 胃部의 불쾌감이 특히 강하고, 트림으로 食臭가 있는 자에게 이용한다. 설사는 가벼운 경우가 많다.

胃部 不快感은 한방에서는 胃中不和라고 표현되며, 胃部의 싫은 느낌, 異和感, 빼근함, 답답함, 명치 언저리가 쓰리고 아픔, 긴장감, 가슴이 개운치 않다는 등으로 표현된다.

胃炎, 胃擴張症, 胃無力症 등에 이 증상이 보이지만, 구토가 나면 半夏瀉心湯, 腹滿이 심하면 柴胡桂枝湯, 위부팽만감이 있어 트림이 나오면 旋覆花代赭湯, 위부 불쾌감이 있고 呑酸嘈雜이 강한 자는 本方으로 구분하여 사용하면 좋다.

또한 설사에도 이용한다. 이 경우에도 구토와 설사 증상이 있으면 半夏瀉心湯이나 五苓散을, 복통이나 구토가 주된 증상이면 黃連湯을 사용하며, 본방은 心下痞硬이 主이다.

또한 신경증으로 心下痞硬이 있으면 본방을 고려한다. 生薑은 氣痞를 열어준다고 한다. 半夏厚朴湯도 생강이 氣痞를 열어주는 경우에 사용하고 있지만, 咽中이 메이는 경우도 있다. 본방은 가슴이 더부룩한 증상에 사용한다.

응 용

(1) 胃弱, 胃炎, 胃擴張, 胃下垂, 胃酸過多症, 胃酸欠乏症, 胃潰瘍, 胃運動亢進症, 十二指腸潰瘍, 胃腸炎, 胃痛, 腸炎 등으로 心下가 더부룩하고, 胃部 不和感이 강하거나 혹은 腹鳴, 鼓腸 명치 언저리의 쓰리고 아픔, 트림, 구토, 설사 중 어느 한 증상이 있는 자

(2) 기침에 留飮을 수반하는 자에게 사용한 사례가 있다.

(3) 어린애의 경풍, 腦症으로 乾嘔, 心下痞硬하는 자에게 사용한 경우가 있다.

(4) 帶下로 心下痞硬하는 자에게 사용한 例가 있다.

(5) 夜盲症, 角膜炎으로 心下痞硬, 명치 언저리가 쓰리고 아픈 자에게 사용한 例가 있다.

유의점

◎ 生薑은 生用한다. 乾生薑으로는 의미가 없다. 따라서 乾薑 1.5g은 제외하고, 묵은 생강을 약 2~3g 추가하는 것이 원 처방이다.

K99. 生薑瀉心湯

[成分 · 分量]

半夏	5.0
人蔘	2.5
黃芩	2.5
甘草	2.5
大棗	2.5
黃連	1.0
乾薑	1.5
生薑	2.0
이상 8味	19.5

cut. 500 → 250煎

[効能 · 効果]

명치가 막힌 듯한 감이 있고 트림을 동반하는 다음의 諸症: 식욕부진, 구역질, 구토, 下痢, 위장염, 口臭

[한마디]

● 외우는 법 : 半芩連蔘, 薑甘棗, 生薑이 들어감

◎ 再煎하면 마시기 쉽게 된다.

문 헌

1. 龍野一雄 · 漢方入門講座 (昭和31) P. 1065
2. 龍野一雄 · 新撰類聚方 (昭和34) P.170

K100. 小建中湯

출 전

傷寒論과 金匱要略의 곳곳에 나오는 太陰病의 대표적인 처방이다.

"지독하게 지쳐 체력이 없고, 배가 당기고, 動悸, 코피, 腹中痛, 夢精을 하며, 四肢가 나른하게 아프고, 손발이 화끈거리며, 침이 부족하여 목이 건조한 것은 小建中湯이 主治한다." (金匱要略 · 血痺虛勞篇)

"急性 熱病으로 陽脈이 濇, 陰脈이 弦한 때는 원칙적으로 腹中이 아픈 증상을 나타낸다. 이 경우 우선 小建中湯을 투여한다. 치유되지 않으면 小柴胡湯이 主治한다." (傷寒論 · 太陽中)

"부인의 腹中痛은 小建中湯이 主治한다." (金匱要略. 婦人雜病篇)

구 성

桂枝加芍藥湯에 아교가 첨가된 것이다. 이 阿膠는 水飴로도 代用할 수 있지만, 원래는 찹쌀을 麥芽로 糖化한 飴(엿)를 사용하는 것이 바람직하다.

목 표

소위 虛弱體質이나 腺病質인 사람에게 이 약방의 적응이 많다. 빈혈이 있어 쉽게 피로하며, 뱃가죽이 얇고 腹直筋이 당긴다. 四逆散의 경우에도 이 腹直筋의 拘攣은 나타나지만, 얇고 폭이 넓은 것이 특징이다. 때때로 복통을 호소하고 寢汗, 코피를 흘리며, 손발이 따뜻하고 手足이 나른한 증상이 있으면 병명 여하를 불문하고 본 처방을 고려해보면 좋다.

응 용

(1) 폐결핵, 늑막염의 경증 또는 회복기로 피로권태, 또는 미열, 식욕부진, 盜汗 등이 있지만 기침이나 痰 등의 호흡기 증상은 거의 없는 자
(2) 기관지천식, 肺氣腫으로 호흡이 가쁘며 피로 또는 動悸가 있는 자
(3) 心臟辨膜障碍, 神經性心悸亢進症, 동맥경화증, 고혈압증, 저혈압증으로 피로감, 動悸, 숨이 참, 가벼운 현기증이나 背痛 등을 호소하는 자
(4) 위하수, 위무력증으로 쉽게 피로하고 식욕이 없으며, 식곤증이 심하거나 하품을 자주 하는 자
(5) 위산과다증, 위산결핍증, 위운동항진, 만성위염, 위궤양, 위암, 십이지장궤양 등으로 허약체질, 식욕부진, 胃部鈍痛, 단단히 죄이는 느낌, 輕度의 명치 언저리가 쓰리고 아픈 증상을 호소하는 자
(6) 만성장염, 만성대장염, 만성소화불량, 직장궤양, 직장암 등으로 설사, 腹鈍痛, 粘液便이 나오고 쉽게 지치는 자
(7) 상습성 변비. 이완성 변비로 虛性體質로 배가 당기는 자

K100. 小建中湯

[成分 · 分量]

桂皮	4.0
生薑(乾)	1.0
大棗	4.0
芍藥	6.0
甘草	2.0
이상 5味	17.0

cut. 500 → 250煎

濾液에 膠飴 20을 녹인다.

[効能 · 効果]

허약체질로 피로하기 쉽고 혈색이 좋지 않고 복통, 動悸, 手足의 화끈거림, 冷, 頻尿 및 多尿 등 어느 것을 동반하는 다음의 諸症 : 소아허약체질, 피로권태, 신경질, 만성위장염, 소아야뇨증, 갓난애가 밤에 움

[한마디]

● 炙甘草를 사용한다.

(8) 급성간염 후 肝硬變症으로 虛性의 腹滿, 食欲不振인 자
(9) 膽石症으로 체력이 약하고 心下部 鈍痛이 있는 경우
(10) 체력이 약한 자가 황달로 배가 당기거나 식욕이 부진한 자
(11) 肥厚를 主로 한 결핵성 복막염으로 전신에 疲勞衰弱 징후가 있는 자
(12) 腹痛이 발작적으로 강하게 일어나는 자, 또는 지속적 鈍痛이 있는 자
(13) 소아가 한밤중에 우는 증상으로 배가 아픈 것처럼 급하고 격렬하게 우는 경우
(14) 소아의 소화불량으로 腹滿하며, 열이 없는 경우
(15) 말더듬이로 腹直筋이나 목으로부터 등에 걸쳐 筋骨의 힘줄이 당기는 것을 치료한 사례가 있다.
(16) 胃腸性 또는 性的神經衰弱으로 위장이 약하고 쉽게 지치며, 기력이 없고 무슨 일을 하든 귀찮고 졸려 하품이 나오는 자
(17) 과로・피로・스포츠 후
(18) 腺病質
(19) 扁桃肥大, 아데노이드(adenoid), 耳痛
(20) 원인 불명으로 갑작스럽게 나오는 코피
(21) 결막프리크텐(phlyctaena, 삼눈), 眼瞼緣炎
(22) 遺精, 夢精, 임포텐스(impotenz), 性的神經衰弱으로 쉽게 지치고, 손발이 화끈거리는 자
(23) 夜尿症, 頻尿症, 前立腺肥大, 腎硬化症
(24) 痔, 脫肛, 헤르니아(hernia)로 전신허약한 자
(25) 紫斑病으로 虛勞狀態에 있는 자
(26) 臍疝痛

유의점

◎ 小柴胡湯과 함께 가장 응용범위가 넓은 약방이다. 어떤 경우이든「脈浮緩, 手足自溫」에 유의할 것
◎ 傷寒論의 太陽病中篇에「小建中湯을 투여하고, 잘 되지 않으면 小柴胡湯을 투여하라」고 되어 있지만, 반대의 경우도 있다. 근소한 차이로 陰陽이 바뀔 수도 있으므로, 이러한 현상이 일어난다.

문 헌

1. 龍野一雄・新撰類聚方 (昭和34) P.34

K101. 小柴胡湯

K101. 小柴胡湯

[成分・分量]

柴胡	6.0
半夏	5.0
黃芩	3.0
人蔘	3.0
大棗	3.0
生薑	1.0
甘草	2.0
이상 7味	23.0

cut. 500 → 250煎

출 전

傷寒論의 太陽病中篇, 陽明病篇, 少陽病篇, 厥陰病篇의 곳곳에 나오는 少陽病治法의 대표적 처방이다. 조문을 전부 예로 들 수는 없으므로 그중 한두가지를 해석해 보겠다.

"急性熱性病에 걸려 5~6일이 지나 惡寒과 熱感이 교대로 오거나, 胸脇이 괴롭고 식욕이 없어지며, 메스꺼워져 토하고 싶어지게 된다. 혹은 가슴속이 메스

꺼워져도 구역질은 나지 않거나, 혹은 배가 아프거나 옆구리가 痞硬하거나, 혹은 명치에 動悸를 느끼거나, 尿利가 감소하거나, 혹은 목이 마르지 않고 미열이 있거나, 혹은 기침이 나오거나 한다. 이러한 때에는 小柴胡湯을 사용해야 한다." (太陽病中篇)

"太陽病이던 자가 치유되지 않고 少陽病으로 전입하는 경우에는 胸脇이 딱딱하게 당기며, 구역질 기미가 있어 식사를 할 수 없게 되고, 惡寒과 熱感이 교대로 일어나게 된다. 이럴 때 아직 吐法이나 瀉下法의 치료를 하지 않고, 脈이 沈緊하다면 小柴胡湯을 투여한다." (少陽病篇)

구 성

淺田流에서는 「半芩柴蔘, 薑甘棗」라는 말로 자주 주창되었던 것으로 기억한다. 이 7味 중 4味까지가 현대 약학적으로 연구되어 효과의 대부분이 解明될 것으로 본다.

柴胡는 예로부터 半表半裏의 熱, 즉 염증을 제거하는 약물로 되어 있다. 현대 약학에서도 그 성분인 사이코사포닌(saikosaponin)에 강력한 抗炎症作用이 있는 것이 증명되었다.

黃芩도 또한 열을 가라앉힌다고 한다. 주성분인 바이칼린(baicalin)에는 抗炎症作用, 毛細血管 透過性 亢進抑制作用 등이 알려져 있다.

甘草 성분인 글리시리진(glycyrrhizin)은 바이칼린(baicalin)과 마찬가지로 해독작용을 하는 글루크론산(glucuronic acid)을 2분자 갖고 있으며, 抗炎症作用, 抗體生產 抑制作用이 증명되었다.

人蔘도 또한 有用한 약리작용을 갖고 있다. 小柴胡湯에서의 인삼은 竹節人蔘이 이용되는 경우가 많다. 藥局製劑에서는 K101의 인삼을 넣은 것과 K101-①의 竹節人蔘을 넣은 小柴胡湯(竹蔘)의 2종이 준비되어 있다. 인삼의 細胞 賦活作用을 이용하는 경우는 이 K101을 利用한다.

목 표

출전 본래의 사용 목표가 아니라도, 만성으로 경과한 半表半裏의 위치에 있는 질병으로서 陰位에 빠져 있지 않은 경우에는 사용할 수 있다.

귓속이 아프고 귀밑이 부어 기분이 좋지 않는 증상으로, 熱感은 있어도 심하지 않을 경우에는 본방을 사용한다.

폐결핵이나 늑막염인 경우에도 마찬가지로 往來寒熱이 있는 경우에는 K101-①을 선용해야하며, 熱感이 있다고 할 정도이면 본방을 사용한다.

천식의 체질 개선, 아데노이드(adenoid)의 체질 개선에도 본방을 사용하지만, 적어도 간세포가 파괴되어 있는 결과라고 보이는 GOT, GPT 등의 상승이 있는 만성간염 등에는 부적합한 점이 있고, 오히려 그것이 상승될 수도 있다. 이러한 경우에는 K101-①을 적용한다. 그러나 의료용 製劑에는 同方이 없으므로 K101에서 파생한 엑기스 漢方을 사용하고 있다. K101-①을 사용하면 더 좋은 결과를 얻을 수 있을 것이다.

예전부터 현재까지 의료용 엑기스 漢方이 보급되기까지의 치료 경험은 주로 K101-①의 小柴胡湯(竹蔘)을 사용한 것으로, 吉益東洞이 사용한 小柴胡湯도 湯本求眞이 사용한 小柴胡湯도 모두 K101-①의 方이다.

[效能 · 效果]
구역질, 식욕부진, 위염, 위장허약, 피로감 및 감기 후기의 증상

[한마디]
● 생강은 묵은 생강 3.0g을 사용하고 싶다. 왜냐하면 생강은 大熱劑, 묵은 생강은 微溫으로 寒에 가까운 消炎劑이기 때문에

응 용

(1) 위염 등으로 구역질, 식욕부진, 胸脇苦滿이 있거나 입맛을 다시는 자
(2) 신경질, 노이로제, 肝癪소유자, 벙어리, 말더듬이, 불면증 등으로 胸脇苦滿이 있는 자
(3) 心悸亢進, 顔面神經麻痺, 삼차신경통, 고혈압증, 시력감퇴, 蕁麻疹 등 응용은 끝이 없다.
(4) 滲出性中耳炎 등으로 귓속이 아프고 흐르는 것 같은 분비물이 있으며, 귀밑(耳下)이 부어 기분이 좋지 않은 자
(5) 폐결핵이나 늑막염으로 끈질기게 微熱이 계속되는 자
(6) 小兒의 아데노이드(adenoid)와 扁桃炎의 체질 개선

유의점

◎ K101-① 小柴胡湯(竹蔘)의 항목을 참조한 것

문 헌

1. 松田邦夫・萬病回春解說 (1989년) P.177
2. 田部昌弘・生薑의 基原에 관한 生藥學的硏究 (1993년) P.9

K101-①. 小柴胡湯(竹蔘)

출 전

傷寒論의 각 편에 나오는 유명한 처방이지만, K101에서 모두 인용했으므로 여기에는 萬病回春의 傷寒門의 조문을 번역해 놓는다.

"急性熱性病으로 귀가 잘 들리지 않으며, 胸脇이 아프고 구역질이 나고, 입이 쓴 것은 少陽 증상이다. 이것은 半表半裏의 위치에 있기 때문에 和解의 치료방법을 취하면 좋다. 小柴胡湯이 좋다."

구 성

半夏, 黃芩, 柴胡, 人蔘, 生薑, 甘草, 大棗의 7味로 구성되어 있는데, 이 중 人蔘은 일본에서는 예전부터 竹節人蔘을 사용하였다. 生薑은 자연 그대로의 묵은 생강이 사용되고 있다. 急性熱性病에는 반드시 이 組合으로 사용하고자 한다. 왜냐하면 본래의 人蔘, 바꿔 말하면 御種人蔘, 高麗人蔘 등의 사용 부위는 根(Radix)으로 性味는 甘溫인 것에 반하여, 竹節人蔘은 根莖(Rhizoma)으로 性味도 苦微溫으로, 漢方的인 사용 목표는 자연히 다르다. 竹節人蔘은 이른바 인삼의 蘆頭로, 中藥으로 말하면 人蔘蘆라는 부위에 해당한다. 따라서 묵은 생강의 辛溫과 협동하여 熱性, 炎症性 질환에 유효하다. 그런데 이 竹節人蔘을 人蔘으로 바꾸어 놓고, 묵은 생강을 생강(*Zingiber officinale*, 생강뿌리를 말린 약물)으로 바꾸어 사용한 경우에는 熱性, 炎症性 증상에는 이용하기 어려우며, 자칫하면 악화되는 경우가 있다. 이것은 엄격하게 구별해서 사용해야 한다.

목 표

傷寒論에서는 熱性의 질병 경과를 太陽病, 少陽病, 陽明病의 이른바 三陽으로 분류하고, 각각에 提綱이라고 하는 病態를 총괄하여 붙여놓았다.

K101-①. 小柴胡湯(竹蔘)

[成分・分量]

柴胡	6.0
半夏	6.0
黃芩	3.0
竹節人蔘	3.0
大棗	3.0
生薑(乾)	1.0
甘草	2.0
이상 7味	24.0

cut. 500 → 250煎

[效能・效果]

胸과 脇腹이 답답하고 쉽게 피로하고 번갈아 오한, 미열, 식욕부진, 기침 등을 동반하는 자, 감기, 胃腸카타르, 氣管支카타르

[한마디]

● 외우는 법 半芩柴蔘, 薑甘棗
● 생강은 묵은 생강 3.0g을 사용해야 한다.
● 炙甘草를 사용한다.

少陽病의 提綱은 「少陽病이라는 것은 입이 쓰고 목이 건조하며 현기증이 난다」, 「귀도 잘 들을 수 없으며, 눈은 충혈 되고, 가슴은 꽉 막힌 것 같다」이다.

(1) 우선 감기 등의 急性熱性病의 초기를 지난 상태로, 체내에 열이 있고 식욕부진하거나, 혹은 그 열의 상태가 처음에는 오싹오싹 惡寒이 나며, 그 상태가 끝나면 갑자기 열이 나는 경우가 있다. 또는 아침에는 열이 없고 오후가 되면 熱感이 나와 發熱한다.

(2) 기침이 나거나 두통이 있고, 가슴이 메거나, 가슴의 겨드랑이로부터 등에 걸쳐 당기는 것 같은 느낌이 들거나, 통증이 있거나, 구역질을 하거나 한다.

(3) 감기 등으로 큰 열은 내렸지만 개운하지 않고, 식욕이 없고, 오후가 되면 약간의 한기와 발열 증상이 있으며, 가슴이 막힌 것 같고 배에서 등까지 쿡쿡 쑤시는 듯한 통증이 있는 자

(4) 황달로 복통이 있고 구역질이 나는 자

(5) 부인이 감기에 걸려 열이 있을 때, 월경이 시작되어 매일 일정한 시각에 오한이 나기 시작하고, 그것이 발열을 대신한다고 하는 말라리아의 熱型과 같은 증상인 자

(6) 천식의 持病이 있는 자가 지속적으로 복용하면 체질 개선이 되어 천식이 일어나지 않는다.

(7) 유행성 腎炎과 같이, 감기와 완전히 동일한 증상으로 진행되며, 며칠 후 열이 내리면 그 때 혈뇨가 시작되는 자가 있다. 이것도 少陽病이다.

(7)에는 小柴胡湯去生薑加黃連茯苓을 주장하는 사람이 있을 정도로 生薑이 신경 쓰인다. 묵은 생강이라면 내 경험상으로는 걱정 없다.(埴岡)

그 밖에 각종 질병에 응용한다. 요약하면, ① 입이 쓰고 목이 건조하며, ② 식욕부진, ③ 가슴의 답답한 증상이 겨드랑이에서 등까지 이르거나, 귀가 아프거나, 愁訴(고통호소)가 主로 가슴에 있고, 그밖에도 體側部에 나타난다. 이러한 조건이 있으면, 극단적으로 말해 피부병과 정신병에 사용하여도 효과를 보는 경우가 있다.

응 용

(1) 감기, 독감(流感), 티푸스(typhus), 와일씨병(Weil's disease), 痲疹, 丹毒, 溶連菌症, 泉熱, 말라리아, 더위 먹음, 소아의 원인불명의 熱, 항생물질을 사용한 후 고열이 내리지 않는 자 등으로 發熱 혹은 往來寒熱, 舌白苔, 식욕부진, 咳痰, 胸脇苦滿 등이 있는 자

(2) 기관지염, 기관지천식, 기관지확장증, 폐렴, 膿胸, 肺氣腫, 폐결핵, 늑막염 등으로, 혹은 發熱, 혹은 無熱, 咳痰胸痛, 胸脇苦滿, 식욕부진 등이 있는 자

(3) 두통, 肋間神經痛, 半身不隨 등으로 胸脇苦滿을 수반하는 자

(4) 肝炎, 膽囊炎, 膽石症, 黃疸, 肝機能障碍 등으로 發熱 또는 寒熱, 無熱 또는 황달이 있고, 胸脇苦滿, 心下痛, 식욕부진, 구토 또는 신경증상이 있는 자

(5) 임파선염, 瘰癧, 扁桃炎, 中耳炎, 乳嘴突起炎, 耳下腺炎, 乳腺炎, 각종 化膿症 등으로 發熱疼痛, 혹은 식욕부진, 혹은 胸脇苦滿한 자

(6) 腎炎, 腎石, 腎盂炎 등으로, 發熱往來寒熱하거나, 혹은 無熱하며, 胸脇苦滿 혹은 浮腫이 있는 자

(7) 急性附屬器炎, 產褥熱로 發熱, 往來寒熱하고, 血道症으로 월경이 멈추지 않고 寒熱, 胸脇苦滿, 神經症狀이 있는 자

(8) 急性睾丸炎, 副睾丸炎으로 發熱腫痛하는 자

K101의 用途이다.

유의점

◎ 本方 중 인삼은 竹節人蔘이다. 急性熱性病의 경우에는 이 처방이 좋다. 만성병이나 체질 개선에 사용하는 경우에는 人蔘이나 紅蔘으로 처방하는 것이 좋다.

◎ 달이고 난 찌꺼기를 제거한 후, 다시 한번 煎液을 반가량으로 농축하는 것이 원전에 지시되어 있다. 이것을 再煎法이라 한다. 이것은 煎出中에 사이코 사포닌(saikosaponin)이 변화하는 것을 보다 확실하게 하기 위해 반드시 실행해야 한다. 말로 직접 설명하거나, 설명서에 충분히 달이는 방법을 설명해야 한다.

◎ 小柴胡湯을 지속적으로 복용하면 오히려 명치가 답답하다고 호소하는 사람이 있다. 이것은 胸脇苦滿으로 인하여 心下痞가 숨겨져 있었기 때문으로, 결코 부작용이 아니다. 心下痞를 치료하고자 하면 半夏瀉心湯을 사용하면 좋다. 黃連 1g을 가미함으로써 2方의 合方이 되는데, 加味方은 허락되지 않으므로 별첨하여 함께 달이게 된다. 이 경우 黃連의 포장에는 局方品零賣일 때의 표시가 필요하게 된다.

◎ 또 이 경우 黃連을 분말로 투여하여, 煎液으로 복용하면 좋지 않을까 하는 생각이 들지만, 煎出中에 황련은 감초와 반응하여 다른 물질을 만들고, 그것이 효과가 있다고 생각되므로, 분말투여는 불가능하다.

◎ 黃連解毒湯과의 합방을 柴胡解毒湯, 四物湯과의 합방을 柴胡四物湯, 五苓散과의 합방을 柴苓湯, 小陷胸湯과의 합방을 柴陷湯, 香蘇散과의 합방을 柴蘇飮이라 한다. 제각각 名方이지만 허가된 처방이 아닌 것도 있으므로, 그것은 다른 방제로서 판매하여, 동시에 달이도록 설명한다.

문 헌

1. 臨床漢方硏究會 · 漢方精撰百八方 (昭和40) P.22
2. 久保道德 · 漢方의 臨床藥學 (昭和53) P.41, 109
3. 龍野一雄 · 新撰類聚方 (昭和34) P.119

K102. 小柴胡加桔梗石膏湯

출 전

傷寒論의 小柴胡湯에 桔梗과 石膏를 가미한 것으로, 일본뿐만 아니라 중국에서도 사용되고 있는 듯하지만 출전은 알 수 없다.

구 성

小柴胡湯에 白虎湯을 합방하고, 知母와 粳米를 제거한 것은 小柴胡加石膏湯, 小柴胡湯에 排膿湯을 합방한 것 혹은 桔梗湯을 합방한 것은 小柴胡加桔梗湯이라고 해석할 수 있다. 이 두가지를 합방하면 본 처방이 된다.

K102.
小柴胡加桔梗石膏湯

[成分 · 分量]

柴胡	7.0
半夏	5.0
黃芩	3.0
大棗	3.0
人蔘	3.0
生薑(乾)	1.0
甘草	2.0
桔梗	3.0
石膏	10.0
이상 9味	37.0

cut. 500 → 250煎

목 표

栗原愛塔씨의 「處方千載集」에 「小柴胡湯에 石膏를 첨가하여 頭痛, 耳鳴, 齒痛에 사용한다. 小柴胡湯에 桔梗과 石膏를 첨가하여 咽喉痛에 사용한다」고 되어 있다.

小柴胡湯의 外感에 대한 역할은 인체의 제1방어 시스템에 연이어 준비되어 있는 방어 시스템에 발생한 病期라고 할 수 있다. 즉 항생물질이 상당한 효과를 볼 수 있는 시기로, 코, 咽喉, 扁桃 등에 염증이 지속되면, 세균에 감염되기 쉬우며, 그 때문에 염증이 더욱 심해진다. 이 세균의 활동을 정지시키는 것이 항생물질이다.

小柴胡加桔梗石膏湯은 직접 세균에 공격을 가하는 것이 아니라 면역글로블린(globulin)의 형성을 증가시키며, 염증을 진정시키는 작용을 하는 것이라 생각된다.

桔梗은 예전부터 化膿症 질환에 이용되어 왔지만, 이것에도 항균성은 없으며, 대식세포의 작용을 증강하여 간접적으로 喰菌作用을 높인다고 한다.

따라서 上氣道炎症性 疾患 등의 이차감염, 구강질환의 세균감염과 그 염증에 응용되며, 항생물질 등의 현대 요법에 저항하는 상태에 사용하여 탁월한 효과를 보았다.

응 용

(1) 扁桃炎, 咽頭炎, 喉頭炎, 上氣道感染症
(2) 耳下腺炎, 蓄膿症, 乳腺炎

유의점

◎ 桔梗에는 껍질을 제거하여 벗겨 놓은 것과 修治를 하지 않은 이른바 자연 그대로의 것이 있다. 晒桔梗은 깨끗하지만 껍질을 지나치게 벗기면 효과가 떨어지므로 자연 그대로의 것을 사용하는 편이 좋다.

◎ 石膏는 가능하면 塊狀을 구하여 직접 자르고, 섞여 있는 흙 등을 제거하여 조정해야 한다. 또한 灼熱할 때까지 구운 후에 찢어서 修治를 가한 것은 이용하지 않는 편이 좋다.

문 헌

1. 栗原愛塔・處方千載集 (昭和11) P.41

[効能・効果]
咽喉가 부어서 아픈 다음의 諸症 : 편도염, 扁桃周圍炎

[한마디]
● 이 때의 人蔘의 사용도 人蔘인지 竹節人蔘인지를 구별하여 사용하고 싶다.

K103. 小承氣湯

출 전

傷寒論의 陽明病篇에 "陽明病으로 땀이 많은 사람은 체액이 줄어들기 때문에 소화관 내의 수분이 감소하고, 그로 인해 변비가 생기게 된다. 변비증상이 있으면 헛소리를 하게 된다. 小承氣湯의 主治이다."고 되어 있다.

구 성

大承氣湯에서 芒硝를 제거한 처방이다.

K103. 小承氣湯

[成分・分量]

大黃	2.0
枳實	2.0
厚朴	3.0
이상 3味	7.0

cut. 500 → 250煎

[効能・効果]
변비

목 표

承氣라고 하는 것은 順氣와 동일한 의미로, 氣가 순환되지 않는 것을 치료한다는 것이다. 大承氣湯으로부터 芒硝가 제거된 것은 증상이 가벼운 것으로, 宿食이나 燥屎를 제거한다는 것이 아니라, 氣가 막혀있는 것을 순환시켜 제거하는 것이 목적이다.

傷寒論의 陽明病篇에 "大承氣湯을 사용하기 전에 小承氣湯을 試用하여, 服後 放屁가 있으면 燥屎가 있는 것으로 大承氣湯을 사용한다."고 하는 방법이 기재되어 있다.

응 용

(1) 急性熱性病으로 腹滿便秘가 있으며, 그로 인해 腦症을 일으키는 경우로, 비교적 증상이 가벼운 자
(2) 기관지천식, 심장천식 등으로 腹滿便秘가 있는 자

유의점

◎ 原方은 大黃이 4g이다. 이 정도 사용하지 않으면 小承氣의 의미가 없는 것이 아닐까하는 생각이 든다.
◎ 일반적으로는 2회로 나누어 복용한다.

문 헌

1. 龍野一雄・新撰類聚方 (昭和34) P.219

K104. 小青龍湯

傷寒論의 太陽中篇에 "傷寒表證이 아직 풀리지 않은 시기에, 心下部에 수분이 있으며 乾嘔, 發熱하고, 기침이 나거나, 목이 마르거나, 설사를 하거나, 숨이 막히거나, 소변 양이 감소하고 하복부가 부풀거나, 혹은 숨쉬기가 괴로운 자에게는 小青龍湯으로 主治한다."고 되어 있다.

구 성

桂枝湯으로부터 大棗를 제거한 것에 水毒을 제거하는 麻黃, 半夏, 細辛, 五味子를 첨가하고, 生薑을 乾薑으로 바꾼 것이다.

목 표

水毒症狀을 가지고 있던 자가 감기와 같은 外感病에 걸려 기침이나 천식을 發했을 경우에 사용된다. 기침이 主이고 천식을 수반하며, 痰이나 콧물도 水樣性으로 하룻밤에 한 상자의 휴지를 사용해 버린다는 것이 특징이다.

水毒症狀은 胃內停水, 浮腫, 소변 양 감소, 眩暈 등으로 나타나고, 喘鳴, 엷은 痰, 콧물이 흐르도록 나오는 것도 수독증상에 해당한다.

上記의 특징이 있으면 광범위하게 모든 질병에 응용된다. 예를 들면, ① 감기나 기관지염 등으로 두통이나 발열과 같은 表證과 함께 기침을 하거나 喘이 있으며, 小便不利, 乾嘔, 眩暈이 있는 자, ② 喘鳴이 있고, 痰은 물과 같으며, 기관지천식 증상이 있는 자 ③ 百日咳, 肺炎 등으로 喘鳴이 있는 자. ④ 네프로제, 腎炎 등, ⑤ 알레르기성 비염으로 코가 막히고, 재채기가 많이 나오며 콧물

K104. 小青龍湯

[成分・分量]

麻黃	3.0
芍藥	3.0
乾薑	3.0
甘草	3.0
桂皮	3.0
細辛	3.0
五味子	3.0
半夏	6.0
이상 8味	27.0

cut. 500 → 250煎

[効能・効果]

기관지염, 기관지천식, 콧물, 연한 물과 같은 痰을 동반하는 기침, 鼻炎

[한마디]

- 桂芍味細, 半麻甘乾이라고 외운다.
- 表不解而心下水氣는 필수조건
- 乾薑은 乾生薑을 사용해야한다. 분량은 그대로.

이 나오는 자, ⑥ 浮腫이 있는 관절염 등에 현저한 효과가 있다.

응 용

(1) 감기, 독감, 기관지염, 폐렴 등으로 發熱, 咳嗽, 혹은 오한이나 두통이 있는 자
(2) 기관지천식, 감기에 수반되는 기관지천식으로 脈浮이, 喘咳 하는 자
(3) 기관지확장증, 폐기종 등으로 脈浮, 喘鳴을 띤 기침을 하는 자
(4) 폐결핵으로 감기에 걸려 喘鳴을 띤 기침이 많은 자
(5) 急性慢性腎炎, 妊娠腎 네프로제(nephrose) 등으로 浮腫이 있거나 혹은 발열, 두통, 오한 혹은 咳하는 자
(6) 結膜炎, 涙囊炎 그 외의 눈병으로 충혈과 눈물이 많은 자
(7) 濕疹, 水泡 등의 피부병으로 맥이 뜨거나 혹은 表證이 있고, 浮腫이 있거나 혹은 분비물이 나오는 것 같지만 나오지 않으며, 긁으면 물이 나오거나, 혹은 엷은 분비물이 많은 자
(8) 신경통, 류머티스 등으로 脈浮 혹은 다른 表證이 있어 身體疼重한 자
(9) 노인이 기침을 해서 목이 메는 경우. 百日咳 등으로 목이 메는 자
(10) 濕性肋膜炎, 肋間神經痛으로 기침이 나고, 가슴에 통증이 있으며, 특히 鎖骨上窩에 통증이 미치는 자
(11) 腹水, 小便不利 증상이 있는 자
(12) 방광염으로 小便不利하거나, 하복부가 팽만한 자
(13) 위산과다증, 위액분비과다증, 留飮症, 婦人神經症 등으로 타액 또는 胃液이 입으로 나오는 자
(14) 副鼻腔蓄膿症, 肥厚性鼻炎, 만성알레르기성비염 등으로 재채기를 많이 하거나 혹은 코가 막히거나, 눈이나 코 주변이 부어있는 자

유의점

◎ 두통, 발열, 脈浮와 같은 表證이 있는 것을 확인하고 사용해야 한다. 동일한 듯한 증상으로 表證이 없는 것은 苓甘薑味辛夏仁湯 등을 고려한다.
◎ 기침(咳)이 심하여 구역감이 생기고, 咽喉가 건조하지 않은 증상에는 본방이 좋다.
◎ 만성알레르기성비염 등의 慢性症에는 적어도 반년 정도 계속 복용할 필요가 있다.
◎ 오미자는 거무스름한 것을 이용한다. 분량이 많으면 마시기 어려우므로 사람에 따라 감량한다. 또한 잘게 썬 것이 있지만 맛이 좋지 않기 때문에 사용하지 않는 편이 좋다.

문 헌

1. 荒木性次・新古方藥囊 (昭和47) P.120
2. 龍野一雄・新撰類聚方 (昭和34) P.85

K105. 小青龍湯加石膏

출 전

金匱要略의 咳嗽篇에 "上氣, 喘躁한 자는 肺脹에 屬하고 風水가 되려고 한다. 肺脹으로 기침을 하고 上氣되며, 煩躁하여, 喘하고 脈浮한 자는 心下에 水가 있다. 小青龍湯加石膏로 主治한다."고 되어 있다.

구 성

傷寒論의 小青龍湯에 石膏를 첨가한 것이다.

목 표

열이 있고 기침이 심하게 나오며, 침이나 담이 많고, 땀이 조금 나서 나쁜 느낌이 드는 자에게 사용한다. 小青龍湯의 證으로 逆上이 심하며, 기침과 천식도 심한 경우이다. 가슴속이 고통스러워 기절하는 자도 있다.

응 용

小青龍湯의 證으로 煩躁 또는 심하게 上氣되는 자

유의점

◎ 傷寒論의 方後에 小青龍湯의 去加方이 있지만, 이것들은 小青龍湯을 먼저 사용하고 나서 사용하는 것이며, 본방은 모든 것이 소청룡탕과 동일하지 않으며 別方이다. 예를 들어 小青龍湯은 갈증을 호소하는 경우가 없지만, 본방은 갈증이 있다는 등의 차이가 있다.

문 헌

1. 荒木性次・新古方藥囊 (昭和47) P.158
2. 龍野一雄・新撰類聚方 (昭和34) P.93

K105.小青龍湯加石膏

[成分・分量]

麻黃	3.0
芍藥	3.0
乾薑	3.0
甘草	3.0
桂皮	3.0
細辛	3.0
五味子	3.0
半夏	6.0
石膏	5.0
이상 9味	32.0

cut. 500 → 250煎

[効能・効果]

다음의 諸症이 있고 목마름이 있는 자 : 기관지염, 기관지천식, 콧물, 연한 물과 같은 痰을 동반하는 기침, 鼻炎

K106. 小青龍湯合麻杏甘石湯

출 전

두 처방 모두 傷寒論을 출전으로 한다.

구 성

小青龍湯에 杏仁과 石膏를 가미한 것이다. 또한 小青龍湯加石膏와 苓甘薑味辛夏仁湯의 合方이라고도 생각된다.

목 표

小青龍湯과 麻杏甘石湯은 모두 천식과 기침에 사용하는 藥方이지만 조건이 약간 다르다. 땀에 관해서 생각해보면, 모두 水毒을 몸에 가지고 있지만, 小青龍湯의 경우에는 그것이 콧물이나, 침이나, 水樣性 痰이 되어 나오는 것에 반하여, 땀은 나올 듯하지만 나오지 않는다. 麻杏甘石湯의 처방은 땀을 흘리며 헐떡거린다고 할 정도로 이마에 진땀을 흘리며 기침을 한다. 咳唾는 없고 갈증을 호소한다. 이 두가지의 합방인 본 처방은 소청룡탕의 證으로, 콧물이 나온다거

K106.
小青龍湯合麻杏甘石湯

[成分・分量]

麻黃	4.0
芍藥	3.0
乾薑	3.0
甘草	3.0
桂皮	3.0
細辛	3.0
五味子	3.0
半夏	6.0
杏仁	4.0
石膏	10.0
이상 10味	42.0

cut. 500 → 250 煎

나 水樣性 痰이 있다거나 하는 특징은 적으며, 또한 갈증을 호소한다고 하는 2처방의 중간에 해당하는 證으로 변했다.

일반적으로 合方하면, 合方하지 않은 이전의 單一方의 날카로움을 잃게 되어 온화해지기는 하지만 효력이 약해지므로 證을 확실히 파악할 수 있으면 가능한 한 합방하지 않는 편이 좋다.

응 용

氣管支喘息, 急性慢性氣管支炎

유의점

◎ 小靑龍湯에 杏仁과 石膏의 2味만을 가미한 것으로 소청룡탕과 마행감석탕을 합방한 것과 같다. 그러므로 加味라는 것에 상당한 주의를 하지 않으면 方意를 착각할 수 있다.

◎ 杏仁의 皮尖을 제거해야 한다는 修治는 반드시 지켜야만 한다. 껍질 속에 효소가 있는 것처럼, 胚珠 안에도 杏仁의 주성분을 변화시키는 성분이 있을지도 모른다.

문 헌

1. 龍野一雄・新撰類聚方 (昭和34) P.104

[効能・効果]
기관지천식, 소아천식, 기침

[한마디]
●이때의 땀은 악취가 심하다고 老醫傳에 있다.

K107. 小半夏加茯苓湯

출 전

金匱要略의 痰飮咳嗽病脈證 제12에 나온다.

"갑작스럽게 구토를 하거나 명치가 더부룩한 것은 胃部에 停水가 있기 때문으로, 현기증이 나거나 動悸한다. 이러한 경우에는 小半夏加茯苓湯을 사용해야 한다."

"구토를 한 사람은 위액을 상실했기 때문에 원래는 갈증이 생겨야 한다. 갈증이 있다는 것은 나으려고 하는 증거이다. 그런데 현재 갈증이 나지 않는 것은 胃에 停水가 있는 支飮 상태이기 때문이다. 이 경우에는 小半夏加茯苓湯을 사용해야 한다."

"토하기 전부터 갈증이 생기는 것은 心下에 停水가 있기 때문으로, 飮家로서 취급한다. 小半夏加茯苓湯을 사용해야 한다."고 되어 있다.

구 성

半夏나 生薑은 모두 鎭嘔劑로, 위액 분비가 과다하여 구토하는 경우가 그 적응증상이다. 이 두가지 藥味로 구성된 것을 小半夏湯이라고 하는데, 그 위에 胃氣를 보충하여 물을 소변으로 배출하게 하기 위해 복령이 첨가되었다.

목 표

胃內에 停水가 있어 갈증이 있는 자가 구토를 하고 식사를 할 수 없으며, 心下가 더부룩하고 眩暈이 있을 경우에 효과가 있다.

胃內에 停水가 있는 자는 제7, 제8 胸椎 부근 手掌大 정도가 차갑다고 호소하는 자이다. 이 호소 증상을 목표로 하면 백발백중이라고 淺田宗伯 선생이 말

K107.小半夏加茯苓湯

[成分・分量]

半夏	8.0
茯苓	3.0
生薑	2.0
이상 3味	13.0

cut. 500 → 250煎

[効能・効果]
입덧, 구토, 메스꺼움

[한마디]
●小半夏湯은 方極에 의하면 「吐하고 渴하지 않는 자를 치료한다」라 하는데 본방은 渴이 있다.
●생강(묵은 생강)을 倍加하면 먹을 수 있게 되는 일이 많다.
●惡阻에 사용하여 오히려 구토가 심해지는 일이 있다. 이것은 필시 瞑眩이기 때문이므로 그만두어서는 안 된다고 相見三郎씨는 말한다.(漢方精選百八方)

했다.

식욕부진인 자는 본 처방의 生薑을 배로 증가시키든가, 생강을 짠 즙을 추가하면 메슥거리는 증상이 치료되어 먹을 수 있게 된다.

응 용

(1) 구토로 心下部가 더부룩하거나 眩暈이 있는 자. 갈증이 나서 물을 마시면 토하는 자
(2) 전신이 부어 陰囊까지 부은 자. 嘔逆하고 호흡이 급박하며, 小便不利 증상이 있는 자를 고친 사례가 있다.
(3) 眩暈이 있고 손발이 차고 脈細하며, 嘔悸, 心下痞滿한 자를 고친 사례가 있다.
(4) 임신구토(입덧), 급성위장염, 小兒嘔吐, 濕性肋膜炎
(5) 축농증에 응용된 사례도 있다.
(6) 幽門痙攣에 응용된 사례도 있다.

유의점

◎ 원전에서는 溫服하게 되어 있다. 그러나 임신구토일 경우에는 차게 하여 몇 차례에 걸쳐 나누어 마시는 편이 좋다.
◎ 淺田流에서는 「小半茯橘」이라고 하여 橘皮 4g을 가미한다. 물론 方劑에 집어넣지 않고 별첨하여 동일하게 달인다. 二陳湯 합방의 方意이다.
◎ 생강은 乾生薑이 아니라 묵은 생강이 좋다. 분량은 3g으로 한다.

문 헌

1. 龍野一雄・漢方入門講座 (昭和31) P.1320
2. 龍野一雄・新撰類聚方 (昭和34) P.249
3. 矢數道明・漢方處方解說 (昭和41) P.277
4. 淺田宗伯・勿誤藥室方函口訣 (昭和11) 下卷66丁

K108. 消風散

출 전

外科正宗(陳實功) 4권・雜瘡毒門・疥瘡論 제73에 "風濕이 血脈에 浸淫하여 종기나 옴이 생겨 가려워서 참을 수 없는 증상을 치료한다. 또한 어른이나 소아에게 蕁麻疹이 생겨 전신에 구름과 같은 발진이 생겼다가, 즉시 증상이 사라지는 상태를 치료한다."고 되어 있다.

구 성

13味라고 하는 많은 맛으로 구성되어 있다. 石膏, 苦參, 知母는 열을 가라앉히는 기능을 하며, 蒼朮과 木通은 利濕 효과가 있으며, 當歸, 地黃, 胡麻는 滋潤의 효과가 있다. 무엇보다도 다른 것은 蟬退로, 漢方이라고 하기보다는 민간요법으로 왕새우의 껍질, 津蟹, 澤蟹, 蟬退 등이 많이 사용되고 있다. 키틴질(質)이 효과가 있는 것인지, 異種蛋白의 非特異 免疫作用이 효과가 있는 것인지는 아직도 이해할 수 없다. 이러한 알 수 없는 성분을 함유한 처방이 공정한 처방

K108. 消風散

[成分・分量]

약재	분량
當歸	3.0
地黃	3.0
石膏	3.0
防風	2.0
蒼朮	2.0
木通	2.0
牛蒡子	2.0
知母	1.5
胡麻	1.5
蟬退	1.0
苦參	1.0
荊芥	1.0
甘草	1.0
이상 13味	24.0

cut. 500 → 250煎

으로서 포함되어 있는 것으로 보아 머지않아 白僵蚕이나 虻蟲 등도 나오게 될지 모르겠다.

荊芥, 苦參은 金匱要略의 苦荊丸에도 있다.

목 표

출전에서도 크게 다른 용도가 지시되어 있다. 혈맥에까지 들어간 風濕이나 급성 蕁麻疹에 탁월한 효과가 있다고 한다.

蕁麻疹·痒疹으로서 붉은 지도 모양과 같이 되어 있는 發疹, 固定蕁麻疹 등에 우선 사용하면 좋다. 단 빨갛게 부풀어 있어야 하며, 흰 것이나 熱感이 없는 것에는 부적당하다.

또한 아토피성 피부염에 많이 사용된다. 출전 「風濕浸淫血脈致生瘡疥搔癢不絶」의 응용이다. 이러한 경우는 적어도 風濕이 있기 때문에 濕潤性이어야 한다. 漿液이 많거나, 또는 水泡性인 것 등은 다른 利水性이 강한 方劑, 예를 들면 越婢加朮湯 등을 선택해야 하며 病名投藥은 피하여야 한다.

응 용

(1) 蕁麻疹, 붉은 지도와 같이 發赤이 있는 증상을 목표로 한다. 모든 蕁麻疹에 효과가 있는 것은 아니다.
(2) 피부염, 아토피성 피부염. 습기와 윤기가 부족한 자에게는 當歸飮子, 습기와 윤기가 많은 자에게는 越婢加朮湯, 붉은 기가 많은 자에게는 黃連解毒湯이라는 식으로 사용법을 구분할 필요가 있다.
(3) 여름에 악화되는 피부염, 무좀, 汗疹 (默堂處方集)
(4) 全身性 홍반성낭창(SLE) (默堂處方集)

유의점

◎ 상당히 發表力이 강하기 때문에 악화된 것처럼 되는 경우가 종종 있다. 호전 반응으로 간주해야 할지 부작용으로 간주해야 할지 施用者의 역량에 따르고자 한다.
◎ 성분 중에 참깨나 蟬退와 같이 알레르기를 일으키는 물질이 될 수 있는 것이 들어가 있다. 법정에서 규정한 사용상의 주의보다 좀더 상세한 주의를 미리 服用者에게 설명해 두는 편이 좋다.

문 헌

1. 外科正宗·4卷·雜瘡毒門·疥瘡論 第73
2. 淺田宗伯·勿誤藥室方函口訣·下卷 72
3. 柴田良治·默堂柴田良治處方集·P251

[効能·効果]
만성습진(분비물이 많은 자)

[한마디]
● 너무 분비물이 많은 자는 他方이다.
● 13味를 외우는 일은 힘들지만 淺田流의 외우는 법은 아주 흥미 있는 말의 가락이 좋은 것이다.
(荊石蒡地 苦蒼防知 通草歸麻 蟬甘. 이상 13味)
● 局方에 同名方이 있는데 異方이므로 주의

K109. 升麻葛根湯

출 전

和劑局方 2권, 治傷寒에 "어른이나 소아의 時氣溫疫으로 두통, 발열하고, 신체가 煩疼하며, 瘡疹이 나올지 나오지 않을지 의문스런 상태일 때 사용한다."고 되어 있다. 만병회춘의 傷寒門에도 나와 있다.

구 성

發表藥인 葛根과 生薑에 升提인 升麻를 첨가했다. 芍藥은 血熱을 식힌다. 원방에는 그밖에 發表藥인 葱白이 들어 있다.

목 표

예전에는 麻疹이 나왔다가 급격히 소실되고, 腦症을 일으키는 것을 內攻이라 하여 상당히 두려워했다. 이러한 경우에 葛根, 生薑, 升麻, 葱白과 發表劑를 겸비하여 發疹이 생기는 것을 가라앉혔다. 지금은 麻疹에 대한 예방주사가 생겨 본 처방이 등장할 곳은 사라져버린 듯한 생각이 든다.

升麻는 升提라고 하여 끌어 당겨올리는 작용이 있다 한다. 下陷한 氣를 끌어올려, 갈근으로 發表하려고 하는 것이므로 반드시 發疹이 나와야 하는데 나오지 않는 병, 예를 들면 風疹이나 猩紅熱 등에도 사용할 수 있다. 그러나 부주의하게 사용하면 전신에 發疹이 퍼져 깜짝 놀라는 경우가 있으므로 주의해야 한다.

응 용

(1) 痘瘡, 麻疹의 초기나 猩紅熱의 초기 증상
(2) 衄血, 눈의 充血, 扁桃炎

유의점

◎ 갈근탕이라 하더라도 傷寒論의 갈근탕과는 전혀 다른 것이므로 혼동해서는 안 된다.
◎ 발진이 이미 나와 있을 때는 사용하지 않는다. 발진이 급격하게 격심해지거나 몸을 쇠약하게 한다.

문 헌

1. 矢數道明・漢方後世要方解說 (昭和34) P.45

K109. 升麻葛根湯

[成分・分量]

葛根	5.0
芍藥	3.0
升麻	1.0
生薑	1.0
甘草	1.5
이상 5味	11.5

cut. 500 → 250煎

[効能・効果]

감기의 초기, 피부염

K110. 逍遙散

출 전

출전은 和劑局方이다. 原典에는 甘草, 當歸, 茯苓, 芍藥, 白朮, 柴胡 6味의 분말 한 숟가락을 생강 한 조각과 약간의 薄荷葉과 함께 물 한 그릇에 넣고 달이게 되어 있지만, 요즘에는 보통의 달이는 방법을 택하고 있다.

중국의 고전인 장자의 開卷 제1에 逍遙遊篇이 있다. 본방은 그 이름을 기념하여 逍遙散이라 命名하게 되었다. 이 逍遙遊篇은 큰 물고기가 대붕(大鵬)이 되어 우주에서 날개치는 이야기를 싣고 있다.

逍遙散을 마시면 마음이 상쾌해져 넓고 넓은 천지에 마치 大鵬이 자유롭게 날개 치고 있는 듯한 기분이 들기 때문인 것 같다.

구 성

처방 구성은 小柴胡湯과 當歸芍藥散料를 합한 것과 매우 유사하며, 약효도 이 두가지의 처방 효과를 섞어놓은 것이라 생각하면 된다.

K110. 逍遙散

[成分・分量]

當歸	3.0
芍藥	3.0
柴胡	3.0
白朮	3.0
茯苓	3.0
甘草	1.5
生薑	1.0
薄荷	1.0
이상 8味	18.5

cut. 500 → 250煎

[効能・効果]

冷症. 허약체질, 월경불순, 월경곤란, 갱년기장애, 血道症

목 표

當歸芍藥散이 원전에서 「婦人腹中…」이라고 하여 부인에게 주로 사용하는 것과 같이, 逍遙散도 부인에게 사용되는 경우가 많으며, 여윈 기색의 부인으로 월경 전이 되면 감정적으로 흥분하기 쉬우며, 초조해 하고, 아이들을 꾸짖거나 사소한 일에 화를 내거나 하는 경향이 있는 자가 어깨 결림이나, 두통, 불면, 변비 증상이 있을 경우에 상당한 효과를 나타낸다.

또한 확실하지도 않은 증상을 열거하거나, 지난번과는 다른 증상을 호소하거나 하는 경우에도 적용할 수 있다.

물론 동일한 증후인 경우에는 남녀 구별 없이 사용할 수 있다는 것은 當歸芍藥散의 경우와 마찬가지이다.

이 증상에 上氣가 추가되면 牡丹皮나 山梔子를 첨가한 丹梔逍遙散, 즉 加味逍遙散이 좋다. 본 처방에서 肝火上亢의 證이 없고, 생각에 잠기는 氣鬱症의 경우에는 地黃이나 香附子를 첨가하거나, 또는 醫貫의 소요산을 사용한다.

응 용

(1) 氣鬱症, 부인신경증, 어깨 결림
(2) 월경불순, 갱년기장애
(3) 피부병, 口舌糜爛
(4) 慢性尿道炎, 白帶下
(5) 肝硬變으로 腹水가 없는 자

유의점

◎ 逍遙散은 局方과 醫貫 두가지 책에서 동일한 명칭의 처방이 있다. 局方은 8味인 점에서 醫貫과 구별하여 八味逍遙散이라 하는 경우도 있다.
◎ 薄荷는 매년 새로운 물품으로 갱신하여 在庫해야 한다. 오래된 것은 효력이 그다지 많지 않다.
◎ 또한 薄荷를 제외한 것을 먼저 달이고, 달이기를 끝마치기 직전에 박하를 넣는다. 소위 「後入」의 방식을 취해야만 한다.
◎ 逍遙散에 四物湯을 합하여 만성 피부병에 이용하는 경우가 있다.
◎ 逍遙散에 貝母, 瓜蔞根, 靑皮, 牡蠣, 夏枯草로 이루어지는 瘰癧加味와 合方하여 瘰癧뿐만 아니라 백혈병 등의 난치병을 고친 기록도 있다.

문 헌

1. 矢數道明・漢方後世要方解說 (昭和34) P.49, 221
2. 淺田宗伯・勿誤藥室方函口訣 (昭和11) 下68丁オ
3. .細野史郞 등・方證吟味 (昭和53) P.222

[한마디]
● 柴苓朮甘, 藥을 짊어지고 돌아간다라고 외운다.
● 본방에 梔子・牧丹皮를 넣은 것이 加味逍遙散인데, 두통, 上氣가 없는 때에는 치자와 목단을 넣지 않은 본방이 좋다. 특히 우울 상태인 경우에는 本方加地黃香附子로서 加梔丹은 피한다.
● 炙甘草를 사용한다.

K111. 四苓湯

출 전

明의 吳又可의 저서인 「溫疫論」이 출전으로, 猪苓, 복령, 택사, 陳皮이며, 朮은 이용하고 있지 않다. 따라서 이 四苓湯에 관해서는 출전불명이라고 말하지

K111. 四苓湯

[成分・分量]

澤瀉	4.0
茯苓	4.0
白朮	4.0
猪苓	4.0
이상 4味	16.0

cut. 500 → 250煎

않을 수 없다. 다만 용도는 溫疫論論飮에 있는 것을 인용해도 좋다. "목이 말라 물을 마시고 싶어 할 때는 분량을 加減하여 마시면 좋다. 만일 지나치게 마신 경우에는 胃內에 水가 停滯해 있다는 것을 자각하게 된다. 이것을 停飮이라고 한다. 四苓散이 좋다. 가장 효과가 있다."라고 하는 것이 조문이다. 方後에 백출을 이용하지 않은 이유에 대한 설명이 있다.

구 성

溫疫論에서는 白朮을 사용하지 않았다. 온역론의 사령탕(또는 사령산)의 陳皮를 朮로 대신하면 五苓散去桂가 된다. 또는 猪苓散加澤瀉가 된다. 猪苓, 茯苓, 朮에 갈증을 兼治하는 澤瀉를 첨가한 4종의 利水劑만의 조합이다.

목 표

五苓散은 表裏雙解의 약방으로 表證이 있는 자에게 사용한다. 이 四苓散은 表證이 없고, 단지 갈증이 나서 물을 마시고, 마시면 곧 바로 토하며, 小便不利 증상이 있는 자에게 이용한다.

또한 猪苓散加澤瀉라고 생각하면 목표는 猪苓散의 용도로도 사용된다. 즉 「구토하고 上寒이 있어 물을 계속해서 마시고 싶어 하는 자」가 豬苓散의 목표인데, 姙娠嘔吐에는 小半夏加茯苓湯보다도 좋다고 有持桂里의 方輿輗에 나와 있다. 澤瀉는 갈증을 가라앉히는 특징이 있다. 猪苓散에서는 이미 택사를 가미하여 갈증을 치료하는 효과를 증강시켰다. 사령산도 姙娠嘔吐에 사용했다는 것은 同書에서 豬苓散의 처방이 四苓散보다 뛰어나다고 하는 것이 기재되어 있는 것으로부터 알 수 있다.

淺田宗伯 선생은 勿誤藥室方函에서 「醫事說約에서는 사령산에 華蒼朮을 넣어 야맹증에 이용한다」고 기술했다. 華蒼朮은 唐蒼朮을 말하며, 우리들이 지금 사용하는 蒼朮이다.

응 용

(1) 구토를 하여 갈증이 나며, 물을 마신 후에는 곧 토해 버리는 증상. 임신구토
(2) 夜盲症

유의점

◎ 특별히 五苓散에서 계피를 제거할 필요도 없다고 생각하지만, 溫病理論에서 보면 表寒이 없으면 溫劑인 계피는 필요 없으며, 表熱이 있으면 오히려 병의 상태가 악화된다고 본다.

◎ 溫疫論에서보면, 이 證은 胃의 病狀이 없으므로, 健中 기능이 있는 白朮을 사용할 필요는 없다. 疫邪가 胃에 전달되어 갈증이 일어나고 있는 상황에서, 다시 틀어막는 성질이 있는 백출을 사용하면 胃를 더욱 틀어막을 우려가 있다. 따라서 陳皮를 사용하여 완화시키고자 하는 것이다. 사용하고 있는 중에는 이와 같은 일이 있을지도 모르겠다.

◎ 어느 쪽이든 白朮보다도 蒼朮을 사용하는 것이 바람직하다. 창출은 利水效果가 있으므로 胃의 虛實은 문제가 되지 않는다.

◎ 淺田方函口訣에서는 車前子를 첨가하여 脬熱 下痢하는 자에게 사용하였다. 脬는 膀胱에 관한 것이지만 脬熱이란 어떤 임상의 형태일 지 궁금하다.

[効能 · 効果]
목이 마르고 물을 마셔도 尿量이 적고 구역질, 구토, 복통, 浮腫 등의 어느 것을 동반하는 다음의 諸症 : 더위 먹음, 급성위장염, 浮腫

[한마디]
- 桂皮가 자극성인 점에서 본방이 좋다는 사람이 있다.
- 소변을 失禁하는 사람에게 黃連, 黃柏, 五味子, 山茱萸를 첨가하는 일이 있다. (濟世全書)
- 이 白朮도 淺田方函에서는 蒼朮이다. 衆方規矩에서는 白朮이지만 응용면에서 생각하면 蒼朮이다.

문 헌

1. 淺田宗伯・勿誤藥室方函 (明10) 上卷80丁
2. 淺田宗伯・勿誤藥室方函口訣 (明11) 下卷55丁
3. 吳有性・小刻溫疫論 (日本刊・亨和2年版) 下卷9丁
4. 香川修德・一本堂醫事說約 (刊年不明・延享甲子序文) 下卷38丁

K112. 辛夷淸肺湯

출 전

外科正宗・雜瘡毒門・鼻痔病에 "폐에 열이 있으며, 코 안의 瘜肉이 처음에는 석류나무의 種子와 같다가 나날이 커져 鼻孔이 막혀서 숨을 쉴 수 없는 자를 치료한다."고 되어 있다.

코는 폐에 속하며, 본방은 鼻孔 속의 熱毒을 淸解하므로, 處方名을 淸肺라고 했다. 原方에는 辛夷淸肺飮으로 되어 있으며, 甘草가 더해져 10味가 된다.

구 성

知母와 石膏는 肺와 胃의 열을 제거하고 마른 것을 윤택하게 한다. 梔子와 黃芩은 消炎解熱 효과가 있으며, 麥門冬은 심장과 폐의 열을 제거하며 滋潤 효과가 있다. 升麻는 表部의 熱을 가라앉히고, 毒을 제거하며, 다른 약을 上部로 이끈다. 辛夷는 芳香이 강하며, 폐를 따뜻하게 하고 鼻孔을 통하게 하며, 風寒을 발산한다. 百合은 폐를 윤택하게 하며 癰腫을 제거하고 氣를 조절한다. 枇杷葉은 痰을 가라앉히고, 肺를 맑게 한다.

목 표

淺田方函에 "腦漏, 鼻淵 (모두 축농증에 해당함), 鼻中瘜肉(콧구멍에 생기는 종기, polyp), 혹은 냄새를 맡을 수 없는 증상 등이 熱毒에 속하는 증상이면 효과가 있다. 腦漏와 鼻淵은 대부분 葛根湯加川芎大黃 등으로 치료되지만, 熱毒이 있고 疼痛이 심한 경우에는 본 처방으로 치료할 수 있다."고 기재되어 있다.

화농염증이 심하거나 鼻孔 안에 종창이 있는 것으로, 局部에 熱感이 강하여 콧물도 膿性 점액인 경우를 목표로 한다. 코가 막혀 입으로 숨을 쉬며, 후각이 둔해지고, 코를 고는 경우도 있다.

응 용

코 막힘, 慢性鼻炎, 蓄膿症, 콧구멍에 생기는 종기, 코 polyp, 肥厚性鼻炎

유의점

◎ 본방은 위장이 약한 사람에게는 사용하지 않는 편이 좋다.

문 헌

1. 明・陳實功・外科正宗(人民衛生出版社版) (1979年) P.226
2. 淺田宗伯・勿誤藥室方函口訣 下59表

K112. 辛夷淸肺湯

[成分・分量]

知母	3.0
黃芩	3.0
山梔子	1.5
麥門冬	6.0
石膏	6.0
升麻	1.5
辛夷	3.0
百合	3.0
枇杷葉	1.0
이상 9味	28.0

cut. 500 → 250煎

[効能・効果]

코막힘, 만성비염, 축농증

[한마디]

●枇石山(비석산)에 올라서 百麥辛芩되는 것을 안다 라고 기억한다.
●콧구멍에 생기는 종기에는 越婢加朮湯의 併用이 좋다.
단, 212方 中에는 없다.

K113. 蔘蘇飮

출 전

蔘蘇飮은 香蘇散과 마찬가지로 「和劑局方」이 출전이며, "감기로 인한 發熱 및 頭痛 증상을 치료한다. 혹은 水毒이 응결되어 열을 겸하는 경우에도 좋다. 속을 완화시키고, 가슴을 시원하게 하며, 胃腸을 손상시키는 일이 없다. 소아나 여성과 같이 약한 사람에게도 좋다."(筆者意譯)고 기재되어 있다.

구 성

蔘蘇飮은 發表作用은 극히 약한 蘇葉과 葛根, 소염작용이 있는 桔梗이나 前胡 등의 사포닌 생약을 主劑로 하고 있다. 또한 水毒을 제거하는 二陳湯에 順氣劑인 蘇葉, 枳殼, 木香을 배합한 處方라고도 해석된다. 가슴속의 불쾌감, 惡心, 嘔吐, 宿醉, 심한 경우에는 鼓腸, 腹水 증상에까지 사용되고 있다.

목 표

香蘇散이 허약한 사람이나 위장이 약한 사람의 감기약이라고 하는 일반적인 인식은 잘못된 것이라고 주장하면, 그럼 허약한 사람에게는 무슨 약이 좋은가라는 질문을 자주 받는다. 이러한 경우에 蔘蘇飮을 권유하고 있다. 일반적으로 건강한 사람은 外邪에 대해 둔감하며, 外邪의 양이 증가하여야 비로소 發病한다. 이에 반해 허약한 사람은 소량의 外邪에 대해서도 곧 반응을 보이고 그 방어기구도 허약한 탓인지 「表」의 病症에서 「半表半裏」의 病症으로 변화하는 속도도 빠르다. 따라서 허약한 사람은 發表가 적합한 시기도 짧을뿐더러, 강력한 發表를 잘못하면 病情을 그르칠 수도 있다.

또한 「肺寒에 사용하는 것이 아니라 肺熱에 사용하는 藥方」이라거나 「肌熱의 痰咳가 목적」이라는 등의 해설을 하고 있는 古書가 있다. 이것은 감기라 하여도 惡寒이나 惡風이 「表寒症」 즉 葛根湯이나 麻黃湯과 같은 「辛溫解表劑」로 치료하는 것이 아니라, 오히려 「辛凉解表劑」와의 중간에 속하는 감기약이라고 해석할 수도 있다.

이 肺熱 감기는 기침을 해도 담이 잘 끊어지지 않으며, 재채기, 콧물 등의 비염증상이 없다는 것에 의해 肺寒과 구별할 수 있으므로, 여름감기 가운데 본방을 응용할 수 있는 기회가 많다.

유의점

◎ 前胡는 柴胡로 대용할 수 있다는 說이 있고, 시호로 되어있는 同名의 처방도 있지만, 역시 지침대로 前胡를 사용하고자 한다.

◎ 人蔘과 木香은 新病에는 양을 반으로 줄이거나 혹은 排除해야 한다는 견해도 있다. 감기 등의 急性病에는 없어도 좋지만, 慢性病 혹은 腹水 등에는 없어서는 안 된다.

◎ 氣血虛弱이 지나친 자, 消耗熱疾患에는 장기간 복용해서는 안 된다는 說이 있다.

◎ 指針에서는 枳實로 되어 있지만 枳殼을 사용하고자 한다.

K113. 蔘蘇飮

[成分・分量]

蘇葉	1.5
枳實	1.5
陳皮	2.0
葛根	2.0
半夏	3.0
茯苓	3.0
人蔘	1.5
大棗	1.5
乾薑	1.0
木香	1.5
甘草	1.0
桔梗	2.0
前胡	2.0
이상 13味	23.5

cut. 500 → 250煎

[効能・効果]

감기, 기침

[한마디]

● 北京中醫學院 楊維益 씨는 노인성폐렴에 좋다고 말했다.

문 헌

1. 失數道明・漢方後世要方解說 (昭和34) P.47
2. 和劑局方(香港・商務印書館版) P.38

K114. 神秘湯

출 전

언제부터 神秘湯이라 불리게 되었는지 확실하지 않지만, 예전부터 부작용이 없는 온화한 약으로서 家庭藥의 대표적인 처방이었다. 그런데 柴胡와 麻黃의 배합에는 부작용이 있다는 보고가 있으므로 정말로 신비한 藥方이다. 이 처방의 출전은 唐시대(750년경)의 「外台秘要」로, 「久欬坐臥不得. 併喉裏呀聲氣絶方」이라는 어려운 이름이 붙어 있다.

이름대로 기관지천식으로 起坐呼吸을 하고, 喘鳴이 심하여 호흡곤란이 있는 증상에 효과가 있다. 계속해서 장기 복용하면 완치도 가능하다.

原方에는 厚朴과 甘草가 들어 있지 않지만, 현대는 淺田流의 「神秘厚甘」에 따라 2味를 첨가했다.

구 성

淺田家方의 厚朴과 甘草는 이 처방에 있어서 반드시 필요하다는 생각이 든다.

厚朴에는 抗痙攣作用이 있고, 또 半夏厚朴湯이나 厚朴麻黃湯을 기관지천식에 응용하는 것처럼 氣管支拘攣에도 사용하면 효과를 볼 수 있을 것이다. 또한 甘草의 경우 淺田流에서는 다른 약재는 비교적 소량 사용하지만, 감초는 大量으로 사용하는 경우가 많다. 이 처방의 경우에도 많은 분량을 사용함으로써 감초의 抗炎症作用을 이용하고 있다.

杏仁은 이제까지 알려져 온 아미그달린(amygdalin) 작용만으로도 기침에 효과가 있지만, 최근의 약학연구에 의하면 별도의 새로운 유효성분이 있는 것 같다.

麻黃은 말할 필요도 없이 에페드린(ephedrine) 원료로, 塩酸에페드린이 시장에 존재하지 않는 지금, 귀중한 존재라 할 수 있지만, 이 처방에서는 主藥이 아닌 듯 하다.

咽喉不利에는 길경과 감초로 이루어진 桔梗湯을 많이 사용하지만, 神秘湯과 병용하면 柴胡, 桔梗, 甘草로 抗炎症藥이 모여 천식의 원인이라고 일컬어지는 IgE의 감소에 관여하고 있는 것은 아닐까 하고 생각한다.

목 표

麻黃과 杏仁 하면 麻杏甘石湯을, 厚朴과 蘇葉 하면 半夏厚朴湯을, 柴胡라 하면 小柴胡湯을 고려할 수 있으며, 모두 광범위한 천식에 응용할 수 있다.

다만 水劑가 적기 때문에 喀痰이 많은 타입에는 적용할 수 없으고, 또한 감초의 양이 적으면 효과가 없다. 氣管支喘息의 경우 喀痰이 적고, 또한 점성이 많으므로 거담작용을 하는 것과 병용하면 효과를 볼 수 있다.

K114. 神秘湯

[成分・分量]

麻黃	5.0
杏仁	4.0
厚朴	3.0
陳皮	2.5
甘草	2.0
柴胡	2.0
蘇葉	1.5
이상 7味	20.0

cut. 500 → 250煎

[効能・効果]

소아천식, 기관지천식, 기관지염

[한마디]

- 麻葉柴仁, (橘)皮에 厚朴甘草라고 외운다.
- 長倉音藏 선생은 본방에 桔梗3.0 貝母 3.0을 加味하는 것을 가르쳐주셨다. 四順散合方의 方意이다. 물론 본방과는 다른 포장으로 한다.
- 炙甘草를 사용한다.

또한 이 처방제로 질식 직전의 호흡곤란을 일으킨 사례가 보고되었는데, 이는 甘草의 분량에 관계된 것이라 생각되며, 淺田流의 처방을 따르고 있는 우리들의 경험에는 그런 사례가 전혀 없었다. 만일 의심스러우면 감초의 양을 늘리거나 혹은 吟味한 후 사용하면 좋을 것이다. 객담이 적고 호흡곤란을 主로 하는 천식이라면 證에 관계없이 사용한다. 특히 소아천식에는 마시기 쉬우므로 상용되고 있다.

응 용

(1) 氣管支喘息

(2) 肺氣腫

유의점

◎ 蘇葉은 製劑할 때 손으로 비비면 세포막이 파괴되어 성분이 용출되기 쉽다. 또한 가능하면 別包로 하여, 약 달이는 것이 끝나기 직전에 넣으면 성분이 소실되는 것을 방지할 수 있다. 이렇게 달이는 방식을 後入이라 한다.

◎ 去痰劑로서 桔梗湯(K30)을 併用하면 좋다.

문 헌

1. 淺田宗伯・勿誤藥室方函口訣 下45ウ

2. 失數道明・漢方後世要方解說 (昭和41) P.57

3. 大塚敬節・症候에 따른 漢方治療의 實際 (昭和38) P.259

K115. 蔘苓白朮散料
K115-①. 蔘苓白朮散

출 전

和劑局方 3권 治一切氣・紹興續添方에 나온다.

"위장이 허약하여 식욕이 없고, 쉽게 피로해지며 힘이 없고, 배가 당기고 가슴이 더부룩하며, 心悸亢進하고 숨을 쉬기 어려우며, 구토나 설사하는 증상을 치료한다. 傷寒의 咳嗽를 치료한다. 이 약은 緩和하여 부작용이 없다. 장기간 복용하면 氣를 보양하고 정신이 안정되며, 胃腸기능을 회복하여 혈색이 좋아지고 건강하게 된다."고 기재되어 있다.

구 성

人蔘, 白朮, 茯苓, 甘草의 四君子湯과, 山藥・薏苡仁・扁豆・蓮肉으로 구성된다. 縮砂는 방향성의 健胃劑로 腸內의 異常發酵를 방지한다.

목 표

"위장이 약하고 식사를 잘 하지 못하며 설사하기 쉬운 사람을 치료한다."고 淺田宗伯의 勿誤藥室方函口訣에 기재되어 있다. 또한 長澤道壽의 醫方口訣集에는 다음의 3가지 口訣을 제시하고 있다. ①위장이 허약하고 發熱이나 惡寒이 심하지 않으며, 다만 몸이 나른하고 식욕이 없는 사람에게 투여한다. ②큰 질병을 앓고 난 후 胃腸을 건강하게 할 경우에 투여한다. ③위장이 약해서 항상 설

K115. 蔘苓白朮散料

[成分・分量]

人蔘	3.0
山藥	3.0
白朮	4.0
茯苓	4.0
薏苡仁	8.0
白扁豆	3.0
蓮肉	3.0
桔梗	2.5
縮砂	2.0
甘草	1.5
이상 10味	34.0

cut. 500 → 250煎

[効能・効果]

야위고 안색이 나쁘고, 식욕이 없고, 下痢가 계속되는 경향이 있는 자의 다음의 諸症 : 식욕부진, 慢性下痢, 病後의 체력 저하, 피로권태

사하는 경우에 투여한다.

일반적으로 115-①의 분말 형태로 사용한다. 종종 離乳期의 乳兒가 원인을 확실히 알 수 없는 설사를 오래 계속하는 일이 있는데, 이것을 복용하면 극적으로 상태가 호전되는 경우가 많다. 이 내용은 首相이었던 吉田茂씨의 主治醫로 있었던 馬場辰二씨의 치료 경험으로 「漢方」이라는 잡지에 수록된 것이다.

응 용

유아나 소아의 消化不良性 설사, 慢性腸炎, 腸結核, 病後의 胃腸强壯

유의점

◎ 115-①의 분말의 경우, 원전에는 대추를 달인 물로 마시도록 지시되어 있다. 115의 湯液의 경우에도 大棗를 첨가하는 편이 좋다.

◎ 山藥, 薏苡仁, 蓮肉 등은 탄수화물을 많이 함유한 식품이므로, 분말의 경우, 변질을 방지하기 위해 항상 새로운 것을 사용하도록 주의해야 한다.

◎ 蓮肉은 특히 맛이 좋아 쥐의 피해를 입을 수 있으므로 주의해야 한다.

문 헌

1. 太平惠民和劑局方(香港・商務印書館版) P.59
2. 北山壽安・增廣醫方口訣集・中卷 28丁ウ
3. 馬場辰二・蔘苓白朮散의 奇蹟・漢方 Vol.2 No.2 P.3
4. 細野史郎・方證吟味 P.80

K115-①. 蔘苓白朮散

[成分・分量]

人蔘	0.53
山藥	0.53
白朮	0.71
茯苓	0.71
薏苡仁	1.41
白扁豆	0.53
蓮肉	0.53
桔梗	0.44
縮砂	0.35
甘草	0.26
이상 10味	6.0

粉末로서 1일 3회 2.0 (大人)

[効能・効果]

K115와 같다.

[한마디]

● 煎藥 K115의 경우 啓脾湯(K54)도 괜찮다.

K116. 清肌安蛔湯

출 전

安蛔라고 하는 海人草를 포함하는 方으로 驅虫에 관한 藥方이라는 점에 틀림이 없다. 출전도 天明年間, 河內人 柘植彰常이 저술한 기생충병의 전문서인 「蔓難錄」이다.

따라서 현재와 같이 기생충에 대해 특별한 관심이 없는 지금, 그다지 필요하지 않은 처방이라고 생각할지도 모른다. 그러나 우리는 물론 우리에게 이 처방을 가르쳐주었던 선배들도 회충의 기생을 문제 삼지 않고 본 방을 사용했다.

구 성

이 처방은 小柴胡湯에서 大棗를 제거하고, 麥門冬과 海人草를 첨가한 처방이다. 따라서 小柴胡의 필수 목표인 말라리아와 같은 寒熱往來 증상이 장기간 계속되며, 피부가 마르고 건조하여 종이처럼 까칠까칠한 상태에 사용하면 좋다고 선배는 가르쳐 주었다.

小柴胡湯에 맥문동을 가미한 사례는 「衆方規矩」에도 게재되어 있지만, 이 처방은 「小柴胡湯의 證으로 煩渴이 있으면 맥문동을 첨가한다」고 한 것뿐으로, 본 처방과 같이 놀라운 것은 아니다.

大棗를 제외시킨 것은 小柴胡湯에서는 흔한 일이며, 小柴胡湯에서 大棗의 존재는 그다지 중요하지 않다.

그렇다면 海人草가 중요한 효과를 발휘한다는 이야기가 된다. 海人草의 驅虫

K116. 清肌安蛔湯

[成分・分量]

柴胡	6.0
半夏	6.0
黃芩	3.0
海人草	3.0
麥門冬	3.0
人蔘	3.0
甘草	2.0
生薑	1.0
이상 8味	27.0

cut. 500 → 250煎

[効能・効果]

蛔蟲의 驅除

[한마디]

● 許可된 구충제로서는 (K95)의 鷓鴣菜湯이 좋을지도 모른다. 그러나 회충에 의한 것일지도 모르는, 아침에 높고 저녁 무렵에는 내리는 이상한 發熱에는 이 方밖에 없다.

성분이 海人酸이라 確定된 것은 이미 오래된 일이지만, 그밖에 해열성분이 함유되어 있을지도 모른다.

목 표

蛔虫症의 전성기였던 이차대전 직후에는 糞便檢査를 하여 蟲卵의 존재를 확인하고 驅虫을 했지만, 영문도 모르게 發熱을 반복하는 소아에게서 종종 회충이 발견되는 경우가 있다. 현미경이 없었던 시대의 漢方醫는 피부의 색을 보고 蛔虫症을 의심했다.

잡지 「한방과 한약」 6권 3호에 小出壽씨가 淸肌安蛔湯으로 소아의 발열을 치료한 경험을 보고하고 있는데, 그 사례에서는 「가까운 지역의 소아과 의사에게 치료를 받았지만, 열은 10일이 경과하여도 최고 39도에서 최저 37도 5분 정도이며, 기침도 멈추지 않았다. 脈은 약간 뜨고 약하다. 竹葉石膏湯을 투여하자 오히려 열이 높아졌다. 식욕은 있으며, 二便도 보통이다. 열의 형태가 기묘하여 매일 아침 8시에서 10시 사이에 40도에서 42도, 점심 무렵부터 약간 감소하여 저녁 무렵에는 37도 5~6분이 되었다. 淸肌安蛔湯을 투여하자, 다음날부터는 발열하지 않았고 기침도 멈추었다.」고 한다. 이와 같은 사례가 여러 번 있었다는 것을 보고하며, 그 발열이 蛔虫 때문이라고 확인된 것은 한 가지 예에 지나지 않았다고 했다.

응 용

(1) 蛔虫症

(2) 소아의 발열로, 아침에는 높고 오후에는 열이 내리는 弛緩熱 증상이 계속 될 때.

유의점

◎ 지침에서의 효능효과는 「蛔虫의 驅除」이지만, 한방의 본질은 病名治療가 아니므로, 小柴胡湯의 證인 寒熱往來가 나타나 아침에는 高熱이지만, 저녁에 다시 낮아지며, 또한 피부가 건조하고 마른 증상이 있으면 병명에 관계없이 사용할 수 있다.

◎ 蛔虫症의 藥方을 회충을 제거하는 약으로 사용하는 것이 아니라, 그 밖의 목적으로 사용한 사례도 있다. 예를 들면, 理中安蛔湯은 타액이 입에 고이는 證에 사용하고, 냉증으로 인한 腹痛에는 烏梅丸이나 椒梅瀉心湯을 사용하거나 하는 등이다.

문 헌

1. 小出壽・偶中二題・漢方과 漢藥 6卷 3號 P.50
2. 木村長久・小柴胡湯의 合方(下) 漢方과 漢藥 5卷 12號 P.81
3. 柘植彰常・蔓難錄
4. 淺田宗伯・勿誤藥室方函口訣 下卷 74丁

K117. 清暑益氣湯

출 전

清暑益氣湯에는 두가지의 同名方이 있다. 하나는 李東垣의 內外傷辨에 기재되어 있는 것으로 東垣清暑益氣湯이라고 하며, 다른 하나는 명나라 말기의 張三錫이 醫學6要에 기재한 것으로, 새로운 처방이라는 의미에서 近製清暑益氣湯이라고 한다. 이 두가지 처방에 대한 평가는 각양각색이지만 간단하다는 이유에서 近製의 처방이 유명하다.

구 성

近製의 清暑益氣湯은 補中益氣湯에 生脈散을 합방한 것에서 升麻와 柴胡를 제거하고 黃柏을 첨가한 것으로, 補中益氣湯보다 强心作用이 뛰어나다고 한다.

이 처방의 창시자인 張三錫은 "처방의 구성은 藥味의 數가 많을수록 효과가 떨어지며, 약의 작용이 약한 법이다."라고 주장하며, 동원의 清暑益氣湯보다도 간략한 처방을 만들었고, 동원의 것보다 효과도 빠르다고 제창했다.

원칙적으로 이것은 이치에 맞는 말로, 藥味가 적으면 적을수록 효과가 뚜렷하며, 藥味가 많은 것이나 合方한 것 등은 온화한 편이다. 그러나 그것은 速効라는 뜻으로, 長服할 경우에는 이 경우에 해당하지 않는다. 따라서 清暑益氣湯의 경우에도 용도에 따라 구분해서 사용해야 한다.

목 표

본방은 소위 「여름타는 증상」을 치료하는 약으로써 유명하다. 여름의 土用(입하전의 18일간) 무렵이면 식욕이 감소하고, 물과 같은 것만 먹으려 하고, 몸이 나른하며, 기력이 부족한 자에게 사용한다.

또한 여름을 타는 상태는 前肝症候群에서도 나타나는 현상으로, 극언한다면 「여름을 타는 증상이 있는 체질의 소유자는 이미 肝炎에 걸려있는 것」이라고 말하는 사람도 있다.

사실 急性肝炎으로 권태감이 극심하고 식사를 잘 하지 못하는 사람을 치료한 사례가 있으며, 또한 慢性膵炎으로 사지에 권태감이 있고, 체내에 열이 가득 찼다는 느낌을 호소하거나, 가슴이 괴롭고 설사하는 경향이 있거나, 소변 양이 적고 식욕부진으로 땀을 흘리기 쉬운 환자를 치료한 사례도 보고되었다.

얼마 전까지 金箔을 넣은 清酒가 유행한 시대가 있었지만, 본 처방에도 金箔을 넣어 달이거나, 金貨를 넣어 달였던 시대가 있었다는 것을 대선배인 和漢藥商으로부터 배워 알게 되었다.

응 용

(1) 여름에 야위는 증상, 여름타는 증상, 쉽게 피로한 증상

(2) 前肝症候群, 肝炎

유의점

◎ 즉각적인 효과를 기대하려면, 近製의 처방을 노인 등에게 지속적으로 복용시키려면 東垣의 처방을 사용하라고 淺田宗伯은 지시하고 있다.

◎ 五味子는 9알을 사용하라고 東醫寶鑑의 清暑益氣湯에 기재되어 있다. 또

K117. 清暑益氣湯

[成分・分量]

人蔘	3.0
白朮	3.0
麥門冬	3.0
當歸	3.0
黃耆	3.0
陳皮	2.0
五味子	2.0
黃柏	2.0
甘草	2.0
이상 9味	23.0

cut. 500 → 250煎

[効能・効果]

더위 먹음, 더위에 의한 식욕부진・下痢・전신권태・여름을 타서 야윔

[한마디]

● 炙甘草를 사용한다.

細野史郞 先生도 9알이 좋다고 말했다. 실제로 측량해보면 평균 0.8g정도였다. 또한 잘게 썬 것은 맛이 좋지 않으므로 사용할 수 없다.

◎ 水毒症狀이 심한 경우에는 五苓散을 병용하면 좋다.

문 헌

1. 失數道明・臨床應用漢方處方解說(昭和41) P.63
2. 寺師睦宗・成人病의 漢方療法(昭和46)P.121
3. 淺田宗伯・勿誤藥室方函口訣(明11) 下69丁

K118. 淸上蠲痛湯

출 전

明의 공연현의 저서「壽世保元」의 頭痛門에 나와 있다. 동일한 저자의「劑世全書」에는 菊花를 藁本으로 바꾼 驅風触痛湯이라는 이름으로 나와 있다.

구 성

14종류의 藥味 중에 風寒과 風熱의 차이는 있어도 解表藥이 7味나 된다. 羌活, 白芷, 防風, 生薑, 細辛은 風寒을 발산하는 藥味이고, 국화와 蔓荊子는 풍열을 발산하는 藥味이다. 또한 獨活과 蒼朮은 風濕을 발산하는 藥味이다. 川芎과 當歸는 血行을 좋게 하여 통증을 멈춘다. 처방의 대부분이 頭痛藥이라 해도 괜찮다.

목 표

두통의 總司, 모든 경우의 頭痛藥이라고 일컬어지므로, 두통은 이 처방 하나로 해결할 수 있으리라 생각하고 사용해 보았지만, 알려진 만큼의 효과는 없다고 생각하는 순간, 때때로 놀랄 만큼 탁월한 효과도 있다.

森田幸門 선생이「日東醫誌」12권 2호에, 三叉神經痛에 극적인 효과가 있다는 사실을 발표했으며, 大塚敬節 선생도 다른 약으로 전혀 효과를 보지 못했던 삼차신경통에 탁월한 효과가 있다는 사실을 보고했다.

細野史郞 선생은 이렇게 효과가 있다가 없다가 하는 것에는 하나의 조건이 있음을 발견하였다. 그것은 눈 안이 아프고, 눈 주위로부터 안쪽에 통증이 있다고 호소하는 사람에게는 吳茱萸湯이나 川芎茶調散이 어느 정도 효과가 있지만, 그것보다 더 효과가 있는 것이 바로 淸上蠲痛湯이라고 했다.

大塚 선생은 눈이 원인이 되어 일어나는 頭痛에 국한하여 목표를 결정해야 한다고 했다.

응 용

(1) 慢性頭痛, 각종 頭痛
(2) 三叉神經痛, 上顎癌에 의한 顏面痛

유의점

◎ 蔓荊子나 菊花로 베개를 만들어 매일 밤 사용하면 慢性頭痛이 치료된다고 한다. 어느 것이든 風熱을 발산하여 머리와 눈을 맑게 하는 약이라고 한다. 신선한 향기가 많이 나는 것을 선택해야 한다.

K118. 淸上蠲痛湯

[成分・分量]

黃芩	3.0
麥門冬	2.5
白芷	2.5
防風	2.5
蒼朮	2.5
當歸	2.5
川芎	2.5
羌活	2.5
獨活	2.5
蔓荊子	1.5
菊花	1.5
細辛	1.0
生薑	1.0
甘草	1.0
이상 14味	29.0

cut. 500 → 250煎

[効能・効果]

顏面痛, 두통

◎ 한 가지 책을 제외한 모든 기존 서적에서, 본방은 一切의 두통에 효과가 있다고 칭찬하고 있지만, 그만큼의 효과는 없다. 눈이 원인이 되어 생기는 頭痛에는 탁월한 효과가 있으므로 목표 범위를 압축하여 사용해야 한다.

문 헌

1. 大塚敬節 · 症候에 의한 漢方治療의 實際(昭和38) P.25
2. 細野史郞 등 · 漢方治療의 方證吟味(昭和53) P283

K119. 淸上防風湯

출 전

「萬病回春 · 面病門」에 「얼굴에 瘡이 생기는 자는 上焦火이다」. 「上焦의 火를 식히며, 頭面에 瘡癤이 생기거나 風熱의 毒이 있는 자를 치료한다」고 되어 있다.

구 성

黃連, 黃芩, 山梔子는 黃連解毒湯의 方意로, 濕熱을 풀어주며, 充血과 炎症을 제거한다. 防風, 荊芥, 連翹의 3味는 熱毒을 발산하고, 모든 약을 表部로 이동시킨다. 桔梗과 枳實은 종기를 풀어주는 消炎排膿 효과가 있다. 川芎, 白芷, 薄荷는 氣와 血을 순환시키고, 表部의 毒을 발산하며 모든 약을 上部로 작용시키는 효과가 있다.

목 표

「淺田方函口訣」에는 "이 처방은 風熱이 上焦에만 치성한 것으로, 頭面에 瘡癤이나 毒腫 등의 증상이 나타나도, 단지 上焦에만 해당되고, 中焦나 下焦에까지 壅滯하는 일이 없다면, 下해야 할 이유가 없으므로 防風通聖散과 같이 芒硝, 大黃, 滑石 종류는 사용하지 않는다. 대개 상부의 瘡腫에 下劑를 사용하는 일은 없어야 한다."고 기재되어 있다.

즉 胸部에서 위쪽으로 充血하여 毒氣가 많고, 顔面이나 頭部, 頸項部에 充血化膿性 종기가 생기는 것으로, 종기(腫物)나 發疹은 진한 적색에서 적자색으로 되는 경우가 많다.

체력은 보통 이상으로, 소화기 등에는 이상이 없고, 피부는 거무스름하며, 지방분비가 많은 경향이 있다. 청장년층에 사용하는 경우가 많다.

응 용

(1) 여드름, 吹出物
(2) 頭部나 顔面 부위에 생긴 化膿性 腫物이나 濕疹
(3) 안면충혈, 眼充血

유의점

◎ 변비 경향이 있는 사람에게는 發散力이 강한 처방이기 때문에 일시적으로 發疹이 심해지는 것처럼 보일 수 있으므로, 大黃을 첨가하여 腸管으로 내려보낼 필요가 있다.

K119. 淸上防風湯

[成分 · 分量]

荊芥	1.0
黃連	1.0
薄荷	1.0
枳實	1.0
甘草	1.0
山梔子	2.5
川芎	2.5
黃芩	2.5
連翹	2.5
白芷	2.5
桔梗	2.5
防風	2.5
이상 12味	22.5

cut. 500 → 250煎

[效能 · 效果]

여드름

문 헌

1. 龔延賢・萬病回春(香港・醫林書局版)下 P.9
2. 淺田宗伯・勿誤藥室方函口訣 下卷70丁

K120. 清心蓮子飮

출 전

和劑局方・痼冷門 (附消渴)에 "심중에 煩躁가 축적되고, 思慮勞力으로 인해, 憂愁抑鬱하고, 소변이 희고 탁한 증상을 초래하거나, 혹은 소변에 혼탁물(沙膜)이 있거나, 夜夢走泄, 遺瀝澁痛, 便赤血하거나, 혹은 酒色過度로 인하여 上盛下虛하고, 心火炎上하여 肺金을 剋하고, 口舌乾燥하고, 점차 갈증이 나며, 唾臥不安, 四肢倦怠, 男子五淋, 婦人帶下赤白 및 병후에 氣가 수렴되지 않고, 腸이 부어오르고, 五心煩熱하는 것을 치료한다. 藥性은 溫平으로, 차갑지도 않고 뜨겁지도 않으므로 常服하여 마음을 맑게 하고 정신을 보양하면, 精을 견고히 하고, 虛한 증상을 보충하며, 腸胃를 윤택하게 하고, 血氣가 조절된다."고 되어 있으며, 萬病回春・濁證門에도 동일하게 기재되어 있다.

구 성

맥문동은 心肺를 윤택하게 하고, 熱을 내리며, 陰을 배양한다. 蓮肉은 心腎을 보충하고, 精血을 돕는다. 車前子는 茯苓과 함께 소변을 잘 나오게 하고, 신장의 기능을 증진시킨다. 地骨皮는 肺熱을 가라앉히고, 腎水를 도운다. 人蔘과 黃耆는 氣를 보충하고, 表部를 견고하게 하며, 脾胃를 강건하게 한다. 黃芩은 上焦의 濕熱을 제거하고, 陽火를 물리치며, 陰을 기른다. 人蔘, 茯苓, 甘草는 四君子湯의 方意를 포함한다.

목 표

「淺田方函口訣」에는 "이 처방은 上焦의 虛火가 항진하여, 신장(下元)이 失守하게 되어 나타나는 氣淋과 白濁 등의 증상을 치료한다. 혹은 遺精症에 桂枝加龍骨牡蠣湯 종류를 사용하여 효과를 보지 못한 자는 上盛下虛에 속하므로 이 처방이 마땅하다. 만약 心火가 강하여 妄夢失精하는 경우라면 龍膽瀉肝湯이 마땅하다. 대체로 이 처방은 脾胃를 조화하는 작용을 주로 한다. … 다년간의 경험에 의하면 과로하여 淋을 發하는 자, 痂症 등으로 소변소통은 원활하지만 소변의 흔적이 남아 주의하여야 하는 자에게 효과가 있다." 또한 "인후가 건조하고, 小便余瀝의 느낌이 들면 역시 이 처방이 적당하다."고 기재되어 있다.

즉 心身의 過勞나 過飮 및 過食에 의해 상반신의 氣가 충만함에도 불구하고 하반신이 쇠약한 경우로, 상하의 조화를 잃게 되어, 주로 泌尿器에 증상이 나타나는 자를 목표로 한다.

四君子湯을 기본으로 하고 있으므로 위장이 약하고, 식욕이 부진하고, 하반신이 차고, 소변을 자주 보며, 殘尿感, 소변이 혼탁하고, 희박한 帶下 등이 있으며, 입이나 혀가 건조하고, 전신권태감이 있는 자. 혹은 性的神經衰弱, 당뇨병으로 情神的 갈등, 不定感, 좌절감 등이 있는 자에게 좋다.

K120. 清心蓮子飮

[成分・分量]

麥門冬	4.0
茯苓	4.0
人蔘	3.0
車前子	3.0
黃芩	3.0
黃耆	2.0
甘草	1.5
蓮肉	4.0
地骨皮	2.0
이상 9味	26.5

cut. 500 → 250煎

[効能・効果]

전신 권태감이 있고 입과 혀가 마르고, 尿가 나오는 자의 다음의 諸症 : 殘尿感, 頻尿, 排尿痛

응 용

(1) 慢性泌尿器疾患, 膀胱炎, 腎盂炎
(2) 白帶下, 性的神經衰弱, 遺尿, 遺精
(3) 口內炎, 糖尿病

유의점

◎ 원전에는 달인 후, 물로 식힌 다음에 복용하게 되어 있지만, 열이 심하지 않을 때는 따뜻하게 해서 복용하는 편이 좋다.
◎ 蓮肉은 껍질이 붙어있는 것은 껍질을 벗기고 속의 열매를 사용한다. 어린 싹은 껍질을 벗기지 않아도 좋다.

문 헌

1. 和劑局方(香港・商務印書館版) (1971년) P.106
2. 失數道明・漢方과 漢藥誌(6卷 3號) P.83

K121. 清肺湯

출 전

清肺湯에는 동일한 명칭의 처방이 여러 종류 있지만, 가장 유명한 것은 慢性氣管支炎 등에 사용하는 萬病回春의 清肺湯이다.

구 성

漢方에서는 노인은 津液(體液)이 부족하기 때문에 水火의 균형이 파괴되기 쉬우며, 그러한 이유로 인해 虛火가 上炎하여 痰火咳嗽가 된다고 한다. 진액결핍이 원인이 아닌 痰火는 炎症性으로 括蔞枳實湯을 사용하지만, 진액이 결핍되었을 경우에는 滋潤劑로 진액을 회복시켜야만 한다. 그러한 이유로 麥門冬, 天門冬, 五味子가 배합되어 있다. 한편 黃芩과 山梔子를 사용하여 上炎하는 火를 진정시키고자 하였다.

火를 진정시키면 津液이 痰으로 변하는 일이 없으며, 진액을 회복시키면 水火의 불균형이 해소되어 火도 진정될 수 있으며, 점액질의 痰도 축축하게 되어 喀出하기 쉬워진다고 한다.

貝母의 鎮咳去痰作用도 강력한데, 이것은 아마도 알칼로이드(alkaloid)에서 유래하는 것이라 생각한다.

목 표

배기가스나 매연, 먼지 등의 공기오염이나 지나친 흡연으로 인하여 만성기관지질환이 증가하고 있다. 노인으로 천식이 틀림없다고 생각되는 사람 중에도 慢性氣管支炎인 사람이 수없이 많으며, 모두 적절한 치료법을 사용하지 않고 방치하여 肺氣腫을 일으킨 사례가 있다.

본방은 만성기관지 염증으로 痰이 많이 생기지만 끈적끈적하여 끊어지기 어려우며, 기침이 심하게 나와 괴로운 증상에 사용한다. 여러 종류의 鎮咳劑를 사용해도 효과가 없는 경우, 특히 노인 흡연가에게 효과를 볼 수 있다.

K121. 清肺湯

[成分・分量]

黃芩	2.0
桔梗	2.0
桑白皮	2.0
杏仁	2.0
山梔子	2.0
天門冬	2.0
貝母	2.0
陳皮	2.0
大棗	2.0
竹茹	2.0
茯苓	3.0
當歸	3.0
麥門冬	3.0
五味子	1.0
生薑	1.0
甘草	1.0
이상 16味	32.0

cut. 500 → 250煎

[効能・効果]

痰이 많이 나오는 기침

[한마디]

●생강은 묵은 생강이 좋다.

응 용

(1) 慢性氣管支炎
(2) 肺結核
(3) 喘息
(4) 氣管支擴張症
(5) 肺氣腫

유의점

◎ 同名方으로는 回春便血門清肺湯과 外科正宗淸肺湯 등이 있지만, 각각 목적이 다르므로 주의해야 한다.

◎ 痰이 많고, 끊어지기 쉬운 경우에는 본방을 사용해서는 안 된다. 오히려 痰이 증가하게 되어 환자를 괴롭게 만들 수 있다.

◎ 淺田方函의 同名方에는 天門冬, 麥門冬, 竹茹, 大棗, 生薑을 제외시키고 있다. 大棗와 生薑은 불문율로 加해졌던 것은 당연한 일이지만, 麥門冬과 天門冬, 竹茹가 없는 것은 어떠한 이유 때문일까.

◎ 竹茹는 萬病回春의 淸肺湯에도 들어 있지 않다. 없어도 상관없는 것이 아닐까 하는 생각이 든다.

문 헌

1. 矢數道明・漢方後世要方解說(昭和34) P.69
2. 萬病回春(香港・醫林書局版) 上 P.121
3. 淺田宗伯・勿誤藥室方函(明9) 下70丁

K122. 折衝飮

출 전

江戶中期에 「助產術」을 편찬하고, 「賀川流產科」로 이름을 떨친 賀川玄悅(字는 子玄)가 저술한 產論(1769년)에 수록되어 있는 처방이다.

구 성

古方의 當歸芍藥散과 桂枝茯苓丸을 합방하여 白朮, 茯苓, 澤瀉를 제거하고, 延胡索, 牛膝, 紅花를 첨가한 것이라고 볼 수 있다.

當歸, 芍藥, 川芎의 조합은 溫性의 驅瘀血劑로써 補血行血에 많이 사용되며, 牡丹皮와 桃仁의 조합은 寒性의 驅瘀血劑로써 많이 사용된다.

延胡索(玄胡索이라고도 한다)은 辛苦溫으로 血行을 좋게 하여 통증을 멈추게 하는 작용이 있다. 앵속과에 속하기 때문인지는 몰라도, 알칼로이드 성분이 많다. 小腸이나 子宮에 대한 鎭痙作用이나 消化潰瘍의 치료효과가 인정되고 있다.

牛膝은 苦酸平으로 腎과 肝을 보충하고, 筋骨을 강하게 하며 惡血을 분산시킨다고 한다. 사포닌 배당체와 상당히 많은 양의 칼륨염을 함유하고 있어 利尿효과도 있다고 하지만, 아직 확인되지는 않았다.

紅花는 辛溫으로 血을 순환시켜서, 腫痛을 제거한다. 또한 색소성분과 지방유 등을 함유하며, 혈관확장작용을 한다는 것이 보고되어 있다.

K122. 折衝飮

[成分・分量]

牧丹皮	3.0
川芎	3.0
芍藥	3.0
桂皮	3.0
桃仁	4.0
當歸	4.0
延胡索	2.0
牛膝	2.0
紅花	1.0
이상 9味	25.0

cut. 500 → 250煎

[効能・効果]

월경불순, 월경통

목 표

産論에 「임신 2~3개월, 血塊가 나오는 증상을 치료한다.」고 되어 있다. 또한 淺田方函口訣에는 「이 처방은 婦人良方의 牛膝散에 加減을 한 것으로, 산후에 惡露가 멈추지 않는 자, 및 婦人瘀血에 속하는 모든 병에 사용되고 있다. 대부분의 의사는 桂枝茯苓丸과 마찬가지로 간주하지만, 桂枝茯苓丸은 腹中의 癥瘕를 主로 하며, 이 처방은 行血和潤을 主로 한다.」고 되어 있다. 따라서 주로 부인의 임신, 출산, 생리시의 異常不調에 사용되며, 瘀血에 의해 복통이 수반되는 증상을 목표로 한다.

藥物的으로 補瀉, 攻守가 상반되는 조합이기 때문에, 체력도 虛實 중간 정도인 사람에게 적용한다.

응 용

산후의 惡露排出, 子宮出血, 子宮 및 附屬器의 炎症, 月經不順, 月經困難症 등으로, 腹痛, 骨盤腔內의 疼痛, 腰痛 등의 통증을 發하는 경우에 사용된다.

유의점

◎ 최근 유행하고 있는 리놀유(linoleic oil)를 함유하고 있는 사프라워(safflower)는 서양 紅花의 개량품종으로 약용으로는 사용할 수 없다. 紅花는 일본산의 잇꽃이어야 한다.

◎ 桂枝茯苓丸은 陽證, 當歸芍藥散은 陰證으로, 陰陽이 合方되어 있는 것은 이론적으로 말한다면 모순된 것이다. 그러나 음양을 결정하기 어려운 것이 현실이며, 음양을 엄밀히 고려하지 않고 사용할 수 있는 것은 편리하다. 本方은 그러한 의미에서 초심자에게도 안심하고 사용할 수 있는 婦人藥이다.

◎ 중국산 延胡索은 성분의 함량이 많다. 값이 비싸더라도 중국산을 사용하는 것이 바람직하다.

문 헌

1. 大塚敬節 등・漢方診療醫典(昭和44) P283, 286
2. 矢數道明・臨床應用漢方處方解說(昭和41) P.635
3. 淺田宗伯・勿誤藥室方函口訣(明11) 下74丁

K123. 千金鷄鳴散

출 전

千金鷄鳴散은 이름 그대로 「천금요방」이 출전일 것이라고 생각할 수 있지만, 출전이 불분명하다. 최근 名古屋의 二村禧씨의 조사에 의해서 「丹溪心法」(金의 朱震亨)과 「醫學入門」(明의 李梴)에 기재되어 있다는 것을 알게 되었다.

구 성

當歸와 大黃과 桃仁의 단순한 구성이다. 신진대사를 높이는 當歸와 新生 瘀血을 제거하는 桃仁과, 消炎作用이 강한 大黃이라는 최저한도의 필요한 藥味만을 갖추고 있다.

K123. 千金鷄鳴散

[成分・分量]

大黃	2.0
桃仁	5.0
當歸	5.0
이상 3味	12.0

cut. 500 → 250煎

[効能・効果]

타박으로 인한 붓기와 통증

목 표

鷄鳴散加茯苓과 동일한 이름이므로 주의해야 한다. 鷄鳴散加茯苓은 「가슴이 괴롭고 動悸한다」고 할 경우에 사용하는 약이며, 이 千金鷄鳴散은 「높은 곳에서 떨어지거나, 낙마하거나 했을 때」의 타박상의 약으로, 용도가 매우 다르다.

古方에서는 桃核承氣湯, 後世方에서는 當歸鬚散을 타박에 사용하는 것이 일반적이지만, 이 두가지 처방을 합방하여 최대한 간략화한 것이라고 생각하면 좋을 것이다. 다만 걱정되는 것은 술로 달이게 되어 있는 것이다. 현대의 한방은 술을 藥味의 하나로 포함시키지 않는다. 효과에 변화가 있을 것으로 생각되므로, 앞으로 추가 시험해보고자 한다.

橋本方輿輗에 三因方의 鷄鳴散해설이 있다. 이것은 大黃과 杏仁의 2味로, (후에 杏仁이 桃仁으로 대체되었지만) 마찬가지로 술로 달이고 있다. 술로 달이면 마시기 어려우므로 물로 달여서 마시고, 나중에 취할 정도로 술을 마시면 좋다고 기재되어 있다. 그리고 효능은 急症일 경우라면 三黃散을, 緩症일 경우에는 鷄鳴散이나 桃仁承氣湯을 사용하는데, 鷄鳴散이 가장 좋다고 한다. 急症이란 심한 타격을 받은 경우를 말하며, 緩症이란 낙마하거나 낙하한 것과 같이 타격의 속도가 완만한 것을 말한다.

응 용

(1) 낙하하거나 낙마하거나 한 打撲
(2) 물건 틈새에 끼어서 생긴 挫創傷

유의점

◎ 지침의 當歸는 局方의 當歸이다. 原方에는 歸尾라고 하여 당귀의 수염뿌리를 사용하고 있다. 當歸鬚散도 이름에서 알 수 있듯이 수염뿌리를 사용하고 있으므로, 본방도 歸尾를 사용하고자 한다. 그러나 어쩌면 局方에 적합하지 않을 지도 모른다. 앞으로 해결해야할 과제이다.
◎ 원방은 술로 달이게 되어 있지만, 方輿輗의 鷄鳴散과 같이 물로 달인 후에 술을 마시는 것이 좋을지도 모르겠다. 이것도 앞으로 해결해야할 과제이다.

문 헌

1. 淺田宗伯・勿誤藥室方函口訣(明11) 下6
2. 朱震亨・丹溪心法附餘 (中華民國58年 影印本)
3. 有持桂里・稿本方輿輗 (春陽堂覆刻板)
4. 明嘉靖15年序・丹溪心法附餘
5. 李梴・醫學入門・6卷・雜病用藥賦折傷

K124. 錢氏白朮散

출 전

宋代의 「소아과 전문서」라고 할만한 錢仲陽의 저서인 小兒藥證直訣(1070년경・소아직결이라고 약칭함)에 수록된 白朮散인데, 金匱要略의 白朮散과 구별하기 위해 錢氏白朮散 혹은 七味白朮散이라고 일컬어지게 되었다.

K124. 錢氏白朮散

[成分・分量]

白朮	4.0
茯苓	4.0
葛根	4.0
人蔘	3.0
木香	1.0
甘草	1.0
藿香	1.0
이상 7味	18.0

cut. 500 → 250煎

구 성

四君子湯에 葛根, 藿香, 木香을 첨가한 것이다. 淺田方函口訣에는 "四君子湯으로 脾胃의 虛를 보충하고, 藿香과 木香으로 脾氣의 잠을 깨우고, 葛根으로 陽明의 열을 해소하며, 갈증을 멈추고 설사를 멈춘다 ……중략…… 葛根黃連黃芩湯의 虛候에 해당하는 자에게 이 처방을 부여하면 확실한 효과가 있다."고 기재되어 있다.

葛根은 갈증을 멈추고, 胃氣를 순환시키고, 津液을 생성하며, 肌의 열을 풀어준다. 藿香은 나쁜 기운을 제거하며 脾胃를 따뜻하게 보충하고, 木香과 함께 氣를 조절하며, 健胃整腸作用을 강화한다.

목 표

"脾胃가 허한 증상이 오래되어, 구토와 설사를 하거나, 젖을 잘 먹지 못하는 증상을 치료한다."고 하며, 또 萬病回春·小兒吐瀉門에 "토사 혹은 병후에 진액이 부족하거나, 입이 마르고 갈증이 생기는 증상을 치료한다. 위를 순화하고 진액을 생성하며 이질설사를 멈추게 한다. 또한, 장차 慢驚風(경련)이 되려는 자를 치료한다."고 기재되어 있다.

脾胃가 약한 소아로, 감기에 걸리거나, 배를 차게 하거나 하면, 곧 구토나 설사를 하며, 열이 나고 갈증이 나는 경우를 치료한다. 소아의 胃腸强化가 목표이다. 물론 어른에게도 응용할 수 있다.

응 용

(1) 소아의 소화불량, 위장 허약자의 체질개선
(2) 감기나 식중독의 구토 및 설사

유의점

◎ 구갈, 발열, 설사를 수반하는 吐瀉病에 五苓散을 사용한 적이 있지만, 五苓散은 小便不利 증상이 있고, 체내의 수분이 과잉된 상태에 쓰지만, 본방은 체액이 부족한 상태에 쓴다.

문 헌

1. 淺田宗伯·勿誤藥室方函口訣(明11) 下卷46丁
2. 龔 延賢·萬病回春(香港·醫林書局版) 下卷 P.143

[効能·効果]
소아의 소화불량, 감기시의 구토·설사

K125. 疎經活血湯

출 전

이 처방은 明代(약 400년 전)의 萬病回春·痛風門에 기재되어 있으므로 비교적 근래의 처방이라 할 수 있다. 그 시대의 痛風은 근육과 관절의 疼痛을 主로 한 질병을 의미한다.

구 성

처방구성을 살펴보면 四物湯加桃仁이다. 이것은 主로 하복부의 滯血을 순환시킴으로써 혈액순환을 활발하게 하는 것이다.

龍膽은 苦味健胃劑로 사용되지만, 한방에서는 肝이나 膽의 鬱血이나 비뇨기,

K125. 疎經活血湯

[成分·分量]

當歸	2.0
地黃	2.0
川芎	2.0
白朮	2.0
茯苓	2.0
桃仁	2.0
芍藥	2.5
牛膝	1.5
防已	1.5
防風	1.5
龍膽	1.5
生薑	0.5
陳皮	1.5
白芷	1.0
甘草	1.0
威靈仙	1.5
羌活	1.5
이상 17味	27.5

cut. 500 → 250煎

생식기의 염증에도 사용하고 있다. 이 처방의 경우는 하반신의 濕熱을 제거하는 데 사용되고 있다. 威靈仙은 古方에서는 사용하지 않지만, 後世方에서는 速效性 鎭痙鎭痛劑로써 이용하고 있다. 또한 威靈仙은 單味로 抗利尿作用이나 心臟과 腸管을 흥분시키는 작용이 있다는 보고가 있지만, 漢方的인 사용법을 뒷받침할만한 것은 되지 못한다. 蒼朮, 茯苓, 陳皮, 白芷, 羌活, 防己, 牛膝은 각각 風과 濕을 제거하여 疼痛을 완화하고 제거하는 작용을 한다.

[効能 · 効果]
관절통, 신경통, 요통, 근육통

목 표

이 처방의 원전에는 "전신에 통증이 있으며, 낮에는 통증이 가볍지만 밤이 되면 고통스러운 것은 血虛에 의한 것이다." "몸의 여기저기에서 찌르는 듯한 통증이 있으며, 특히 왼쪽 다리에 심한 통증이 나타나는 증상을 치료한다. 왼쪽은 血에 속해 있기 때문이다. 병의 원인은 대부분 酒色에 빠지거나 나쁜 攝生에 의한 것으로, 근육이나 혈관 등이 활력을 잃게 되고, 또한 몸을 차게 하거나 폭음폭식 등에 의해, 몸에 風, 寒, 濕의 병적 요인이 생기게 되고, 熱과 寒이 섞여 들어와 근육과 맥을 상하게 하여 통증을 일으키는 것이다. 이것은 血에 속하는 것이므로 통증이 낮에는 가볍지만 밤에 심해진다. 마땅히 혈액과 체액의 흐름을 좋게 하고, 혈액을 활성화하며, 몸에 여분의 습기를 제거해야만 한다. 이 처방은 급성다발성 류머티스 등에는 사용하지 않는다."라고 기재되어 있다.

얼굴색이나 피부가 곱지 않으며, 겉모습이 쓰러질 듯이 보이는 사람이나, 놀다 지친 사람, 血行不良이 있는 中絶경험자 등의 關節痛이나 筋肉痛 등에 이용할 수 있다.

어쨌든 세상이 번영하여 그럭저럭 안정된 시기가 계속되면서 음식에 대한 욕심이나 色欲이 과잉되고 攝生이 좋지 않은 사람들이 눈에 띄게 증가하였으므로, 이 처방을 사용할 기회도 증가하는 것이 아닐까 하는 생각이 든다.

응 용

(1) 坐骨神經痛, 腰痛
(2) 만성 류머티스 관절
(2) 關節炎
(4) 浮腫, 半身不隨

유의점

◎ 本劑는 한마디로 말하면 驅瘀血 성분이 있는 鎭痛劑이다. 따라서 통증이 심한 신경통, 특히 좌골신경통 등에 좋다. 만성 류머티스 관절 등과 같이 이동하는 통증에는 적당하지 않다.

◎ 威靈仙의 원료식물에 관해서는 논의가 많지만, 나는 毒草라고 하는 仙人草의 뿌리를 사용하고 있다.

◎ 牛膝은 일본산이 아니라 중국산의 두껍고 점액질이 많은 것을 사용해야 한다.

◎ 白芷도 일본산과 중국산에는 상당한 차이가 있다. 중국산을 사용해야 하지 않을까 생각한다. 특히 충해를 받기 쉬우며, 향기가 강하므로 밀봉하여 냉장고에 보관한다.

◎ 방풍도 충해를 받기 쉽다.

◎ 상반신이나 팔꿈치의 통증에는 계피를 3g, 하반신의 통증에는 木瓜 2g,

木通 3g, 薏苡仁 5g 정도를 가미하는 것이 통례이다. 별첨하여 동일하게 달이면 어떨까하는 생각이 든다.

문 헌

1. 萬病回春(香港・醫林書局版) 痛風門, 下卷P.53
2. 矢數道明・漢方後世要方解說(昭和34) P.62
3. 大塚敬節 등・漢方診療醫典(昭和44) P.397

K126. 蘇子降氣湯

출 전

和劑局方・一切氣門에 "남녀의 虛陽이 위로 치받혀 氣가 昇降하지 않아 上盛下虛하게 되니 胸膈이 壅塞하고 痰이 많아져 咽喉가 不利하고, 咳嗽하며 虛煩引飮하고, 頭昏目眩하고 腰痛脚弱하고, 肢體가 권태하고, 肚腹이 疞痛하고, 冷熱氣瀉하고, 大便風秘하여 껄끄러워 잘 통하지 않고, 肢體가 부종하고, 음식을 잘 먹지 못하는 증상을 치료한다."고 되어 있지만, 이 처방은 千金方의 紫蘇子湯과 동일한 처방으로 柴胡와 前胡의 차이만이 있을 뿐이다.

구 성

半夏厚朴湯에서 발전된 것으로, 氣劑에 속하는 것이다.

紫蘇子는 紫蘇葉과 마찬가지로, 氣를 내리고 寒을 제거하며, 속을 따뜻하게 한다. 前胡, 厚朴, 陳皮, 半夏는 모두 上逆한 氣를 내리고, 痰을 제거하는 효과가 있다. 桂枝는 表部를 조절하며, 上衝된 氣를 내리며, 當歸는 血行을 좋게 하며 血을 윤하게 한다. 甘草는 急迫한 증상을 치료하며, 모든 약을 조화시킨다.

목 표

經驗筆記(津田玄仙)에 "足冷과 喘急의 두가지 증상은 이 처방을 사용하는 목적이 되며 ……중략…… 이 처방을 사용하여 효과를 볼 수 있는 질병은 喘息, 鼻衄, 치아의 動搖, 吐血, 입안의 腐爛, 水腫脹滿, 천식 증상이 심한 자, 痰喘이 강한 기침의 證, 이상 8가지 證과 발이 찬 증상이 있으면 반드시 이 처방을 사용해야 한다. 십중팔구 효과를 얻을 것이다."라고 기술하고 있다. 즉 足冷하고 호흡곤란을 목표로, 허약한 사람이나 노인에게 이용하는 경우가 많다. 하반신이 약하여 힘이 없고, 뱃가죽이 얇으며, 배에 힘도 부족하다. 기침은 痰이 많고, 호흡이 가쁘며, 心下가 더부룩하다. 降氣湯이라고 하는 바와 같이 정신적인 上氣(노여움, 초조함, 성급함 등)가 있는 자가 많다.

응 용

(1) 慢性氣管支炎, 喘息 형태의 기관지염, 肺氣腫
(2) 耳鳴, 吐血, 衄血, 齒槽膿漏, 口內腐爛
(3) 脚氣, 水腫

유의점

◎ 본 처방은 기관지염의 천식이나 기침에 사용하는 것으로, 기관지천식에 이용하는 경우는 적다고 大塚敬節씨는 기재하고 있다.

K126. 蘇子降氣湯

[成分・分量]

紫蘇子	3.0
厚朴	2.5
大棗	1.5
生薑	0.5
甘草	1.0
當歸	2.5
半夏	4.0
陳皮	2.5
前胡	2.5
桂皮	2.5
이상 10味	22.5

cut. 500 → 250煎

[效能・效果]

足冷이 있는 사람이 만성기관지염으로 다소 호흡곤란 경향이 있는 자.

◎ 淺田家에서는 본방의 前胡를 柴胡로 바꾸고, 杏仁, 桑白皮를 첨가하여 이용하고 있다.

◎ 蘇子(紫蘇子)는 가볍게 볶아서 사용하는 편이 좋다.

문 헌

1. 淺田宗伯・勿誤藥室方函口訣(明11) 下卷 44丁
2. 津田玄仙・治療經驗筆記
3. 大塚敬節・漢方治療의 實際(昭和38) P.267

K127. 大黃甘草湯

출 전

金匱要略의 中卷, 嘔吐噦下利病脈證治 제17에 "음식을 먹자마자 바로 토하는 자는 大黃甘草湯을 사용해야 한다. 外臺方에는 물을 토하는 증상을 치료한다고 한다."고 기재되어 있다.

구 성

大黃과 甘草 2味이다.

목 표

大黃은 오래 달이면 센노사이드가 분해되어 瀉下작용이 감소된다고 한다. 原方에 의하면 3배 분량의 물을 달여 1/3을 취한다고 되어 있듯이, 540ml의 분량을 180ml가 될 때까지 약 1/3로 농축하게 되어 있다. 다른 처방제의 경우 1/2 가량을 농축하는 것에 비해 상당히 오래 가열하기 때문에 瀉下効果가 크게 감소하게 되므로, 消炎作用에 중점을 두어 사용하고 있는 것은 아닐까 하는 생각이 든다. 게다가 抗炎症作用이 있는 甘草와의 조합이므로 解毒消炎劑로서의 이용법을 생각하면 좋을 것이다.

따라서 腸이나 胃의 熱(염증)에 의한 구토에 이용되는 것이 본 처방의 취지이며, 상습변비증 만으로 이것을 상용하는 것은 잘못된 것이라고 淺田宗伯 선생은 기술하고 있다. ① 변비, ② 먹으면 토하는 증상, ③ 手心足心이 뜨겁다, ④ 눈이 충혈 됨, ⑤ 上氣하여 두통이 있으면 胃에 熱이 있는 것은 아닐까 라고 생각하면 좋다.

便의 배설이 원활해지면 음식물을 토하거나 위액을 토하는 증상을 치료할 수 있다고 하는 것은 "南風을 방안에 넣고자 한다면, 북쪽 창문을 열어야 한다."는 의미로 緩下作用 밖에 남아 있지 않은 本方을 사용하는 것이 漢方으로, 本方을 煎藥으로 사용할 경우 상습적인 변비에는 효과를 볼 수 없다.

다만 讚岐의 御池平作이 창제한 것이라고 하는 大甘丸은 동일한 처방이지만, 가열하지 않았으므로 瀉下作用은 충분하며, 감초로 배가 무지근해지는 증상을 방지한다는 의미에서 배합하고 있는 것으로 해석하면 좋을 것이다. 그러나 이것은 상당히 현대적인 사고로, 역시 常習하면 서서히 효과가 사라지게 된다.

응 용

(1) 食道癌, 胃癌, 유문협착 등의 유사 질환, 心胸痛, 입덧 등으로 구토하거나

K127. 大黃甘草湯

[成分・分量]

大黃	4.0
甘草	1.0
이상 2味	5.0

cut. 500 → 250煎

[効能・効果]

변비

변비 증상이 있는 경우에 사용한 사례가 있다.

(2) 상습적인 변비

(3) 칼분켈 등의 화농증의 초기, 腫痛하고 열이 있는 자에게 사용한 사례가 있다.

(4) 황달이나 부종 증상으로 얼굴색이 푸르거나, 헛소리를 하거나, 목소리가 나오지 않는 자에게 사용한 例가 있다.

유의점

◎ 淺田流에서는 소아의 吐乳로 변비증상이 나타날 경우에 자주 사용하고 있었다. 상습변비의 경우는 山梔子 분말을 사용하도록 했다.

◎ 大黃과 甘草의 동일 처방을 丸劑로 한 大甘丸은 瀉下作用이 있다. 그러나 바로 변이 잘 나오지 않으면 고통스러우므로, 麻子仁丸 등의 效果調節에 사용하는 것이 좋다.

문 헌

1. 龍野一雄・漢方入門講座(昭和31) P.1129
2. 龍野一雄・新撰類聚方(昭和34) P.230
3. 淺田宗伯・勿誤藥室方函口訣(明11) 上卷56丁

K128. 大黃牡丹皮湯

출 전

金匱要略의 腸癰篇에 "장옹이라고 하는 것은 하복부가 붓고 저항감이 있으며, 이것을 만지거나 누르면 放散痛이 있다. 그 통증은 요도염이나 방광염 등의 요도 점막의 염증(淋)과 같은 통증이지만, 소변은 정상이기 때문에 구별된다. 지속적인 발열이 있으며, 自汗이 나고, 惡寒도 있지만, 脈이 느리고 긴장되어 있으면 化膿이 진행되지 않은 것이므로 설사하게 해야 한다. 필시 血性便이 있을 것이다. 脈이 洪數이면 化膿이 진행되고 있는 것이므로 설사하게 할 필요는 없다. 설사하게 해야 할 때에는 大黃牡丹皮湯을 주로 사용한다."고 기재되어 있다.

구 성

대황과 芒硝는 瀉下劑로 消炎作用이 있다. 牡丹皮, 桃仁, 冬瓜子는 驅瘀血劑라고 하며, 특히 牡丹皮와 桃仁은 慢性肝炎, 慢性腎炎, 子宮附屬器의 炎症, 그 밖의 結合織炎에 抗炎症的으로 관여하고 있다.

목 표

腸癰이란 腸에 化膿巢나 潰瘍이 생기는 병으로, 虫垂炎 등이 해당된다.

하복부 특히 오른쪽에 壓痛이 있는 腹證에 이용하면 탁월한 효과가 있다고 한다. 虫垂炎의 초기에 화농이 진행되고 있지 않은 것은 脈이 느리며, 金匱要略의 條文과 일치하고 있기 때문에 漢方에서는 제1의 선택이 되어 있다. 그러나 시기가 늦어진 것은 本方의 적응 증상이 아니며, 때때로 穿孔性腹膜炎을 일으키게 되므로 脈證을 숙련할 필요가 있다.

K128. 大黃牧丹皮湯

[成分・分量]

大黃	2.0
牧丹皮	4.0
桃仁	4.0
乾燥硫酸 나트륨	1.7
冬瓜子	4.0
이상 5味	15.7

cut. 500 → 250煎

[效能・效果]

비교적 체력이 있고 下腹部痛이 있으며, 변비 경향인 자의 다음의 諸症 : 월경불순, 월경곤란, 변비, 치질

[한마디]

- 下腹部에 근육이 뭉쳐있어서 만지면 아프다.

소변은 잘 나오지만 下腹이 아프기 때문에 소변을 보면 느낌이 온다. 계속 열이 나고 땀을 흘리는 것은 腸에 化膿症이 있기 때문이다.

本方은 瘀血藥의 대표라고 할 수도 있는 것으로, 출전의 조문의 證이 있으면 여러 가지 응용이 가능하다. 예를 들면, 「요도 점막의 염증(淋)과 같은 것으로 소변은 스스로 조절이 가능하다」고 하는 압통에서 尿路結石, 前立腺炎을 치료할 수도 있으며, 時時 發熱의 肛圍炎을 치료할 수도 있다. 어떤 경우에도 上衝하는 일이 없으며, 증상이 下腹部에 제한된다는 장점이 있다.

응 용

(1) 急性虫垂炎으로 實證, 脈이 많이 數하지 않는 자
(2) 肛圍炎, 痔瘻, 尿道炎, 睾丸炎, 副睾丸炎, 前立腺炎, 子宮內膜炎, 帶下, 附屬器炎, 產褥熱, 骨盤腹膜炎, 바르트린씨腺炎, 腹部・臀部・下肢・鼠徑部의 프룬켈, 칼분켈, 皮下膿瘍, 淋巴腺炎, 骨髓骨膜炎, 乳腺炎, 乳腺腫 등으로 實證이 있는 자
(3) 膝關節炎 등으로 右下腹部에 저항감이 있으며, 변비증상이 있는 자

유의점

◎ 金匱要略의 원문에 「時時 發熱」이라고 되어 있다. 이것은 「때때로 발열」이 아니라, 지속적인 발열을 의미한다. 成書로서 권위가 있는 책에도 이렇게 오역한 부분이 가끔 발견되므로 주의해야 한다. 太陰病의 「腹滿時痛」은 이것에 반하여, 「때때로 아프다」, 즉 간격을 두고 아픈 것을 말한다.

◎ 本方에 薏苡仁, 蒼朮, 甘草를 첨가한 것을 騰龍湯(竹中文輔)이라고 한다. 약간 완화된 것이므로 사용하기 쉽다. 本方에 응용할 경우에는 別包로 첨부해야 한다.

◎ 약국에서는 肛圍炎이나, 不完全痔瘻의 급성기, 혹은 帶下에 응용하는 경우가 많다.

◎ 비뇨기질환에 응용하는 경우, 利尿劑와 併用하는 편이 좋다. 四苓湯과 合方하는 것이 좋다.

◎ 前立腺肥大에는 八味丸을 사용하는 것이 유명하지만, 본 처방과 병용하는 것이 보다 큰 효과를 볼 수 있다. 다만 大黃과 芒硝의 분량을 加減할 필요가 생긴다.

문 헌

1. 龍野一雄・新撰類聚方(昭和34) P.340
2. 久保道德・漢方의 臨床藥學(昭和53) P.35
3. 長倉音藏・漢方雜話(昭和54) P.80

K129. 大建中湯

K129. 大建中湯

[成分・分量]

山椒	1.0
人蔘	2.0
乾薑	4.0
이상 3味	7.0

cut. 500 → 250煎

출 전

金匱要略의 寒疝篇에 "뱃속이 매우 냉하고 아프며, 구역질이 나서 식사를 할 수 없다. 腸이 뭉게뭉게 부풀어 오르고, 그 움직임이 머리와 발이 있는 것처럼 위로 향하거나 아래로 향하거나 하며 아파서 만질 수도 없는 경우에는 大建中

湯이 主治한다."고 되어 있다.

구 성

蜀椒와 乾薑은 熱劑로 몸속의 한기를 따뜻하게 하고, 腸의 운동을 조절한다. 엿(飴)은 急迫症狀을 완화함과 동시에 따뜻한 성분의 緩下劑이다. 인삼은 氣를 보충하고 蜀椒 및 乾薑과 협력하여 氣를 순환시키기 위해 배합되었다.

목 표

체력이 약해진 사람에게 볼 수 있는 증상으로, 대부분은 배에 힘이 전혀 없으며, 腹壁은 연약하며, 푹 꺼져 있는 경우도 있다. 혹은 반대로 부풀어 있는 경우도 있지만, 이 경우에도 虛滿인 상태로 긴장감은 없다.

腸이 움직이는 것을 자각적으로 느끼고, 뱃속이 냉하고 아프며, 나른하고 쉽게 피로해진다. 변비증상이 나타나는 경우도 있다.

이런 증상은 몸속의 寒氣로 인해 腸管이 전혀 움직이지 않는 것이 아닌가라고 생각될 정도이다. 成書에는 腸의 蠕動亢進이 격렬하다고 해설하고 있지만, 오히려 蠕動에 의하지 않고 腸管 안에 가스와 물이 제멋대로 움직이고, 그것이 뱃가죽을 움직여 頭足이 있는 것처럼 보이는 것이 아닐까 하는 생각이 든다.

이 증상이 있으면, 腸의 無力症뿐만 아니라, 尿路結石이나 膽石에도 응용할 수 있다.

응 용

(1) 腸疝痛, 蛔虫·絛虫에 의한 腹痛, 急慢性虫垂炎, 더글러스씨窩膿瘍, 腸閉塞症, 慢性的 腸狹窄症, 腎臟結石, 膽石症, 膵炎 등에 의한 腹痛, 腸의 蠕動不安, 腹鳴 혹은 腹滿이나 嘔吐를 수반하는 자

(2) 胃腸無力症, 內臟下垂症, 尿道痛, 不眠 등으로 腹壁이 연약하거나, 腸의 蠕動이 불안하거나, 발이 차가운 자

유의점

◎ 山椒는 種子를 제거하고 사용한다. 새로운 것을 사용한다고 하지만, 새로운 것은 볶아서 精油성분을 적게 하여 사용할 필요가 있다. 또한 오래된 것은 사용할 수 없으므로 1년 정도 경과한 것이 적당하다.

◎ 원전에서는 「一炊頃에 죽을 먹어라」라고 지시하고 있는데, 一炊頃은 30분 정도이다. 실행하는 편이 좋다.

문 헌

1. 大塚敬節·金匱要略講話(昭和54) P.227
2. 龍野一雄·新撰類聚方(昭和34) P.298

濾液에 膠飴20을 녹인다.

[効能·効果]

배가 冷하고 아프며 복부팽만감이 있는 자.

[한마디]

● 腹中이 심하게 아프고 구역질이 나는 자. 통증이 심할 때는 손으로 만질 수도 없다. 그리고 꾸물꾸물 움직이는 자는 本方이다.

K130. 大柴胡湯

출 전

傷寒論의 太陽中篇에 "太陽病의 상태가 열흘 남짓 계속되고 있는 것은 좀더 땀이 나게 해야 하는데, 오히려 2, 3번 瀉下하고, 그 후 다시 4~5일이 경과하여 柴胡劑의 適應證이 있으면 우선 소시호탕을 투여한다. 그래도 구역질이 멈

K130. 大柴胡湯

[成分·分量]

柴胡	6.0
半夏	6.0
黃芩	3.0
芍藥	3.0
大棗	3.0
枳實	3.0
生薑	1.5
大黃	0.5
이상 8味	25.0

cut. 500 → 250煎

추지 않고, 心下部에 急迫 증상이 있고, 꽉 막혀 풀리지 않은 듯한 느낌이 있거나, 약간 괴로운 느낌이 드는 것은 아직 완전히 치유되지 않았기 때문이다. 大柴胡湯을 투여하여 설사하게 하면 치유된다."고 되어 있다.

또한 金匱要略의 腹滿篇에 "손으로 눌러보아 명치가 아픈 경우에는 변비가 있는 것이므로 설사가 나오게 해야 한다. 설사하게 하려면 大柴胡湯이 적합하다."고 되어 있다.

구 성

柴胡, 芍藥, 甘草, 枳實의 四逆散으로부터 甘草를 제거하고 半夏, 黃芩, 生薑, 大棗를 첨가한 것이다. 傷寒論의 처방에는 大黃이 없지만, 金匱要略의 처방에는 大黃이 들어 있다. 예전부터 大黃이 들어 있지 않으면 大柴胡湯으로서의 方意가 성립되지 않는 것처럼 말하고 있지만, 大黃을 제거한 것에도 그 나름대로의 의미가 있으므로, 고정적으로 생각하지 않는 편이 좋다. 그러나 枳實, 芍藥, 大黃의 조합은 大柴胡湯의 특징으로, 大黃은 枳實이나 芍藥과 조합하면 적은 양으로도 대변의 소통을 원활하게 한다.

목 표

大柴胡湯은 四逆散과 비슷하고, 腹直筋이 심하게 긴장되어 있을 경우에 사용되며, 그 정도는 四逆散보다 강하고 實하다.

心下急의 急은 긴장이 가장 강한 것을 의미하며, 心下痞가 가장 격심한 것이다. 자각적으로는 「鬱鬱微煩」이라는 말로 표현되고 있다. 鬱에는 「집에 틀어박혀 나가지 않는 모습」(中日大字典)의 의미가 있지만, 胸部로부터 腹部에 걸쳐 實한 것을 표현하고 있다. 他覺的으로도 心窩部로부터 좌우의 胸肋部에 걸쳐 壓痛이나 抵抗이 있다.

체질적으로는 筋骨質로, 얼굴 모양도 크고 아래턱이 풍부하여, 너무나도 咀嚼力이 강하다는 느낌이 들며, 上腹角이 넓고, 心下部가 두텁고 단단한 사람에게 많다. 그리고 변비 증상이 있는 경우가 많으며, 분노나 짜증이 일어나기 쉬운 상태이면 大柴胡湯이다.

응 용

(1) 티푸스, 말라리아, 丹毒, 溶連菌症, 와일씨병(Weil's disease) 등의 實證으로, 發熱 또는 寒熱往來하고, 胸脇苦滿이 강하거나, 혹은 嘔하고, 食慾不振, 또는 변비증상이 있는 자
(2) 기관지천식, 기관지확장증, 폐렴, 폐기종, 늑막염, 폐결핵 등으로, 發熱 혹은 無熱, 咳嗽喀痰, 혹은 胸脇苦滿이 강하거나, 혹은 가슴에 통증이 있거나, 식욕부진이거나, 변비증상이 있는 實證인 자
(3) 心臟辨膜症, 心筋障碍, 心囊炎, 心悸亢進症, 心臟喘息 등의 실증으로, 脈沈實, 가슴이 괴로우며, 숨이 차고, 心下部의 긴장이 강하거나 또는 변비증상이 있는 자
(4) 高血壓症, 動脈硬化症, 腦出血, 腦軟化症 등으로, 脈實하고 心下의 긴장이 강한 근육질로, 혹은 변비, 또는 불면, 어깨 결림 등의 증상이 있는 자
(5) 위염, 위산과다증, 위궤양, 장염, 대장염, 食傷, 십이지장궤양, 충수염, 담석증, 간염, 간경변증, 담낭염, 황달, 膵炎, 常習便秘, 이레우스(Ileus), 口中臭氣, 吃逆 등으로 發熱 혹은 無熱, 또는 心下部 疼痛, 혹은 구토, 설사,

[効能 · 効果]
胃部가 단단하게 막히어 변비하고 胸과 脇腹에 압박감과 통증이 있는 자로, 어깨결림, 耳鳴, 식욕감퇴등을 동반하는 자, 고혈압증, 상습변비, 胃腸카타르

[한마디]
- 心下急이란 胃部가 죄어드는 듯한 느낌이 드는 것이다.
- 생강 1.5는 묵은 생강 3.0이 좋다.
- 加石膏 15g은 膽石痛에 탁월한 효과가 있다.(青木馨生氏)

또는 변비가 있거나 脈이 實하고 심하부의 긴장이 강한 자

(6) 급성·만성 腎炎, 네프로제, 萎縮腎, 腎石, 陰痿 등으로, 혹은 發熱 혹은 無熱, 實證으로 心下部의 긴장이 강하거나 혹은 浮腫, 또는 便秘 증상이 있는 자

(7) 당뇨병, 비만증, 脚氣 등으로 實證의 근육질이거나 심하부의 긴장이 강하거나, 혹은 변비가 있는 자

(8) 半身不隨, 肋間神經痛, 腰痛, 癎疾, 노이로제, 신경쇠약, 氣鬱病, 짜증(신경질), 麻痺, 不眠症, 어깨 결림 등의 實證으로 脈實, 心下의 긴장이 강하거나, 便秘, 不眠, 어깨 결림, 耳鳴 등의 증상이 있거나 화를 잘 내는 자

(9) 結膜炎, 虹彩炎, 角膜炎, 白內障 등의 눈병. 中耳炎, 耳鳴, 難聽 등의 귓병. 咽喉腫痛하고, 목소리가 코로 새어나가 말을 분별할 수 없는 자. 齒痛 등으로 實證, 心下緊張이 강하거나, 혹은 어깨 결림, 변비, 불면 증상이 있는 자

(10) 대머리, 비듬, 머리카락이 붉은 자, 蕁麻疹, 帶狀疱疹 등으로 實證, 筋肉質, 心下가 긴장되고 더부룩하거나, 변비 증상이 있는 자를 목표로 한다.

유의점

◎ 柴胡劑는 대부분 再煎法을 취하고 있다. 재탕하면 마시기 쉬우므로 지키는 편이 좋다.

◎ 大柴胡湯證은 때때로 心氣不正의 瀉心湯과 合方하는 경우가 있다. 이 경우 黃解散을 합방하는 의미로 黃連 1.0~3.0을 가미한다. 別包로 투여한다.

◎ 이 때 茯苓 5.0을 가미하면 고혈압도 안정된다.

◎ 氣管支喘息으로 心下緊張하는 증상에는 半夏厚朴湯을 합방하면 좋다. 숨쉬기가 괴로울 때에는 또한 杏仁 2.0을 가미한다. 이것도 別添해야 한다.

문 헌

1. 龍野一雄·新撰類聚方(昭和34) P.137
2. 長倉音藏·漢方雜和(昭和54) P.35

K131. 大半夏湯

출 전

金匱要略 中卷, 嘔吐噦下利病脈證 第17에 "아침에 먹은 것을 그대로 저녁에 토하는 胃反嘔吐 증상에는 大半夏湯을 사용해야 한다."고 되어 있다.

구 성

半夏는 구토를 멈추게 하는 要劑, 人蔘은 胃氣(위의 기능)를 높이고, 心下痞를 치료한다. 일반적으로 半夏는 生薑이나 乾薑과 조합하거나, 또는 粳米 등의 糊質의 것과 조합하여 그 효과를 제한하거나, 부작용을 防除하거나 하지만, 本方의 경우에는 꿀과 조합하여 자극을 감소시키고 있다.

K131. 大半夏湯

[成分·分量]

半夏	7.0
人蔘	3.0
이상 2味	10.0

cut. 500 → 250煎 濾液에 벌꿀20을 녹인다.

[効能·効果]

구토

목 표

朝食暮吐, 暮食朝吐라고 하는 것이 胃反인데, 이 경우 반드시 필수 목표는 아니다. 오히려 外臺秘要 6권 雜嘔吐噦方의 「구토하여 心下가 痞堅하는 자는 大半夏湯으로 치료한다」는 조문을 중시하여, 心下痞鞭 또는 痞堅을 목표로 하여, 우선 小半夏湯을 사용하고 그래도 낫지 않을 경우에 大半夏湯을 사용하면 좋다.

半夏의 분량은 小半夏湯의 2배, 外臺秘要에서는 3배로 하며, 게다가 생강으로 약의 효력을 감소시키고 있지 않아 상당히 强力하므로, 농도가 높은 蜜液을 이용하여 조금씩 胃壁에 작용시키는 수단을 취하고 있다.

처방 중의 白蜜은 예전부터 논의되었던 부분으로, 白糖이라고 하는 사람, 蜂蜜이라고 하는 사람 등, 여러 의견이 있었다. 어찌되었든 原方의 白蜜 1되를 1말 2되로부터 달여 2되 반으로 농축한다는 것은 완성된 煎液에서 꿀이 40%를 차지한다는 것으로 상당히 진하다는 점에 주목해야 한다.

[한마디]
● 朝食暮吐는 아니고 먹으면 곧바로 토하는 데에도 좋다.

응 용

(1) 胃反性의 嘔吐, 아침에 먹은 것이 저녁이 되어서 토하거나, 저녁에 먹은 것을 아침이 되어서 토하거나 하는 것이 胃反으로, 食道癌, 胃癌, 幽門狹窄, 習慣性反芻 등에 사용하는 경우가 있다.

(2) 胃反이 아닌 구토라도 心下逆滿, 痞鞭하는 자에게 사용한다.

유의점

◎ 지침의 분량은 물 500cc를 사용하여 달여 1/2 분량으로 바짝 졸인 것. 즉 250cc 정도에 벌꿀 20g를 넣은 정도로는 原方의 方意가 되지 않는다. 또한 이 방법으로 제조된 것은 아린 맛이 있어 마실 수 없다. 이것은 벌꿀의 양을 늘려야 한다.

◎ 白蜜은 보통의 벌꿀이 아니라고 생각한다. 龍野一雄 선생은 白砂糖蜜이라고 하였다. 나는 石蜜이 아닐까 하여, 벌꿀을 固化시킨 부분을 사용하고 있다. 石蜜로 하면 240회나 混和한다고 하는 원전의 의미를 살릴 수 있다.

◎ 식사할 때 목이 메는 사람, 기력이 부족한 사람에게 羚羊角을 가미하는 것이 方函口訣에 나와 있다.

문 헌

1. 龍野一雄・漢方入門講座(昭和31) P.1325
2. 龍野一雄・新撰類聚方(昭和34) P.251
3. 淺田宗伯・勿誤藥室方函口訣(明11) 上55丁
4. 王燾・外台秘要(臺灣國立中國醫藥研究所版) 上P. 193

K132. 竹茹溫膽湯

출 전

壽世保元을 출전으로 한다. 명나라의 龔延賢(雲林 이라고도 한다)의 저서이다. 萬病回春, 濟世全書도 그의 저서이다.

한방에서는 감기약이라 하여도 病期에 따라 여러 가지 처방이 준비되어 있듯이, 溫膽湯類도 溫膽湯, 加味溫膽湯, 竹茹溫膽湯과 같이 여러 가지에 따른 처방이 있다.

竹茹溫膽湯도 그 중의 하나로 다른 溫膽湯類가 중병 후의 정신피로가 원인인 不眠症 등에 응용되는 것에 반하여, 熱의 형태가 아직 많이 남아 있고, 胸膈에 염증이 있으며, 기침도 남아있고, 더불어 불면 증상이 있는 病期에 사용된다.

구 성

처방의 구성은 小柴胡湯과 溫膽湯의 합방으로 이해할 수 있으며, 黃芩을 黃連으로 대체하고 大棗를 제외했다. 그 상태에 麥門冬, 香附子, 桔梗이 들어 있다.

목 표

淺田宗伯의 方函口訣에 "熱性病에 걸린 지 오래되어 열이 좀처럼 내리지 않으며, 꿈을 꾸는 경우가 많고, 얕은 잠을 자며, 정신불안 증상이 있어 멍하거나 煩躁가 있고, 기침을 하며, 痰이 많아 잠들 수 없는 사람을 치료한다."고 되어 있다.

熱性病이 오래 되어 열이 내리지 않고 기침이 많은 것은 小柴胡湯의 證이며, 정신불안이나 불면증은 溫膽湯이다.

응 용

(1) 각종 熱性病, 肺炎 등

(2) 不眠症

(3) 神經性 心悸亢進

유의점

◎ 竹茹는 반드시 중국산을 이용해야 할 필요는 없지만, 일본산은 자칫하면 죽세공품의 부산물을 입수하는 경우가 많다. 이것은 內皮의 흰 부분을 포함하고 있거나, 황산으로 가공된, 약용으로 사용하기에 부적당한 것까지도 포함되어 있을 우려가 있으므로 피해야 한다.

◎ 香附子는 알갱이가 크고 향기가 많이 나는 것을 선택해야 한다.

◎ 麥門冬은 일본산이 품질이 뛰어나지만, 생산량이 적어 구입하기 어렵다. 중국산의 杭麥이라는 것을 선택한다.

◎ 黃連은 어떤 처방이든 품질 선택을 중시해야 하지만, 본 처방에서는 특히 중요하며 일본산의 加賀黃連, 因幡黃連 등이 좋다. 버마 제품 등은 버베린(berberine) 사용의 의미에서는 사용할 수 있지만, 그 밖의 성분에서는 불안하다. 丹波黃連은 최근 재배법의 발달로 3년에서 5년가량 된 促成品이라 한다. 벨베린에 관해서는 다름 품질을 웃돌 정도로 우수하지만, 精神神經用으로는 미지수이다.

◎ 人蔘은 小柴胡湯의 성분으로서 생각하면 竹節人蔘이 적당하다.

문 헌

1. 矢數道明・漢方後世要方解說(昭和34) P.152

K132. 竹茹溫膽湯

[成分・分量]

柴胡	3.0
竹茹	3.0
茯苓	3.0
麥門冬	3.0
生薑	1.0
半夏	5.0
香附子	2.0
桔梗	2.0
陳皮	2.0
枳實	2.0
黃連	1.0
甘草	1.0
人蔘	1.0
이상 13味	29.0

[効能・効果]

인플루엔자, 風邪, 폐렴 등의 회복기에 熱이 질질 끌거나, 平熱이 되어도 기분이 개운하지 않고 기침과 痰이 많아서 편안히 잘 수 없는 자.

[한마디]

● K8溫膽湯(千金)에 柴胡・黃連・香附子・桔梗・麥門冬・人蔘이 첨가되어 있다.

● 柴胡・黃連은 熱이 남아 있을 것, 麥門冬・人蔘은 生脈散의 方意로 發汗過多・食物攝取不足 등을 위한 無欲 상태・전신권태가 목표.

● 香附子는 單味라도 정신안정작용이 있다.

2. 淺田宗伯・勿誤藥室方函口訣(明11) 上26丁

K133. 治打撲一方

출 전

江戶 중기의 儒醫 香川修庵의 一本堂醫事說約에 기재되어 있다. 이 무렵은 중국에서 직수입된 처방 그대로는 성에 차지 않아, 상한론과 금궤요략을 토대로 하여 독자적인 처방을 창제하는 것에 의미를 두던 시대였다.

구 성

川芎, 大黃, 甘草는 모두 소염효과가 있으며, 芎黃散이나 大黃甘草湯의 方意를 포함하고 있다. 桂枝와 丁子는 溫劑로, 溫經이나 血流促進이라는 역할을 한다고도 볼 수 있다. 혹은 反佐의 역할을 하고 있는지도 모른다. 그러나 뭐니뭐니 해도 川骨과 撲樕이 主劑로, 川骨은 「血을 순화한다」고 표현되어 있는 消炎性 血劑이며, 樸樕은 「骨疼을 제거한다」고 일컬어지고 있다.

川骨의 주요 성분은 누파리딘(nupharidine)이지만, 약효에 결부되는 약리작용은 인정받지 못했다. 최근(1981) 동경대학 약학부의 三川潮 교수에 의해 생약 성분의 바이오에세이의 연구가 진행되고 있는데, 그 중에서 천골 성분에 강력한 프로스타글라딘(prostaglandin) 生合成 沮害作用이 인정받게 되었다.

이것은 부신피질 스테로이드나 非스테로이드 계열 소염제의 作用 기전과 일치하기 때문에, 川骨의 약효는 갑자기 각광을 받게 되었다.

또한 川骨의 니코틴산 含有度는 武田藥工의 後藤씨에 따르면, 局方生藥 제1위라고 한다. 세포의 호메오스타시스에 관여하고 있는 것도 무시할 수 없다.

목 표

京都에서 漢方을 실천하고 있는 외과의사인 緖方玄芳 박사는 그 저서인 「한방과 현대의학」에서 治打撲一方을 다음과 같이 賞讚하고 있다. "좌상 등으로 인한 皮下出血에 대하여, 서양의학에서는 베노스타틴(venostatin)이 자주 이용되고 있습니다. 이것은 상처를 입은 당일이나 혹은 수술직후에 이용할 때에는 매우 효과가 있지만, 시간이 경과한 자에게는 그다지 효과는 없는 듯 합니다. 한방에서는 虛實의 중간 이상인 자에게 桂枝茯苓丸이나 또는 治打撲一方이라고 하는 훌륭한 효과를 나타내는 藥方이 있습니다."

초기의 挫傷이나 打撲傷은 대체로 1 주일 정도면 완전히 치료된다. 어떤 대학의 유도부원 전원이 애용자라고 하는 약국이 있을 정도로 효과가 탁월하다.

陳久性인 경우에는 附子를 첨가할 것을 醫事說約에서 지시하고 있다. 지속적으로 복용하면 어느새 硬結이 빠지고 흔적도 없어진다는 보고도 있다. 이것은 大黃附子湯의 합방이라고 생각하면 당연하다고 하겠다.

유의점

◎ 川骨(萍蓬)이 들어 있는 중국 처방은 전혀 찾아볼 수 없다. 日本方에서는 本方과 實母散이 유명하다.

◎ 附子의 가미는 가공된 附子의 錠劑가 시판되고 있으므로, 함께 구매하면

K133. 治打撲一方

[成分・分量]

川芎	3.0
樸樕	3.0
川骨	3.0
桂皮	3.0
甘草	1.5
丁子	1.0
大黃	1.0
이상 7味	15.5

cut. 500 → 250煎

[効能・效果]

打撲에 의한 붓기 및 통증

좋을 것이다.

응 용

타박에 의한 腫脹 및 疼痛

문 헌

1. 矢數道明・臨床應用漢方處方解說(昭和41) P.642
2. 淺田宗伯・勿誤藥室方函口訣(明11) 上29丁ウ
3. 細野史郞 등・方證吟味(昭和53) P.550
4. 緖方玄芳・漢方醫學과 現代醫學(昭和56)

K134. 治頭瘡一方

출 전

일본의 경험 처방으로 출전은 불분명하지만, 淺田方函口訣에는 "이 처방은 頭瘡뿐만 아니라, 모든 上部頭面에 瘡이 생기는 경우에 사용한다. 淸上防風湯은 淸熱을 主로 하며, 이 처방은 해독을 主로 한다."고 되어 있다.

별명을 大芎黃湯이라고 한다. (만병회춘・破傷風門에 同名異方이 있으므로 주의할 것)

구 성

後世方에서 자주 이용되는 荊芥, 防風, 連翹의 3味는 피부의 열과 독을 발산하며, 여러 약효가 體表部로 작용하게 한다. 忍冬도 熱을 발산하고 毒을 풀어 瘡을 치료한다. 蒼朮은 濕을 건조시키고, 胃를 강건하게 하며 땀을 나게 한다. 紅花는 血을 돌게 하고 활성화하여 瘀血을 풀어준다. 川芎은 氣가 막힌 것을 통하게 하여 血行을 좋게 하지만, 大黃과 함께 頭部나 顔面의 충혈염증을 下하여 便으로 배출한다.

목 표

소아의 頭部濕疹, 胎毒이라고 일컬어지는 증상에 이용하는 처방으로써 만들어진 것이다.

건강한 소아로, 顔面이나 頭部뿐만 아니라 頸部, 腋窩, 陰部 등에도 發赤, 丘疹, 小水疱, 짙은 분비물, 糜爛, 結痂가 있어 搔癢感이 강한 것이다.

청년, 어른의 脂漏性濕疹 등에도 응용할 수 있지만, 本方이 적합한 피부병은 외관적으로 깨끗하지 못하고 악취를 수반하는 경우가 많다.

응 용

(1) 소아의 頭部濕疹, 脂漏性濕疹, 胎毒을 내리는 경우에 사용한다.
(2) 濕疹으로 化膿症이 혼합된 자

유의점

◎ 大黃에 과민하여 설사하는 자는 大黃을 제거하는 편이 바람직하다.
◎ 本方에 石膏나 地黃 등을 가하여 건성습진에 이용되는 경우도 있다.

K134. 治頭瘡一方

[成分・分量]

連翹	3.0
蒼朮	3.0
川芎	3.0
防風	2.0
忍冬	2.0
荊芥	1.0
甘草	1.0
紅花	1.0
大黃	0.5
이상 9味	16.5

cut. 500 → 250煎

[効能・効果]

습진, 瘡(부스럼, 습진, 태독, 매독 등의 피부병), 乳幼兒의 습진

[한마디]

● 荊防, 芎黃, 忍翹, 蒼甘紅이라고 외운다.
● 結痂가 두껍고 더러운 것에는 桃仁을 첨가하고, 口渴이 심한 자에게는 石膏를 첨가한다. 라고 한다.(大塚敬節・漢方精選百八方)

문 헌

1. 淺田宗伯・勿誤藥室方函口訣(明11) 上31丁
2. 大塚敬節・漢方治療의 實際(昭和38) P.563

K135. 中黃膏

출 전

華岡靑洲의 春林軒膏方 편람에 실린 外用劑로 "主治는 대개, 腫物, 平腫의 열이 많고 통증이 심하며, 水瘡, 栢榴瘡, 膁瘡 등의 체표부에 血滯의 통증이 있는 것, 蝮蛇毒, 虫痛, 犬馬牛喰의 熱痛이 있는 것, 疳瘡, 腎囊風에 효과가 있다는 것을 알아야 한다. 結毒이나 열로 인하여 통증이 있는 자에게 이것을 사용하면 반드시 통증이 사라지게 된다. 캠퍼(kamfer)와 마찬가지로 冷性인 경우에 사용하게 되면 통증이 오히려 심해진다. 대개 熱痛에는 이 처방이 좋다."고 되어 있다.

醫宗金鑑(淸・吳謙・錢斗保等編)에 실린 黃連膏를 取捨하여 만든 처방이라 생각된다.

구 성

소염해독작용이 있는 鬱金과 黃栢의 분말에, 참기름과 蜜蠟을 基劑로 한 연고이다. 原方에는 黃連이 들어 있지만 淺田方函에는 들어 있지 않다. 현재는 이것에 의거하고 있다.

목 표

熱性의 皮膚疾患, 化膿性 腫瘍, 打撲傷, 捻挫 등의 열성염증으로 疼痛하는 자.

淺田方函에는 "모든 熱毒, 腫痛을 치료한다. 膿의 유무에 관계없이 오래된 것이든 새로운 것이든 상관없이 毒을 제거하고 열을 풀어준다. 結毒(2・3기 매독) 痔毒(항문농양, 항문주위염, 外痔核 등) 疳瘡(軟性下疳) 腎囊風(완선, 음낭 습진 등) 等, 대부분 熱痛이 있는 자를 치료하는데 모두 효과가 있다."고 되어 있다.

응 용

(1) 화농성피부질환(癰, 瘍, 疔, 瘭疽, 乳房炎, 부스럼 등)의 초기의 赤腫이나 熱痛이 있는 경우의 消散을 빠르게 하며, 化膿이 있는 경우에는 開口를 촉진 시킨다.
(2) 打撲傷이나 捻挫 등의 消炎止血, 疼痛緩和, 鬱血의 消散
(3) 동물의 咬傷, 凍瘡 등 열과 통증이 있는 자

유의점

◎ 거즈, 붕대용 천, 부드러운 일본 종이 등에 조금 두껍게 펴 발라 환부에 붙인다.
◎ 의복에 닿으면 착색되기 때문에 기름종이, 비닐 등으로 덮어야 한다..
◎ 寒冷할 때에는 이 처방의 분량으로는 딱딱하기 때문에 가열하여 부드럽게 만들어 사용하거나 蜜蠟의 양을 줄여 稠度를 조정하는 것이 좋다.
◎ 鬱金은 內服用으로 利膽作用이 있다. 카레 가루의 원료로 많이 사용된다.

K135. 中黃膏

[成分・分量]

胡麻油	1000
蜜蠟	380
鬱金	40
黃柏	20
이상 4味	1440

cut. 胡麻油를 끓여서 수분을 날리고 蜜蠟을 첨가한다. 약간 冷하기 시작하면 鬱金, 黃柏가루를 섞어, 휘저어 섞으면서 단단하게 한다.

[効能・効果]

急性化膿性皮膚疾患(부은것)의 초기, 타박상, 염좌

문 헌

1. 淺田宗伯・勿誤藥室方函(明9) 下卷41丁
2. 大塚・矢數・清水・漢方診療醫典(昭和44) P.211

K136. 調胃承氣湯

출 전

傷寒論의 太陽中篇에 "發汗한 후에 惡寒하는 것은 虛하기 때문이며, 오한하지 않고 단지 열이 나는 자는 변비가 있기 때문이다. 胃氣를 和해야 하며 調胃承氣湯이 主治이다."고 되어 있다.

구 성

大承氣湯의 枳實과 厚朴 대신에 甘草를 넣은 것이다. 따라서 大承氣湯 정도의 氣滯는 없으며, 熱이 主가 되는 약간 완화된 下劑이다.

목 표

고열이 나고, 아랫입술이 번질번질 빛나며, 그 밖의 증상이 없는 자에게 사용하는 것이 본래의 사용법으로, 특히 소아의 소화불량, 원인불명의 발열, 대소인의 독감(流感), 化膿症, 丹毒 등에 사용하는 경우가 많다.

또한 胃熱에 의한 증상으로서 口角糜爛, 口內炎, 舌炎 등에도 사용하거나, 완화된 下劑로서 노인이나 허약자의 변비에 사용하는 경우도 있다.

응 용

(1) 독감, 폐렴, 티푸스, 化膿症, 痲疹, 丹毒, 원인불명의 열 등으로, 發熱, 또는 潮熱, 腹滿, 便秘, 혹은 헛소리를 하거나, 腦症, 心煩 등의 증상이 있는 자
(2) 소화불량으로 潮熱이 있거나, 입술이 건조하거나, 헛소리를 하거나, 腹滿한 자
(3) 두통으로 煩躁하며 便秘 증상이 있는 자
(4) 蟲齒, 齒痛, 口角糜爛, 鵞口瘡, 咽喉腫痛

유의점

◎ 原方은 甘草 2g, 芒硝 8g, 大黃 4g이 頓服하는 분량이다. 대개 유포되어 있는 處方集에서도 芒硝는 1g으로 頓用이다. 지침의 0.4g, 더구나 分3이라고 하는 것은 무언가 잘못된 것이 아닐까.

◎ 承氣라고 하는 것은 順氣의 의미로 단순한 下劑가 아니라, 氣를 돌게 하는 작용이 있다. 大承氣湯 정도의 腹滿은 아니지만, 胃氣가 막혔다는 것으로 胃熱을 主로 생각하면 응용범위가 넓어진다.

문 헌

1. 龍野一雄・新撰類聚方(昭和34) P.223
2. 龍野一雄・口語譯傷寒論(昭和32) P.85

K136. 調胃承氣湯

[成分・分量]

大黃	2.0
乾燥硫酸 나트륨	0.4
甘草	1.0
이상 3味	3.4

cut. 500 → 250煎

[效能・效果]

변비

[한마디]

●「심에 熱이 있어서」라는 말을 나이 드신 분으로부터 자주 들었는데, 芯에 熱이 있다고 해석해야 하는가. 푹푹 숨 막힐 듯이 덥고 寒氣는 없다. 그리고 며칠이나 便을 보지 못하면 本方이다.

K137. 釣藤散

출 전

「類證普濟本事方」이라고 하는 어려운 이름의 서적에 기재되어 있는 처방이다.

南宋의 1150년경에 許叔微가 撰著한 것인데, 日本에서는 그다지 연구가 되어 있지 않았기 때문인지 자주 사용하는 것은 이 처방뿐일 정도로 독특한 존재이다.

구 성

構成 生藥도 釣鉤藤, 菊花 등의 그다지 친숙하지 않은 것이 들어 있다.

釣鉤藤은 린코필린(rhynchopylline)이라고 하는 알칼로이드를 포함하고 있으며, 말초혈관 확장작용이 있고, 鎭靜 및 鎭痙 작용도 있으므로, 「心熱을 제거하고, 肝氣를 안정시키며, 風을 제거하고, 痙攣을 가라앉힌다」고 本草書에 기재되어 있다.

국화는 예전부터 불로장수의 약으로서 상용되어 왔으며, 식용으로서도 종류가 많다. 또한 꽃잎을 건조하여 베개 안에 넣은 菊枕은 편안히 잠잘 수 있게 하며, 눈이 잘 보이게 한다고 한다.

漢方에서는 「風熱을 분산시키고, 鬱을 깨뜨려 頭目을 밝게 한다」고 하며 頭部의 충혈이나 鬱血을 제거한다고 되어 있지만, 古方에서는 候氏黑散밖에 사용되지 않았다.

위에서 기술한 것 이외에 麥門冬, 半夏, 人蔘 등이 배합되어 있다. 古方의 麥門冬湯의 사용목적도 포함되어 있는 것을 알 수 있다.

목 표

피부는 乾燥하여 바삭바삭하고, 안색은 逆上으로 인해 붉은 기가 있지만 윤기가 없다고 하는 것을 공통의 목표로 하여도 무방하겠다. 또한 어깨로부터 위쪽 근육이 결리며, 신경이 흥분되어 있지만 발산할 수 없기 때문에 초조해하거나 침울하게 되거나 하는 증상이 추가되면 釣藤散의 證이 된다.

바꿔 말하면 노인으로 신경질 증상이 있고, 逆上 증상이 있는 사람이 동맥경화 때문에 後頭部에서 天頂에 걸쳐 두통이 일어나는 경우가 적응 증상에 해당된다.

이 효과는 역시 釣鉤藤과 국화의 藥理作用에 의한 것이라고 생각된다. 釣鉤藤의 煎劑를 실험동물의 腹腔 안에 주사하면, 대뇌피질의 흥분을 진정시킬 뿐만 아니라, 강압작용 또한 현저하게 나타내고 있다.

국화 또한 모세혈관의 저항력을 증강시키는 작용이 있으며, 동시에 강압작용이 강하다. 이 두 약의 상승작용이 약의 효과를 결정하고 있다는 것은 부정할 수 없다.

細野선생의 해설이 가장 간단명료하기 때문에 인용하여 둔다.

"부인의 갱년기나 허약자의 慢性腎炎, 腦動脈硬化시의 두통, 현기증, 어깨 결림 증상에 좋다. 또한 두통은 아침 기상 시나 휴식 시에 나타나며, 두통과 함께 쉽게 화를 내거나, 逆上, 頭重感, 耳鳴, 不眠 등의 신경증상이 강하거나, 혹은

K137. 釣藤散

[成分・分量]

釣鉤藤	3.0
橘皮	3.0
菊花	2.0
防風	2.0
半夏	3.0
麥門冬	3.0
茯苓	3.0
人蔘	2.0
生薑	1.0
甘草	1.0
石膏	5.0
이상 11味	28.0

cut. 500 → 250煎

[効能・効果]

만성적으로 계속되는 두통으로 中年이후 또는 고혈압 경향이 있는 자

[한마디]

● 노인성 鬱病에 주효한다. 알츠하이머치매에 시도해 보아야 한다. 藥業時報 No.6911(62.3.12)에 陝西醫學院 邵生寬氏의 記事가 실려 있다.

心下部가 더부룩하거나, 식욕부진 등의 소화기증상이 나타난다."

細野선생의 해설에는 아무렇지도 않게 기록되어 있지만, 노인의 耳鳴 증상에는 현저한 효과가 있다는 것을 특별히 기술하고자 한다.

응 용

(1) 고혈압, 동맥 경화증
(2) 갱년기 장애
(3) 眩暈, 메니에르 病

유의점

◎ 釣鉤藤은 가시덩굴풀이라는 일본식 이름이 나타내는 바와 같이, 가시 부분에 성분이 집중되어 있다. 따라서 가시가 많은 상품을 선택해야 한다.

◎ 黃菊은 風熱을 제거하고, 白菊은 肝陽을 平한다고 일컬어지므로, 두통을 主症으로 하려면 黃花를, 신경증상을 主로 할 경우에는 白花를 사용한다.

문 헌

1. 矢數道明・漢方後世要方解說(昭和34) P.54
2. 細野史郎・釣藤散에 관해서 日東洋醫會誌 VoL.8 No. 3
3. 細野史郎 등・方證吟味(昭和53) P.169

K138. 豬苓湯

출 전

傷寒論의 陽明病篇에 "陽明病으로 脈이 浮緊하고, 목이 건조하고, 입이 쓰며, 배가 당기고, 喘息하며, 발열하여 땀이 나오며, 惡寒하지 않고 오히려 惡熱하고, 몸이 무겁게 느껴진다. ……중략…… 만일 맥이 뜨고, 발열하거나, 물을 마시고 싶어 하고, 소변 양이 감소하는 경우에는 豬苓湯으로 치료한다."고 되어 있다.

또한 金匱要略의 淋病篇에 "맥이 뜨고 발열하며, 갈증이 나서 물을 원하거나, 小便不利한 자는 저령탕으로 主治한다."고 되어 있다.

구 성

五苓散에서 桂枝와 朮이 사라지고, 滑石과 阿膠가 들어 있다. 滑石과 阿膠는 緩和劑로 자극이 없으며, 桂枝와 朮에 들어있는 정유분의 자극을 감소시켜 온화하게 한다.

목 표

모든 腎炎에 사용해도 일단 잘못은 없다. 특히 血尿가 보일 경우에 상당히 탁월한 효과가 있다.

五苓散도 또한 일반적으로 腎炎에 사용하지만, 본 처방은 五苓散과 비교하면 桂枝와 朮이 없다. 이것은 桂枝와 朮의 정유 성분을 제거함으로써 방광이나 요도에 대한 자극이 줄어들기 때문에 사용하기 편리하다. 단지 五苓散의 頭痛이나 上衝에 대한 효과는 없다.

또한 傷寒論의 少陰病篇에 "心煩하여 잘 수 없는 사람은 豬苓湯을 주로 적용한다."고 되어 있다. 豬苓, 阿膠, 滑石이 血熱의 煩을 차게 하여 不眠을 치료

K138. 豬苓湯

[成分・分量]

豬苓	3.0
茯苓	3.0
澤瀉	3.0
滑石	3.0
이상 4味	12.0

cut. 500 → 250煎
濾液에 阿膠 3.0을 끓여 녹인다.

[効能・効果]

尿量이 감소하고 尿가 잘 나오지 않고 排尿痛 또는 殘尿感이 있는 자.

[한마디]

● 豬澤에 伏하여 阿膠滑해도 좋다라고 외운다.

[追補]

1992년 6월 24일付 厚生省 藥務局長 통지에 의해 종래 阿膠를 젤라틴으로 대신하여 사용하고 있던 것을 고치어 阿膠를 사용하도록 규정되었다.

하는 효과가 있으므로 下焦의 清熱劑라고도 일컬어진다.

응 용

(1) 急性膀胱炎, 尿道炎, 膀胱結石, 膀胱腫瘍, 膀胱結核, 淋疾, 필라리아(filaria), 急性腎炎, 腎石, 腎盂炎, 腎臟結核 등으로 排尿困難, 尿意頻數, 排尿痛, 血尿 등이 있거나 혹은 발열하거나 갈증이 나는 자
(2) 장출혈, 항문출혈, 자궁출혈 등으로 口渴, 頻尿 혹은 肛門熱感, 疼痛, 心煩이 있는 자
(3) 喀血로 口渴, 心煩, 不眠, 咳嗽, 小便不利 등을 수반하는 자
(4) 急性腸炎, 大腸炎, 直腸炎, 直腸潰瘍 등으로 설사, 血便, 혹은 小便不利, 갈증이 나는 자
(5) 腎炎, 네프로제 등으로 浮腫, 口渴, 소변불리하거나 또는 血尿 또는 心煩하는 자
(6) 不眠症으로 혹은 口渴, 小便不利, 또는 설사, 기침을 수반하는 자
(7) 간질이나 때때로 경련을 일으키는 자, 또는 설사, 혹은 小便不利, 혹은 不眠, 心煩 등이 있는 자

유의점

◎ 頻尿나 통증 등의 急迫症狀이 있는 경우에는 芍藥甘草湯을 合方하면 좋다.
◎ 소변이 탁한 경우에는 六一散을 병용한다는 의미에서 甘草를 가미하고, 滑石의 양을 증가시킨다. 말할 필요 없이 別包로 투약하고, 동일하게 달인다.
◎ 血尿가 단일한 처방으로 치료되지 않는 경우에는 桔梗 3, 車前子 2를 가미하는 것이 상식으로 되어 있다. 또한 亂髮霜의 병용도 좋다.
◎ 빈혈이 심한 경우에는 四物湯을 합방한다.

문 헌

1. 龍野一雄・新撰類聚方(昭和34) P.267
2. 大塚敬節・金匱要略講話(昭和54) P.329
3. 長倉音藏・漢方雜話(昭和54) P.136

K139. 豬苓湯合四物湯

출 전

傷寒論의 豬苓湯과 和劑局方의 四物湯과의 合方이다.

구성・목표

四物湯의 지혈효과는 혈관의 透過性亢進을 억제하는 작용이 있다. 豬苓湯의 지혈효과는 젤라틴의 영향을 받는 경우가 많으며, 혈액의 조성을 변화시키는 작용이 있다. 이 2개의 서로 다른 지혈효과를 조합시킨 것으로, 특히 血尿에는 각각의 單方보다 효과가 크다. 또한 四物湯에는 造血作用이 있으므로 빈혈이 현저한 血尿에 상용된다.

K139.豬苓湯合四物湯

[成分・分量]

當歸	3.0
芍藥	3.0
川芎	3.0
地黃	3.0
豬苓	3.0
茯苓	3.0
澤瀉	3.0
滑石	3.0
이상 8味	24.0

cut. 500 → 250煎
濾液에 阿膠 3.0을 끓여 녹인다.

응 용

빈혈은 심하지만 소화력 등 氣가 쇠약하지 않은 자의 血尿, 腎臟結核, 腎腫瘍

유의점

◎ 血尿라고 하더라도 肉汁같은 것, 굳어져 닭의 肝과 같은 것, 혹은 현미경으로나 확인이 가능한 潛血尿까지를 포함할지도 모른다. 닭의 간(鷄肝)과 같은 凝血은 腎臟, 膀胱, 前立腺의 腫瘍인 경우가 대부분이다. 본 처방은 이러한 경우에 큰 효과를 볼 수 있다. 지혈했다는 것만으로 치료했다고 생각하지 않으며, 충분한 검사를 필요로 한다.

◎ 本方으로 바람직하지 않은 경우, 猪苓湯과 마찬가지로 젤라틴이 들어 있는 처방인 黃連阿膠湯의 처방을 고려한다.

◎ 亂髮霜의 병용도 좋다.

문 헌

1. 長倉音藏・漢方雜話(昭和53) P. 132

[効能・効果]
피부가 건조하고 윤기가 없는 체질로 위장장애가 없는 사람의 다음의 諸症 : 배뇨곤란, 배뇨통, 잔뇨감, 頻尿

[追補]
K138에 準하여 젤라틴이 阿膠로 개정되었다.

K140. 通導散

출 전

萬病回春・折傷門에 "타박상(打撲傷)이 매우 심하고, 대소변이 잘 배설되지 않으며, 瘀血이 제거되지 않고, 下腹部(肚腹)가 팽창하고, 心腹(上腹部)에 上攻하여, 悶亂으로 죽을 것 같은 자를 치료한다. 먼저 이 약을 복용하여 死血과 瘀血을 풀어주며, 그 후에 補損藥을 복용해야 하며 酒飮은 不可하다. 또 사람의 虛實에 따라 사용해야 하는데, 약간의 설사를 할 정도가 적당하다. 다만 임산부나 소아는 복용하지 말라."고 되어 있다.

구 성

本方은 古方의 大承氣湯과 調胃承氣湯의 의미를 포함하며, 古方의 桃核承氣湯에 필적하는 後世方의 驅瘀血劑의 대표적인 처방이다.

枳實, 厚朴, 大黃, 芒硝(硫酸나트륨)는 大承氣湯으로, 위장 內에 열이 충만하고, 대소변의 소통이 곤란하며, 복부가 충만하고 딱딱하며, 때때로 급한 통증이 있으며, 입이나 혀가 건조하여 갈증이 나며, 정신장애 등을 수반하는 자에게 이용된다. 本方에서 후박의 분량은 大承氣湯의 그것과는 半減되어 있다.

當歸는 血을 보충하여 건조한 것을 潤하게 하고, 속을 따뜻하게 하여 통증을 멈추게 한다. 紅花는 血을 돌게 하고, 惡血을 제거하며, 死血에 의한 통증을 멈추게 하고, 종기를 없앤다.

蘇木(蘇方)은 死血을 제거하고, 血腫을 분산시키며, 瘀血을 내린다. 古代로부터 紅色染料로서 유명하다.

木通은 氣를 통하게 하고, 血을 순환시키며, 消炎利尿 효과가 있다. 陳皮는 氣의 정체를 散下하고 痰을 없앤다. 甘草는 급박증상을 치료하며, 모든 약을 조화시킨다.

K140. 通導散

[成分・分量]

當歸	3.0
大黃	3.0
芒硝	1.7
枳實	3.0
厚朴	2.0
陳皮	2.0
木通	2.0
紅花	2.0
甘草	2.0
蘇木	2.0
이상 10味	22.7

cut. 500 → 250煎

[効能・効果]
비교적 체력이 있고, 下腹部에 壓痛이 있어서 변비 경향인 자의 다음의 諸症 : 월경불순, 월경통, 갱년기장애, 복통, 변비, 打撲, 고혈압의 수반증상 (두통, 현기증, 어깨 결림)

목 표

打撲에 의한 피하출혈이 광범위하게 미치고, 정신흥분에 의해 심하부에 압력을 받아 가슴이 답답해지고, 복근의 긴장감이 강하며, 대소변의 소통이 곤란한 자에게 이용하지만, 墜落이나 追突, 打撲傷 등에 한정되지 않고, 내과질환, 부인과질환인 경우에도 이용할 수 있다. 즉 체력이 있고, 얼굴색이 붉으며, 손톱 빛이 암적색이며, 배꼽 밑이 팽만하여 좌우 腹直筋의 拘攣과 壓痛이 있어 대소변이 잘 소통되지 않는 증상에 쓴다.

응 용

(1) 打撲, 打撲傷에 의한 皮下出血, 內出血
(2) 腦溢血, 半身麻痺, 動脈硬化, 脚氣
(3) 齒痛, 눈병, 神經性疾患, 胃腸病
(4) 虫垂炎, 泌尿器疾患, 常習便秘
(5) 子宮・卵巢・喇叭管의 염증, 月經障碍

유의점

◎ 本方은 강한 驅瘀血性 下劑이므로 허약자에게는 사용할 수 없다.
◎ 一貫堂家를 계승하는 實際家 사이에서는 牡丹皮와 桃仁을 첨가하여 사용하는 경우가 많다.

문 헌

1. 龔廷賢・萬病回春(香港・醫林書局版) 下卷 P.213
2. 矢數格・漢方一貫堂醫學(昭和39) P.43

K141. 桃核承氣湯

출 전

傷寒論의 太陽中篇에 "太陽表證이 완전히 풀리지 않고 邪熱이 膀胱에 結하면 환자가 미친 듯하다. 만약 절로 下血하면 血이 下한 후에 병이 곧나을 수 있다. 表證이 아직 풀리지 않았을 때는 下法을 쓸 수 없으니 마당히 먼저 解表해야 한다. 表證이 풀린 후 다만 小腹急結이 느껴지면 비로소 下法을 桃核承氣湯이 마땅하다."고 되어 있다.

구 성

大黃, 芒硝, 甘草는 調胃承氣湯이며, 그 위에 氣의 上衝을 내리는 桂枝와, 血熱을 내리는 桃仁을 조합하고 있다. 계지와 감초가 배합된 桂枝甘草湯으로 上衝을 제거하며, 桃仁과 桂枝는 혈관의 염증을 제거하여 血行障碍를 치료한다.

목 표

모든 血證에 사용하지만, 같은 목적으로 사용하는 大黃牡丹皮湯에 비해 본처방에는 上衝 현상이 있으나, 大黃牡丹皮湯에는 上衝 현상이 없다는 점이 다르다.

腹證에서는 小腹의 急結이 桃核承氣湯은 좌측, 大黃牡丹皮湯은 우측이라는 차이가 있다. 이 腹證이 있으면 광범위하게 응용되지만, 반드시 腹證이 있어야

K141. 桃核承氣湯

[成分・分量]

桃仁	4.0
桂皮	2.0
甘草	2.0
硫黃	2.0
大黃	0.5
이상 5味	10.5

cut. 500 → 250煎

[効能・効果]

비교적 튼튼한 체질을 가진 자로 上氣와 冷이 있고 변비경향인 자, 월경불순, 월경곤란, 常習便秘, 고혈압증, 갱년기의 신경증

하는 것은 아니며, 上衝, 月經困難, 검은빛을 띤 덩어리가 있는 經血, 흑색의 便, 鬱血의 얼굴색이나 혀, 특히 혀 안의 瘀血色, 입술의 瘀血色 등으로 血證을 판단할 수 있다.

이러한 血證이 있으면, 吐血, 衄血, 齒齦出血, 腸出血, 肛門出血, 子宮出血, 血尿, 皮下出血 등의 각종 출혈에도 사용한다.

또한 심할 때에는 헛소리를 하거나 미친 것 같은 상태가 되는 경우도 있으며, 전신에 灼熱感이 있고, 허리와 다리에 寒冷感, 痲痺感 등의 혈관운동신경증상을 나타내는 경우도 있다. 이것은 上逆이 격심한 것으로 본 처방을 사용한다.

타박상의 皮下溢血도 어혈의 일종이라 생각되며, 經閉의 腰痛 등에도 함께 사용한다. 예를 들면 자전거의 안장에 심하게 會陰部를 부딪쳐 血尿가 된 사례 등은 本方으로 치료해야 한다.

[한마디]
- 狂을 가볍게 취하여 「言動動作에 다소 이상하게 휘두르는 동작이 보이기 시작했다」정도에 사용하여 효과를 본 적이 있다. 이것은 大黃이 효과가 있었던 것일까?
- 炙甘草를 사용한다.

응 용

(1) 두통, 현기증, 耳鳴, 어깨 결림, 逆上, 口燥, 動悸, 腰痛, 下腹痛, 便秘, 煩熱, 足冷 등의 자율신경증상. 홍분, 불면, 건망증이나, 狂狀, 헛소리 등의 정신증상. 鬱血, 充血, 出血 등의 순환장애. 下腹膨滿, 少腹急結, 總腸骨動脈壓通 등의 腹證 등을 나타내는 實證인 자
(2) 월경불순, 월경곤란, 무월경, 帶下, 子宮內膜炎, 附屬器炎, 메트로퍼티(기능성 출혈), 流產, 습관성 流產, 不姙, 人工流產후, 산후 惡露殘存, 교접후의 腹痛, 陰門腫痛, 바르톨린씨 腺炎 등으로 (1)의 증상이 있는 자
(3) 히스테리, 血道症, 노이로제, 신경쇠약, 발광, 간질, 狂躁病, 腦充血. 腦出血, 動脈硬化症, 高血壓症, 腦膜炎 후, 精神病 등으로 (1)의 증상이 있는 자
(4) 치질, 下肢靜脈瘤, 肛圍炎 등으로 안면에 充血 또는 鬱血斑, 두통, 어깨 결림 등이 있거나 또는 少腹急結, 혹은 변비증상이 있는 자
(5) 氣管支喘息, 心臟喘息으로 (1)의 증상이 있는 자
(6) 급성대장염, 직장염, 이질 등으로 설사, 혈변, 복통하고 實證인 자
(7) 膀胱炎, 膀胱結石, 腎石, 尿道炎, 前立腺炎, 前立腺肥大 등으로 疼痛, 排尿困難, 排尿痛, 尿意頻數, 血尿 등이 있는 實證인 자
(8) 티푸스, 뇌염, 뇌막염, 丹毒, 溶連菌症 등으로 고열이나 헛소리 등의 腦症이 나타나며, (1)의 증상을 수반하는 자
(9) 吐血, 喀血, 衄血, 結膜出血, 眼底出血, 齒齦出血, 舌出血, 腸出血, 肛門出血, 子宮出血, 血尿, 皮下出血 등으로 (1)의 증상을 수반하는 자
(10) 齒痛, 蟲齒, 齒周炎 등으로 實證, 逆上, 齒齦鬱血斑, 便秘 증상이 있는 자
(11) 蓄膿症으로 (1)과 같은 자
(12) 눈의 打撲, 出血, 結膜炎, 網膜炎, 虹彩毛樣體炎, 角膜炎, 파누스(pannus), 플리크텐(삼눈 ; phlyctaena), 트라코마(trachoma), 익상편(pterygium), 交感性眼炎, 眼瞼外飜 등으로 (1)과 같은 자
(13) 濕疹, 蕁麻疹, 凍傷, 頭瘡, 頑癬, 皮膚炎 등으로 환부가 鬱血性으로 암자색을 띠거나, 혹은 통증이 있거나, 혹은 가려우며, 實證으로 변비, 逆上, 足冷 등이 있는 자

(14) 打撲, 會陰打撲, 火傷, 湯傷으로 혹은 출혈하고, 흥분하며, 腦症을 일으키는 자

(15) 칼분켈, 皮下膿瘍, 筋炎, 下疳 등으로 환부가 암적색을 띠고, 便秘나 小腹急結 증상이 있는 자

(16) 월경불순에 수반되는 浮腫, 瘀血性浮腫으로 實證인 자

유의점

◎ 일반적인 분량으로 보면 대황 0.5는 매우 적은 양이라고 볼 수 있다. 최저 1~2g이 필요하기 때문에 別包로 추가해야 한다. 0.5g가량으로 좋을 정도의 便痛이 있는 자에게 사용하는 경우도 있으므로, 그러한 점이 숟가락 加減의 묘미이다.

문 헌

1. 龍野一雄・新撰類聚方(昭和34) P.333
2. 淺田宗伯・勿誤藥室方函口訣(明11) 上53丁
3. 細野史郎 등・方證吟味(昭和53) P.325

142. 當歸飮子

劑世全書(明의 龔廷賢) 八卷 疥瘡門이 출전이며, 「瘡疥, 風癬, 濕毒, 燥痒 등의 종기를 치료한다」고 기재되어 있다.

이 病名을 현대의 病名으로 대응시키는 것은 어려운 일이지만, 疥癬, 慢性濕疹, 痒疹 등의 가려움증을 주로 호소하는 일종의 피부병이라고 하면 좋을 것이다.

구 성

四物湯이 주체가 되며, 荊芥, 防風의 發表藥을 첨가하고, 그 위에 진정효과가 있는 蒺藜子, 간과 신의 虛를 보충하고, 가려움증을 없애는 何首烏, 피부 榮養劑로써 유명한 黃耆가 첨가되어 있다.

목 표

사물탕은 血虛, 血燥를 치료하는 중요한 약제이므로, 本方은 빈혈성으로 피부의 枯燥에서 오는 모든 증상에 적응된다.

따라서 피부의 염증에 사용되는 黃連解毒湯이나 慢性濕潤이 많은 증상에 사용되는 消風散과는 완전히 음양관계이며, 특히 老人性搔癢症 등과 같이 피부 그 자체에 대한 所見은 그다지 없으며, 丘疹이 있더라도 피부색에 변화가 없는 小丘疹으로, 끝이 뾰족하지 않고 偏平한 경우에 사용된다.

장기간 치료하지 않아서 가려움이 격심한 것이 특징으로 보통은 노인이나 허약자에 많지만 청장년의 경우에도 皮脂가 적고 枯燥하며 작열감이 없는 사람이라면 잘 치료된다.

또한 일반적으로는 乾燥性인 경우에 사용하지만 때때로 濕潤性인 경우에 사용해도 탁월한 효과가 있다고 한다. 大塚敬節 선생은 「한방30년」에서 그 濕潤은 「삼출액이 축축하게 나와 마르지 않는다. 건조되었다고 생각하면 다시 축축

K142. 當歸飮子

[成分・分量]

當歸	5.0
芍藥	3.0
川芎	3.0
防風	3.0
地黃	4.0
荊芥	1.5
黃耆	1.5
甘草	1.0
蒺藜子	3.0
何首烏	2.0
이상 10味	27.0

cut. 500 → 250煎

[効能・効果]

冷症인 자의 다음의 諸症: 만성습진, 가려움

[한마디]

- 노인성 皮膚搔癢症의 主方. 위장이 약하고 下痢氣味의 사람은 피한다.
- 濟生方6卷疹癬門에 있다. 이 方이 初出일까?
- 原方에는 薑2片이 들어있다.

하게 나오고, 가려움증이 심하다. 노인이나 몸이 약한 사람에게 볼 수 있는 경우가 많다. 脈에 힘이 있고, 빠른 듯한 경우에는 사용할 수 없다」고 기술했다.

消風散의 경우에도, 마찬가지로 滲出液이 나왔다가 건조되었다가 하여 장기간 치료되지 않지만, 發疹은 붉은 색을 띠고, 熱感이 있으므로 구분할 수 있다.

本方은 간과 신의 虛를 치료하는 것에 의해 피부의 증상도 호전되므로 장기간에 걸쳐 복용하지 않으면 효과가 없다. 또한 베첼트 증후군에 溫淸飮이 탁월한 효과가 있다는 보고가 있지만, 溫淸飮으로 치료되지 않는 경우에는 본 처방을 고려해보면 좋다. 특히 눈의 증상이 현저한 경우, 肝이나 腎의 虛를 치료하여 눈에 힘을 북돋게 하는 데에는 蒺藜子가 효과가 있을 것이다. 종종 탁월한 효과가 있다는 보고가 있다.

응 용

皮膚搔癢症, 그 밖의 皮膚病

유의점

◎ 地黃은 原方에 의하면 生地黃을 사용한다. 이 生이라는 단어에 의문점이 있는데, 乾에 대한 生, 즉 신선(鮮)하다는 의미가 아니라 修治하지 않은 자연 그대로의 것이라는 의미가 아닐까 하는 생각이 든다. 어쨌든 신선한 것은 구입하기 곤란하므로 乾地黃을 사용한다.

◎ 腎性 고혈압에 사용하면 혈압이 내리고 蛋白尿가 감소한다는 보고도 있다.

◎ 荊芥는 芳香性 生藥이므로 되도록 신선한 것을 사용한다.

◎ 防風은 浜防風이라도 무방하다. 특히 虫害를 입지 않도록 주의해야 한다.

문 헌

1. 矢數道明・漢方後世要方解說(昭和34) P. 65
2. 細野史郎 등・方證吟味(昭和53) P. 367, 613, 673
3. 大塚敬節 등・漢方診療醫典(昭和44) P. 405
4. 龔廷賢・劑世全書 8卷

K143. 當歸建中湯

출 전

金匱要略의 婦人産後病篇에 "부인의 産後, 몸이 쇠약해지고 살이 빠지고, 찌르는 듯한 복통이 멈추지 않으며, 얕은 호흡밖에 나오지 않고, 혹은 아랫배에 경련과 같은 통증이 있어 고통스럽고, 등과 허리에 나쁜 영향을 미치며, 식사도 별로 할 수 없는 경우에, 産後 1개월 정도 4~5회씩 복용한다면 건강하게 될 것이다."라고 기재되어 있다.

구 성

小建中湯의 膠飴 대신 당귀가 들어 있는 것이다. 만약 몹시 虛한 상태가 된다면 다시 膠飴를 첨가해도 좋다고 되어 있다.

K143. 當歸建中湯

[成分・分量]

當歸	4.0
桂皮	4.0
生薑	1.0
大棗	4.0
芍藥	6.0
甘草	2.0
이상 6味	21.0

cut. 500 → 250 煎

[效能・效果]

피로하기 쉽고 혈색이 좋지 않은 자의 다음의 諸症 : 월경통, 하복부통, 痔, 脫肛의 통증

목 표

中이라는 것은 上中下의 中으로, 脾胃(消化機能)를 말하는 것이다. 建中이라는 것은 소화기능을 원래의 좋은 상태로 되돌린다는 의미이다.

小建中湯보다 亡血 상태의 정도가 심하므로 膠飴보다도 增血作用이 강한 當歸를 사용해야 하며, 출전대로 虛症으로 빈혈의 腹痛에 사용하는 것이 제1의 목표이다. 복통은 下腹部와 腹直筋 부분에 있으며, 극심한 통증이 있거나 鈍痛이 있거나 통증이 일정하지 않지만, 구토나 설사는 수반되지 않는다. 산후의 복통은 말할 것도 없으며, 月經痛, 복통을 수반하는 子宮出血, 慢性虫垂炎, 結核性腹膜炎, 그밖에 원인불명의 복통에도 사용한다.

條文에 의하면 통증이 허리에서 등에까지 이른다고 하므로 腰痛이나 등의 통증에도 사용한다. 이 경우에도 血虛性인 자에게 사용해야 한다.

응 용

(1) 血虛證의 腹痛, 慢性虫垂炎, 結核性腹膜炎 등으로 통증을 호소하는 자
(2) 소위 疝氣라고 하며, 하복부에서 허리 혹은 대퇴부에 걸쳐서 통증이 있는 자
(3) 腰痛, 坐骨神經痛으로 하복부가 당기거나 혹은 背痛을 수반하는 자
(4) 脊椎 카리에스, 遊走腎 등으로 허리와 등에 통증이 있을 때
(5) 腎臟結核이나 腎石 등의 虛證, 腰痛, 血尿가 있는 자
(6) 婦人病, 產後, 骨盤腹膜炎 등으로 虛證이며, 하복부가 아프거나, 혹은 허리가 당기거나, 혹은 子宮出血, 月經過多, 月經困難, 메트로파치(기능성 출혈) 등으로 하복부에서 허리에 걸쳐 통증이 있는 자
(7) 痔核, 痔出血, 腸出血, 血尿 등으로 虛證인 자
(8) 脊椎不全, 疲勞 등으로 등에 통증이 있는 자

유의점

◎ 일반적으로는 엿(飴)을 넣지 않고 사용하지만, 大虛한 경우에는 첨가한다.
◎ 地黃과 阿膠를 첨가한 것을 內補湯이라 하며, 下部로부터 출혈이 과다할 경우에 사용한다.

문 헌

1. 龍野一雄 · 新撰類聚方(昭和34) P.42

[한마디]
● 식욕이 있어도 배가 당겨서 아프기 때문에 먹을수 없는 것이 「苦少腹中急摩痛引腰背不能飮食」이다.
● 炙甘草를 사용한다.

K144. 當歸散料

출 전

金匱要略의 妊婦篇에 「부인이 임신했다면 매일 복용하면 좋다」고 되어 있으며, 처방의 후에 「임신했을 경우에 계속 복용하고 있으면 출산이 쉬워진다. 태아에게도 질환이 없다. 產後의 각종 질환도 모두 이것으로 主治한다」고 기재되어 있다.

구 성

姙娠의 養生으로서는 淸熱養血에 유의해야 한다고 한다. 본 처방은 淸熱의

K144. 當歸散料

[成分 · 分量]

當歸	3.0
芍藥	3.0
川芎	3.0
黃芩	3.0
白朮	1.5
이상 5味	13.5

cut. 500 → 250煎

목적으로는 黃芩을, 養血에는 當歸와 芍藥과 川芎을, 補脾除濕에는 白朮을 배합하고 있다.

목 표

「출산을 가볍게 끝마칠 수 있도록 하는 것이 神과 같다」고 荒木性次씨는 칭찬하고 있다. 일반적으로는 妊娠安胎의 약으로써 當歸芍藥散을 들 수 있지만, 本方을 적용하는 편이 좋다. 다만 冷症이 강한 경우에는 白朮散을 이용하는 편이 좋다.

응 용

(1) 妊娠養生藥

(2) 流産癖

유의점

◎ 原方은 분말로 만들어 1회에 2.0을 酒로 복용하도록 되어있다. 본래 원처방이 散이나 丸으로 되어 있는 것은 역시 원 처방대로 散이나 丸으로 사용해야 한다. 현대과학으로는 해명할 수 없더라도 의미가 있고, 劑型이 지시되어 있기 때문이다.

◎ 酒로 복용한다는 것도 또한 의미가 있는 것으로, 지시를 따르지 않으면 부작용이 일어나는 것은 당연한 일이다. 그러한 의미에서 볼 때 이 처방도 原方에 따르고자 한다.

문 헌

1. 龍野一雄・漢方入門講座(昭和31) P.1497

2. 荒木性次・新古方藥囊(昭和47) P.444

[效能・效果]

産前産後의 장애(빈혈, 피로권태, 현기증, 浮腫)

[한마디]

● 입덧경험이 있는 사람은 小半茯橘과 併用하는 것이 좋다.

K144-①. 當歸散

출 전

金匱要略의 婦人妊娠편에 「부인의 妊娠에는 當歸散을 항상 복용하게 한다」고 기재되어 있다.

구 성

當歸芍藥散에서 茯苓과 澤瀉를 빼고 黃芩을 첨가한 것이다. 妊娠은 질병이 아니므로 水毒을 제거할 필요가 없기 때문이다. 임신 중의 異常狀態에는 當歸芍藥散, 歸母苦蔘丸, 葵子茯苓散 등 그밖에 각각의 상태에 따른 藥方이 준비되어 있다.

목표・응용

임신 중에 아무런 異常이 없을 경우에는 養生藥으로써 사용한다. 약 200일 정도의 오랜 기간동안 지속적으로 복용하는 것이므로 煎劑보다도 散劑로 하는 편이 편리하다.

유의점

◎ 原法은 1회에 2.0g 정도를 1일 2회 酒服한다. 本方은 5.4g으로 1일 3회 복

K144-①. 當歸散

[成分・分量]

當歸	1.2
芍藥	1.2
川芎	1.2
黃芩	1.2
白朮	0.6
이상 5味	5.4

분말로 하여 혼합해서 分3, 1일 3회

용하기 때문에 많은 것이 아닐까 하는 생각이 든다. 原法에 따라야 하는 것이 아닐까 하는 생각이 든다.

K145. 當歸四逆加吳茱萸生薑湯

출 전

傷寒論의 厥陰病篇에 「손발이 차고 脈이 끊어질 듯 細한 사람은 當歸四逆湯이 主治한다. 이때 그 사람이 몸 속 깊은 부분에 만성화된 寒氣를 갖고 있다면 當歸四逆加吳茱萸生薑湯이 좋다」고 기재되어 있다.

구 성

當歸四逆湯에 吳茱萸와 生薑을 첨가하여 溫性을 強하게 하고, 수분을 제거하는 힘을 강력하게 한 것이다.

목 표

손발이 自覺的으로든 他覺的으로든 厥冷 상태에 있는 자를 목표로 한다.

예를 들면, 신경통 등이 만성인 자로 손발이 차고, 寒冷에 의해 상태가 더욱 악화되는 자에게 좋다. 특히 坐骨神經痛 등에 사용하는 기회가 많으며, 하복부에서 허리에 걸쳐 잡아당기는 듯한 통증이 있다면 한층 확실한 목표가 된다. 통증은 腰痛, 背痛, 頭痛, 四肢痛 등의 경우도 있으며, 현대의료기술에는 맞지 않아 의사들로부터는 신경성이라고 하여 관심을 받지 못하는 경우가 많다. 남성보다 장년 이상의 여성에게 많다.

또한 凍瘡에 사용된다. 국소 부위에 厥冷상태가 심할수록 효과가 있다. 화끈거리고 빨갛게 되어있는 樽柿 상태인 경우에는 그다지 효과가 없다. 潰瘍이 되더라도 瘡面이 빈혈성으로 肉芽形成不良인 것에 좋다.

凍瘡이외의 潰瘍에도 厥冷의 경우라면 탁월한 효과가 있다. 극단적인 예를 들자면 脫疽도 本方의 사용 범위이다.

寒冷으로 인하여 일어나는 腹痛은 하복부의 경우에는 本方의 적응이다. 이른바 疝氣偏墜라고 하는 脫腸 시에 일어나는 腹痛, 慢性蟲垂炎, 冷感症에도 사용할 수 있다.

응 용

(1) 凍瘡, 凍傷, 脫疽, 皮膚病, 무좀(水虫), 瘭疽 등으로 치아노제 (혈액중의 산소가 결핍하여 피부나 점막이 검푸르게 보이는 것) 상태인 자

(2) 신경통, 요통, 좌골신경통, hernia(脫腸), 腸疝痛, 慢性蟲垂炎으로 하복부에서 허리에 걸쳐 통증이 있는 자

유의점

◎ 原方은 물과 술을 동일한 양으로 혼합하여 달이게 되어 있다. 원 처방대로 달이는 편이 좋다.

◎ 吳茱萸 2g은 凍瘡 등의 慢性症에 사용할 경우, 맛이 써서 마시기 어려운 경우가 있다. 감량하면 마시기 쉬워진다.

K145. 當歸四逆加吳茱萸生薑湯

[成分 · 分量]

當歸	3.0
桂皮	3.0
芍藥	3.0
木通	3.0
細辛	2.0
甘草	2.0
大棗	5.0
吳茱萸	2.0
生薑	1.0
이상 9味	24.0

cut. 500 → 250煎

[効能 · 効果]

手足의 冷을 느끼고 下肢가 冷하면 下肢 또는 下腹部가 잘 아픈 자의 다음의 諸症 : 동상, 두통, 하복부통, 腰痛

[한마디]

● 大塚敬節 선생은 精選漢方 108方에서 다음과 같이 기술했다. 「慢性으로 경과하는 疼痛을 主訴로 하고 寒冷에 의해서 增惡하고, 疼痛은 腹痛을 主訴로 한다. 특히 下腹部에 보이는 일이 많고 腰痛, 背痛, 두통, 四肢痛을 동반하는 것이 있다. 남성보다 壯年女子에게 자주 볼 수 있고 의사로부터 神經이라고 결말지어지는 것이 많다.」

● 當歸四逆湯證으로 腹中久寒이 있는 때문인지 同方으로 치유되지 않은 자

문 헌

1. 龍野一雄・漢方入門講座(昭和31) P.934
2. 龍野一雄・新撰類聚方(昭和34) P.46

K146. 當歸四逆湯

출 전

傷寒論의 厥陰病篇에 「손발이 차고 맥이 끊어질 듯 細한 것은 當歸四逆湯으로 主治한다」고 되어 있다.

구 성

當歸建中湯에서 생강을 제거하고, 大棗의 양을 倍加한 후에 細辛과 木通을 첨가한 것이다. 따라서 桂枝湯의 證으로 寒冷 자극에 의한 表의 血行障碍를 치료하기 위해, 細辛으로 따뜻하게 하고 木通으로 通達시키는 것이다.

목 표

손발이 차다는 것은 傷寒論의 원문에서는 「厥寒」으로 기재되어 있다. 사역탕 등에서는 「厥冷」이라고 되어 있다. 厥寒과 厥冷과는 당연히 차이가 있다고 西岡一夫씨는 말하고 있다.

厥寒은 表位의 寒冷뿐으로, 裏位에 寒氣가 없으므로 乾薑이나 附子를 필요로 하지 않으며, 또한 寒冷을 自覺的으로 호소하지만, 他覺的으로는 별로 냉감을 느끼지 못하는 경우를 말한다.

厥冷은 表寒이 裏에 미치거나 혹은 역으로 裏寒이 表에 미치는 것으로 乾薑이나 附子가 필요하게 되며, 寒冷도 타각적으로 느끼므로 본인은 별로 自覺하지 못하며 역으로 煩熱을 호소하는 경우를 가리킨다고 말한다.

當歸四逆湯은 「厥寒」으로 되어 있으므로, 본인이 차다고 호소하는 것에 비해 우리들이 만져보아도 환자가 말한 만큼 차가움을 느끼지 않을 경우에 사용한다. 또한 寒性의 복통에도 사용한다. 이른바 疝症候群이라는 腹痛이다. 허리에서 하복부에 걸쳐 잡아당기는 듯한 통증이 있으며, 脫腸으로 인한 통증에도 사용할 수 있다.

응 용

(1) 독감(流感)이나 장티프스 등의 증상이 진행되고 있는 자, 혹은 땀을 잘못 낸 것으로 인해 손발이 차고 脈이 약한 자
(2) 脫疽, 凍傷, 皮膚病 등으로 맥이 微하고 차가우며, 환부가 鬱血 또는 치아노제(zyanose) 상태인 자
(3) 이른바 疝氣라고 칭하는 경우, 慢性虫垂炎, 脫腸, 慢性腸狹窄症 등으로 허리 부분이 냉하고 통증이 있으며, 脈이 微하거나, 혹은 沈弦, 혹은 허리가 당기거나, 손발이 차가운 자
(4) 부인으로 허리와 다리가 冷한 자

유의점

◎ 本方에 吳茱萸와 生薑을 첨가한 것이 K145의 當歸四逆加吳茱萸生薑湯이

K146. 當歸四逆湯

[成分・分量]

當歸	3.0
桂皮	3.0
芍藥	3.0
木通	3.0
細辛	2.0
甘草	2.0
大棗	5.0
이상 7味	21.0

cut. 500 → 250煎

[効能・効果]

手足이 冷한 자의 다음의 諸症: 동상, 하복부통, 요통, 下痢, 월경통, 冷症

[한마디]

●手足이 차가워지고 脈이 거의 느껴지지 않게 되고, 가끔 뱃속이 무지근한 자. 熱은 있기도 하고 없기도 하고, 腹鳴하고 下痢하는 자, 下痢하지 않고 腹鳴하고 脹하는 자

다. 本方證으로 오래된 寒이 있는 자에게 사용한다고 한다. 후자를 사용하는 경우가 많다.

문 헌

1. 龍野一雄・新撰類聚方(昭和34) P.44
2. 龍野一雄・漢方入門講座(昭和31) P.931
3. 西岡一夫・明解漢方處方(昭和41) P.102

K147. 當歸芍藥散料

출 전

金匱要略의 婦人姙娠篇에 「婦人懷娠腹中疞痛은 當歸芍藥散으로 主한다. [당귀작약산方] 當歸 3兩, 芍藥 1斤, 茯苓 4兩, 白朮 4兩, 澤瀉 半斤, 川芎 半斤, 1회 조제 분량 3兩(후략)」이라고 되어 있다.

구 성

1兩을 1g, 1斤을 16g으로 계산하여, 1일 6g의 當歸芍藥散을 환산해 보면, 원처방의 構成藥의 분량과 K147-①의 當歸芍藥散(散劑의 方)의 분량과는 거의 일치하고 있다.

그러나 K147 本方의 경우, 구성비는 완전히 다르다. 예를 들면 원 처방과 비교하여 볼 때 芍藥의 분량은 當歸의 분량보다 약 5배 정도 많아야 한다. 그런데 본 처방에서는 2배로 되어 있다. 이와 같이 구성 약은 동일하지만 분량은 완전히 다른 別種의 처방이라고 생각해야 한다.

목 표

구성에서 살펴보았듯이 當歸芍藥散과 當歸芍藥散料는 별도의 성격을 지니고 있다.

가장 큰 차이점은 植物纖維인 벌크(bulk)작용의 有無이다. 芍藥은 乾燥生藥으로서는 상당히 딱딱하며 건조상태가 치밀하지만, 수분을 흡수하여 膨潤하면 부피가 상당히 커지게 된다. 이 생약이 6g 중 2.2g을 함유하고 있는 K147-①에 비해, K147의 처방은 이 섬유질 성분은 다른 생약을 포함하여 거의 없는 것과 다름없게 된다. 게다가 芍藥의 함유성분에는 收斂작용을 하는 성분이 있기 때문에 147-①을 복용하여 기분 좋게 변을 볼 수 있었던 사람이 K147로 전환하자 곧 변비증상이 생기게 되었다.

따라서 K147-①의 목표로 弛緩性 便秘 증상을 들 수 있지만, 本方에서는 그 경우 大黃을 첨가해야 하며, 오히려 軟便 경향이 있는 사람에게 적당한 처방이라 하겠다.

응 용

(1) 疲勞性, 冷性, 貧血性, 脈沈弱, 無氣力, 消極的 氣質 등의 체질. 眩暈, 耳鳴, 心悸亢進, 冷感 등의 血管運動神經障碍, 변비, 설사, 浮腫, 胃部振水音 등의 新陳代謝 및 胃腸障碍, 氣鬱, 우울증, 기억력 감퇴, 頭痛, 頭重, 어깨 결림, 四肢倦怠, 腰痛, 背痛, 腹痛, 痲痺感, 不眠, 嗜眠 등의 精神障碍, 月經不順,

K147. 當歸芍藥散料

[成分・分量]

當歸	3.0
芍藥	6.0
茯苓	4.0
澤瀉	4.0
川芎	3.0
白朮	4.0
이상 6味	24.0

cut. 500 → 250煎

帶下 등의 부인과적인 증상 등이 조합되어 있는 자

(2) 神經質, 노이로제, 히스테리, 精神分裂症으로 (1)의 증상이 있는 자

(3) 肺結核, 肋膜炎, 氣管支喘息 등으로 피로하기 쉬우며, 빈혈, 어깨 결림, 背痛, 頭重, 숨을 헐떡이는 증상이 있지만, 기침이나 호흡곤란은 거의 없는 자

(4) 高血壓症, 低血壓症, 메니엘 증후군, 甲狀腺腫, 바세도우씨 등으로 動悸나 현기증 등이 있는 자

(5) 心不全으로 動悸, 浮腫, 貧血, 足冷 증상이 있는 자

(6) 腎炎, 네프로제 등으로 (5)의 증상이 있는 자

(7) 痔核, 치출혈, 肛門脫出 등으로 (1)의 체질이거나, 그 밖의 증상이 있는 자

(8) 살갗이 트는 증상, (추위로) 손발의 살갗이 트거나, 蕁麻疹, 여드름, 주근깨, 습진 등으로 (1)의 체질적 특징이 있는 자

(9) 月經不順, 月經過多, 月經過少, 無月經, 經閉, 月經困難, 子宮出血, 帶下, 子宮後屈, 子宮內膜炎, 頸管 카타르, 附屬器炎, 메트로파치, 子宮筋腫, 卵巢囊腫, 骨盤腹膜炎, 更年期障碍, 血道症, 子宮脫出, 流產, 流產癖, 人工流產 後遺症, 不妊症 등으로 (1)의 증상을 수반하는 자

유의점

◎ K147-①에서 아무런 증상도 나타나지 않았던 사람이 K147로 전환하자 갑자기 위가 체한 듯 하다고 하는 경우가 있다. 이것은 우선 川芎의 분량이 많기 때문이라고 생각한다.

◎ 甘草와 桂皮가 들어가면 苓桂朮甘湯과 합방한 方意가 된다. 別添하여 동일하게 달이도록 한다.

K147-①. 當歸芍藥散

출 전

金匱要略의 婦人妊娠篇에 「임신하고 있는 부인이 배가 쥐어짜는 듯한 통증이 있다고 호소할 경우, 當歸芍藥散의 主治이다」고 쓰여 있다. 또한 金匱要略 婦人雜病篇에는 「부인이 호소하는 여러 종류의 복통에는 當歸芍藥散으로 主治한다」고 기재되어 있다.

구 성

四物湯과 五苓散을 합방한 것에서 地黃, 猪苓, 桂枝의 3味를 제거한 것이라고 해석할 수 있다. 따라서 四物湯의 和血과 五苓散의 利水作用을 모두 갖추고 있다. 일반적으로 當歸芍藥散이라고 하면, 本方을 煎藥의 분량으로 환산한 「當歸芍藥散料」를 말하며, 엑기스劑도 「散料」로 만든 것이지만, 여기서는 원 처방인 「散劑」로 되어 있다.

湯液 만능시대에 무슨 이유로 散으로 만들어야 했는지 생각해 보아야 한다. 澤瀉나 朮의 성분에는 물에 잘 녹지 않는 것이 있으므로 湯液으로 만들면 그 효과를 기대할 수 없다. 芍藥 등의 섬유질의 膨潤도 고려하여 散劑로 만든 것

K147-①. 當歸芍藥散

[成分・分量]

當歸末	0.4
芍藥末	2.2
茯苓末	0.6
澤瀉末	1.1
川芎末	1.1
白朮末	0.6
이상 6味	6.0

혼합하여 分 三

[效能・效果]

비교적 체력이 떨어지고 冷 또는 빈혈경향이 있는 자로 배뇨회수가 많고 尿量이 적은 자, 또는 冷하고 하복부에 壓痛이 있는 자.

냉증, 頭重, 현기증, 월경불순, 부인갱년기장애.

이라고 생각된다. 原方이 散으로 되어 있으면 散으로, 丸이면 丸으로 사용하지 않으면 진정한 효과를 얻을 수 없다.

목 표

陰證의 驅瘀血劑로 가장 많이 사용되는 처방이지만, 구성 항목에서 진술한대로, 散料 또는 엑기스로 사용되는 경우가 많으므로, 旣製品으로는 진정한 효과를 얻을 수 없다.

빈혈이 있는 사람은 머리에 무언가를 덮어 쓴 것과 같은 頭重을 호소하는 경우가 많다. 이것은 頭冒라고 하여 本方의 첫 번째 목표가 된다.

이 사람이 어깨 결림, 眩暈, 腰痛 등을 호소하면, 복통이 있건 없건 상관없이 當歸芍藥散을 사용한다. 빈혈이라 해도 얼굴빛이 흰 것이 아니라 오히려 거무스름한 빛을 띠는 청색으로, 마른 타입이어도 수분이 많고 처진 피부의 소유자로, 皮下에 물기가 있는 듯한 느낌이 든다. 특히 눈 밑이 늘어져 있고, 부석부석하여 정말로 피곤한 얼굴처럼 보인다.

동작도 활기가 없으며, 쉽게 피로해지고, 앞쪽으로 쭈그리고 앉아 꼼짝 않고 있는 경우가 많다. 다량의 소변을 자주 보며, 대변은 弛緩性 변비인 경우가 많고, 下劑를 사용하면 복통을 일으킨다. 생리불순으로 생리통이 있으며, 帶下는 無色이거나 연노랑색(卵色)인 경우가 많다.

습관성 유산(流產癖) 증상이 있거나, 不姙인 경우에도 장기적으로 복용하면 정상적인 姙娠分娩을 기대할 수 있으므로, 아이를 갖고 싶어 하는 사람에게 권유해도 좋다.

응 용

(1) 疲勞性, 冷性, 貧血性, 脈沈弱, 無氣力, 소극적 기질 등의 체질. 眩暈, 耳鳴, 心悸亢進, 冷感 등의 혈관운동신경장애, 변비, 설사, 浮腫, 胃部振水音 등의 新陳代謝 및 胃腸障碍, 氣鬱, 우울증, 기억력 감퇴, 頭痛, 頭重, 어깨 결림, 四肢倦怠, 腰痛, 背痛, 腹痛, 痲痺感, 不眠, 嗜眠 등의 精神障碍, 月經不順, 帶下 등의 부인과적인 증상 등이 있는 자
(2) 神經質, 노이로제, 히스테리, 精神分裂症으로 (1)의 증상이 있는 자
(3) 肺結核, 肋膜炎, 氣管支喘息 등으로 피로하기 쉬우며, 빈혈, 어깨 결림, 背痛, 頭重, 숨을 헐떡이는 증상이 있지만, 기침이나 호흡곤란은 거의 없는 자
(4) 高血壓症, 低血壓症, 메니엘 증후군, 甲狀腺腫, 바세도우씨병 등으로 動悸나 현기증 등이 있는 자
(5) 心不全으로 動悸, 浮腫, 貧血, 足冷 증상이 있는 자
(6) 腎炎, 네프로제 등으로 (5)의 증상이 있는 자
(7) 痔核, 痔出血, 肛門脫出 등으로 (1)의 체질이거나, 그 밖의 증상이 있는 자
(8) 살갗이 트는 증상, (추위로) 손발의 살갗이 트거나, 蕁麻疹, 여드름, 주근깨, 습진 등으로 (1)의 체질적 특징이 있는 자
(9) 月經不順, 月經過多, 月經過少, 無月經, 經閉, 月經困難, 子宮出血, 帶下, 子宮後屈, 子宮內膜炎, 頸管 카타르, 附屬器炎, 메트로파치(기능성 출혈), 子宮筋腫, 卵巢囊腫, 骨盤腹膜炎, 更年期障碍, 血道症, 子宮脫出, 流產, 流

産癖, 人工流産後遺症, 不姙症 등으로 (1)의 증상을 수반하는 자

유의점

◎ 나쁜 냄새가 나므로 복용을 꺼려하는 사람이 있다. 桂皮 분말을 아주 조금 넣으면 냄새를 없앨 수 있지만, 법적으로 가능한 일인지 확신할 수 없다. 또는 安中散의 1/2량을 합방하면 복용하기 쉬워진다고 한다.

◎ 분말을 혼합하는 것보다 細製의 원료를 혼합하여 藥硏으로 분말로 만드는 편이 좋은 것을 만들 수 있다. 이것은 當歸, 川芎, 朮 등의 油分을 茯苓이나 澤瀉 등이 흡수하여 버리기 때문이다.

◎ 朮은 白朮로 되어 있지만, 金匱要略의 朮은 蒼朮 A. lancea로 되어 있으므로 蒼朮을 사용하고자 한다.

◎ 본 처방을 복용하면 위가 부담스러운 사람이 있다. 이것은 證을 誤認한 것이 아니라, 川芎 때문이다. 四君子湯을 병용하거나 安中散을 병용하면 치료된다.

◎ 腹痛이나 浮腫이 심해질 경우에는 잘못 판단한 것이다. 桂枝茯苓丸을 고려해 본다.

문 헌

1. 龍野一雄・新撰類聚方(昭34) P.349
2. 西岡一夫・明解漢方處方(昭41) P.103

K148. 當歸湯

출 전

孫思邈(581~682年)의 저서인 「千金方・心腹痛門」에 「心腹絞痛, 각종 虛冷氣滿의 통증을 치료한다」고 되어 있다. 當歸湯의 方名은 同名異方이 많으므로, 일반적으로 千金當歸湯이라 부르는 경우가 많다.

구 성

본 처방은 古方의 耆歸建中湯에서 生薑과 大棗를 제거하고, 人蔘, 山椒, 乾薑의 大建中湯의 方意가 더해지고, 그 위에 半夏와 厚朴을 첨가한 처방으로 간주할 수 있다.

補血과 潤血 효과가 있는 당귀를 主劑로 하여, 黃耆, 桂枝, 芍藥, 甘草는 表裏의 虛를 보충한다. 人蔘, 山椒, 乾薑은 裏의 寒을 따뜻하게 하며, 停滯된 氣를 풀어주고, 心下의 더부룩한 증상을 제거하며, 활력을 부여한다. 半夏와 厚朴은 胸腹部의 痰을 제거하며, 痙攣을 가라앉히고, 氣의 停滯를 흩어준다.

목 표

소화기가 약하고 冷症을 겸하거나, 胸部, 心下部에 疼痛을 호소하는 경우로, 통증이 어깨와 등 부분까지 퍼져나가는 경우에 사용한다.

高橋道史씨는 "心窩部의 疼痛은 여러 가지 證이 있지만, 心腹에서 背脊으로 꿰뚫는 疼痛은 본 처방의 특징이다. 위경련으로 되풀이되는 동통이나, 胃潰瘍이 경과한 것에서 볼 수 있다. 체질은 허약하고 기운이 없으며, 안색은 혈색이 없

K148. 當歸湯

[成分・分量]

當歸	5.0
半夏	5.0
芍藥	3.0
厚朴	3.0
桂皮	3.0
人蔘	3.0
乾薑	1.5
黃耆	1.5
山椒	1.5
甘草	1.0
이상 10味	27.5

cut. 500 → 250煎

[効能・効果]

背中에 寒冷을 느끼고 복부팽만감과 복통이 있는 자

[한마디]

● 當歸散(金匱)과 혼동하지 않도록 늘 千金當歸湯으로 부르고 싶다.

고 피로해지기 쉬우며, 피부도 약간의 빈혈 경향이 있으며 곱지 않다. 식욕도 별로 없으며, 心腹은 보통 팽만하다고 할 정도는 아니지만 약간 이완되어 있고, 저항감은 없으며, 壓痛도 그리 심하지 않다.

그러나 일단 疼痛이 일어나면 胃部는 拘急하고, 胸部로 퍼져나가, 다시 어깨와 등을 꿰뚫으며, 사람에 따라서는 冷汗淋漓, 顔面蒼白, 激痛으로 번민하여 참을 수 없는 경우도 있다. 心窩部에 반드시 痞硬이나 저항감이 있으며, 心窩部보다 胸部의 疼痛이 심할 경우에 탁월한 효과를 볼 수 있다."고 기술하고 있다.

또한 大塚敬節씨는 "혈색이 좋지 않은 冷症인 자로, 복부 특히 上腹部에 가스가 가득 차 있으며, 그로 인해 복부가 압박 받는 경향이 있는 자에게 효과가 있다."고 기술하고 있다.

응 용

(1) 胃潰瘍, 胃痙攣, 胃擴張
(2) 狹心症과 같은 증상
(3) 동맥경화에 의한 胸腹痛

유의점

◎ 山椒는 蜀椒라도 무방하며, 종자(椒目)가 떨어져 섞여 있지 않는 편이 좋다.

◎ 漢方에서는 狹心症이나 心筋梗塞에 해당하는 것을 眞心痛이라 한다. 本方을 사용하는 경우는 드물다.

문 헌

1. 淺田宗伯 · 勿誤藥室方函口訣(明11) 上卷 58丁
2. 高橋道史 · 漢方의 臨床誌(昭和 34) 6卷 2号 P.25
3. 大塚敬節 · 漢方治療의 實際 P.340

K149. 當歸貝母苦蔘丸料

출 전

金匱要略의 姙娠篇에 「임신 중에 소변이 잘 나오지 않고, 飮食에는 변화가 없는 상태에는 當歸貝母苦蔘丸이 主治한다」고 기재되어 있다.

구 성

淺田宗伯 선생의 「古方藥議」에 의하면, 貝母는 鬱結을 풀어주고, 淡水를 순환시키며, 苦蔘은 濕을 제거하고 열을 없앤다고 한다. 이른바 利水劑가 아닌 2味에 당귀를 배합한 것으로, 그 작용 기전은 설명되어 있지 않았다.

목표 · 응용

임신 중에 일어난 배뇨곤란에 사용하지만, 소변의 횟수가 잦으며, 1회의 소변양도 아주 조금밖에 나오지 않는 경우에도 사용한다. 또한 얼얼하게 아픈 경우에도 좋다. 그리고 남자의 尿道炎으로 소변을 배출하기 어렵거나, 횟수가 잦으며, 통증이 있는 경우에도 사용한다.

K149.
當歸貝母苦蔘丸料

[成分 · 分量]

當歸	3.0
苦蔘	3.0
貝母	3.0
이상 3味	9.0

cut. 500 → 250煎

[効能 · 効果]

소변이 원활하지 않고 잘나오지 않는 자. 배뇨곤란

[한마디]

● 식욕이 늘 변화없는 것에 유의한다.

유의점

◎ 本方도 「料」가 아니라, 原方의 「丸」에 따르고자 한다. 덧붙여 말하면, 처방은 當歸 4, 貝母 4, 苦蔘 4를 분말로 하여, 煉蜜을 사용하여 丸으로 만든다. 40丸으로 만들어 1회 3환 1일 10환 정도까지 복용한다.

◎ 남자의 경우에는 滑石 0.5를 첨가한다.

◎ 본 처방을 「歸母苦蔘丸」이라는 약칭을 사용하는 경우가 많다.

문 헌

1. 龍野一雄・漢方入門講座(昭和31) P.1519
2. 荒木性次・新古方藥囊 (昭和47) P.361

K150. 獨活葛根湯

출 전

唐시대(750년경) 중국에서는 지방장관을 外臺라고 했다. 鄴都의 外臺로 있었던 王燾는 효성스러운 사람으로 어머니의 병을 치료하고자 의학을 공부하고, 마침내 책을 쓸 정도로 의학에 정통하게 되었다. 그 王燾가 隋・唐의 醫書를 폭넓게 인용하여 「外臺秘要」를 저술했다. 외대비요에는 巢氏諸病源候論의 病證 및 病理를 논한 것이 40권에 이르고 있다. 林億이 교정한 金匱要略에는 본서로부터 많은 처방을 附方으로 採錄하고 있다. 본 처방은 14권 「柔風方二首」 중의 한 가지 처방으로, 「類中風으로 신체가 아프고 사지가 풀어지고, 약하게 되어, 不隨가 되려고 하는 자를 치료한다. 산후의 類中風도 또한 이 처방을 사용한다」고 기재되어 있다.

구 성

葛根湯에 獨活과 地黃이 첨가된 처방이지만, 葛根과 麻黃의 분량이 감소되어 있으므로, 자연히 사용 목적도 다르게 되어 있다.

獨活은 「氣血을 조절하고, 風濕을 제거한다」고 하여, 風(外感)에 의한 오한발열을 풀어주고, 濕에 의한 근육의 경직이나 통증, 저림을 제거하는 작용이 있다. 류머티스, 근육통, 두통, 중풍 등의 처방에 자주 쓰인다. 地黃은 血糖降下作用, 强心作用, 완화된 瀉下作用, 利尿作用 등이 알려져 있으며, 血熱을 식히고 出血을 멈추게 하며, 肌肉을 윤택하게 한다.

목 표

類中風이라는 것은 諸病源候論에 의하면. 「체력이나 기력이 모두 저하했을 때, 急性熱性病이 침입하게 되어, 손발의 운동에 방해를 일으켜, 腹筋이 갑자기 당겨 고개를 젖힐 수도 없게 된 상태」라고 설명되어 있다.

本方은 체력이 약한 사람이나, 약간 빈혈 경향이 있는 사람으로, 어깨와 등이 딱딱하게 굳어있고, 국소적으로 血行障碍가 있으면서 열을 띠고 있는 자에게 사용한다.

어깨가 결려서 목이 돌아가지 않으며, 아침에 일어나면 목이 돌아가지 않거나, 흔히 말하는 「잠을 잘못 자서 목이나 어깻죽지 등을 접질려 통증이 생기는

K150. 獨活葛根湯

[成分・分量]

葛根	5.0
桂皮	3.0
芍藥	3.0
麻黃	2.0
生薑	0.5
地黃	4.0
大棗	1.0
甘草	1.0
獨活	2.0
이상 9味	21.5

cut. 500 → 250煎

[效能・效果]

오십견, 어깨 결림

[한마디]

● 葛根湯에 獨活・地黃

증상」에 10일에서 20일 정도 복용하면 針이나 다른 약으로 효과를 볼 수 없었던 경우라도 쾌유된다.

응 용

(1) 四十肩, 五十肩
(2) 잠을 잘못 자서 목이나 어깻죽지 등을 접질려 통증이 생기는 증상, 자동차의 충돌이나 추돌 때 강한 충격으로 인하여 목이 앞뒤로 강하게 흔들려 생기는 증상
(3) 腦卒中 후의 어깨와 등의 拘急, 四肢疼痛

유의점

◎ 원 처방에서는 羌活을 사용하고 있다. 獨活과 羌活을 구별하는 것은 어려운 일이다. 여기서는 獨活이라고 하여도 식용의 獨活(땅두릅)이 아니라, 미나리과의 멧두릅 뿌리를 사용한다. 향기가 많은 것을 선택한다.
◎ 목이 돌아가지 않는 증상에는 桂枝茯苓丸 등의 血證劑를 병용하면 좋다,

문 헌

1. 外台秘要(臺灣·國立中國醫學硏究所版) 上卷 P.396
2. 矢數道明·漢方處方應用解說(昭和41) P.648
3. 細野史郎 등·漢方治療의 方證吟味(昭和53) P. 507, 512

K151. 獨活湯

출 전

明의 李梴이 편집 한「醫學入門」六卷 雜病用藥賦에 나와 있다.

구 성

獨活, 羌活, 防風, 防己는 祛風濕止痛藥으로, 大黃, 黃柏, 連翹는 瀉火解熱, 當歸는 活血止痛, 桃仁은 活血祛瘀, 桂皮는 溫通經脈, 澤瀉는 利水作用을 제각각 가지고 있다.

목 표

醫學入門의 설명에는「육체노동을 지나치게 하여 허리가 끊어질 듯이 아프고 산처럼 무거우며, 外傷이 없는 자」를 치료한다고 되어 있다.

구성약물을 살펴보면, 체내에 水毒이 있어 근육이 약해진 곳에 중노동을 한 탓으로 갑자기 허리가 삐끗하여 아프고 움직일 수 없게 된 경우, 혹은 腰椎軟骨亞脫臼를 일으킨 경우에 사용하면 효과를 볼 수 있다. 大黃, 黃柏, 連翹 등은 소염제로 사용하고, 桃仁과 當歸는 靭帶나 힘줄에 손상을 일으킬 때 생긴 瘀血을 처리하는 것으로, 염증을 일으킨 국소 부위에 血熱이 있는 경우에 사용하며, 冷症으로 인해 일어나는 腰痛 등과는 구별하여 사용해야 한다.

응 용

(1) 지나친 노동으로 인한 腰痛症
(2) 腰椎軟骨亞脫臼, 갑자기 허리가 삐끗하여 아프고 움직일 수 없게 되는 증상

K151. 獨活湯

[成分·分量]

獨活	2.0
羌活	2.0
防風	2.0
桂皮	2.0
大黃	2.0
澤瀉	2.0
當歸	3.0
桃仁	3.0
連翹	3.0
防己	5.0
黃柏	5.0
甘草	1.5
이상 12味	32.5

cut. 500 → 250煎

[効能·効果]

冷에 의한 手足의 屈伸痛*

[주]

* 이 효능은 인정할 수 없다. 小泉氏의「和漢藥」에 출전불명의 獨活湯이 있고, 그 약효로서 소개되어있다.

유의점

◎ 지침의 「냉증에 의한 手足의 屈伸痛」이라는 적응증은 출전을 보아도, 구성약물을 살펴보아도 이해할 수 없다. 이것은 同名異方의 용도이다.

◎ 독활과 강활은 일본과 중국에서는 서로 다른 것을 사용하고 있다. 중국품을 사용해야 한다.

◎ 醫學入門의 方詩에는 黃連이 들어 있다. 加味한 方이 좋다고 생각한다.

문 헌

1. 李梃・醫學入門(臺聯國風出版社影印) 6권, 11丁 (P.536)

K152. 二朮湯

출 전

宋의 朱丹溪가 창제한 처방으로, 萬病回春・臂痛門에 「痰飮으로 팔에 통증을 느끼는 자, 혹은 손목에 통증을 느끼는 자를 치료한다. 上焦에 濕痰이 있어, 經路中을 橫行하여 통증을 일으키는 것이다」라고 기재되어 있다.

구 성

半夏, 茯苓, 陳皮, 生薑, 甘草는 二陳湯으로, 痰飮(胃內停水)을 치료하는 데 그 목적이 있다. 白朮과 蒼朮은 모두 濕을 제거하며, 소화기능을 증진시키는 효과가 있다. 天南星은 辛苦溫으로, 驅風鎭痙, 除濕祛痰의 효과가 있어 半夏와 비슷하지만, 天南星은 上焦의 風痰을, 半夏는 胸腹의 濕痰을 치료한다. 香附子는 氣의 鬱滯를 소통시켜 주며, 表邪를 제거하고, 통증을 멈추게 한다. 羌活도 風寒을 제거하며, 濕痺를 치료하여 關節을 이롭게 한다. 威靈仙은 辛溫으로 濕痰에 의한 허리와 무릎의 冷痛이나 근육의 통증에 효과가 있다. 黃芩은 濕熱을 해소한다.

목 표

牛山活套에 「肩臂痛은 대부분 痰(수독)에 속하므로 二朮湯을 사용해야 한다」고 되어 있다. 水毒性의 체질로 겉으로 보기에 부들부들 떨고 있으며, 근육에 긴장감이 없고, 위안에 停水가 있으며, 胃 근처에서 꿀렁꿀렁 하는 소리가 들리는 것 같은 사람을 목표로 한다.

응 용

(1) 五十肩, 頸腕症候群의 통증이 있는 자
(2) 어깨나 팔의 저림

유의점

◎ 본 처방의 증상은 葛根湯 證과 같은 項背部에 결림은 없다.

◎ 防己黃耆湯의 證과 체질적으로는 비슷하지만, 本方證에는 表虛(發汗 등) 증상은 없다.

문 헌

1. 香月牛山・牛山活套(香月牛山選集・昭和48) P.66

K152. 二朮湯

[成分・分量]

白朮	1.5
茯苓	1.5
陳皮	1.5
香附子	1.5
黃芩	1.5
蒼朮	1.5
天南星	1.5
威靈仙	1.5
羌活	1.5
半夏	2.0
甘草	1.5
生薑	0.5
이상 12味	17.5

cut. 500 → 250煎

[効能・効果]

오십견

2. 龔 廷賢・萬病回春(香港・醫林書局版) 下卷 P.53

K153. 二陳湯

和劑局方・痰飮門에 수록된 유명한 처방으로「痰飮으로 인하여 병을 앓게 되거나, 혹은 嘔吐惡心, 혹은 頭眩心悸, 혹은 中脘(심하부) 불쾌, 혹은 寒熱을 발하거나, 혹은 날 음식이나 찬 음식을 먹어서 脾胃가 不和한 자를 치료한다」고 되어 있다. 二陳이란 陳皮와 半夏의 2味가 陳久(묵어서 오래 됨)한 것이 좋다는 이유로 인해 命名하게 되었다고 한다.

구 성

古方의 小半夏加茯苓湯에 陳皮와 甘草를 첨가한 것이다. 胸膈部와 上腹部의 痰飮을 치료하는 것으로, 이 처방에 加減한 治痰劑가 많이 있다.

半夏는 濕을 燥하게하여 구토를 가라앉힌다. 茯苓은 수분을 순환시키고 胃 안의 停水를 조절하며, 陳皮는 氣를 순환시키고 胃中을 따뜻하게 하여 소화를 도와준다. 生薑은 속을 따뜻하게 하고 痰을 가라앉히고, 수분을 제거한다. 甘草는 모든 약을 조화시킨다.

목 표

本方은 痰飮의 要藥이라고 하는데, 痰飮이라는 것은 金匱要略에 의하면, 소화관 안의 過剩水分의 停滯를 의미하며, 신체 내부의 水分代謝障碍의 일종으로, 주로 胃內停水를 지칭하는 것이다. 이 胃內停水에 의해 胃部에 振水音이나 불쾌감이 있거나, 오심, 구토, 현기증, 惡阻, 氣鬱, 頭痛, 宿醉, 食傷 등을 나타내는 경우에 사용된다.

응 용

(1) 食慾不振, 消化不良, 嘔吐, 惡心
(2) 胃痛, 胃擴張, 胃下垂
(3) 상습 두통, 숙취, 뇌일혈 후유증
(4) 현기증, 心悸亢進, 咳嗽

유의점

◎ 한방에서는 신체의 생리적 수분을 津液이라고 하며, 과잉된 수분이 비생리적으로 되어 장애를 일으키게 되는 것을 濕, 飮, 痰, 水 등으로 상황에 따라 다르게 표현하고 있다.

◎ 이와 같은 水滯(水毒)는 주로 소화기(脾胃), 호흡기(肺), 비뇨기(腎・膀胱), 혹은 肌肉에 관련하는 경우가 많으며, 증상도 그 부분이 많지만, 全身的으로 변화된 증상을 나타내는 경우도 많다.

문 헌

1. 和劑局方(香港・商務印書館版) (1971年) P.77
2. 矢數道明・漢方後世要方解說(昭和 34) P. 136
3. 長澤道壽・醫方口訣集(延寶9年) 上1丁
4. 龔廷賢・萬病回春(香港・醫林書局版) 上卷 P.111

K153. 三陳湯

[成分・分量]

半夏	5.0
茯苓	5.0
陳皮	4.0
生薑	1.0
甘草	1.0
이상 5味	16.0

cut. 500 → 250煎

[効能・効果]

메스꺼움, 구토

K154. 女神散

출 전

淺田宗伯의 勿誤藥室方函이 출전이다.

明治 漢方의 마지막 名醫로 일컬어지며 존경받았던 淺田宗伯은 각종 유명한 처방을 남겼지만, 그 중에서도 걸출한 처방이 「女神散」이다. 원래는 安榮湯이라고 하여 軍中七氣의 藥으로 되어 있는 것을 개량한 것이라고 한다. 軍中七氣란 전쟁터에서 氣가 변화되어 생긴 병으로 현대어로 표현하면 陣中 노이로제 증상에 해당한다. 이 陣中 노이로제 약을 부인의 血證에 의한 노이로제 증상에 사용한 淺田宗伯의 사고는 자칫 고정관념에 집착하기 쉬운 우리들의 일상을 깊이 반성하게 하는 교훈이 될 수 있을 것이다.

구 성

方中의 當歸는 예전부터 補血鎭靜의 要藥이라 일컬어졌지만, VB_{12}, 니코틴산, 니코틴산 아미드, 葉酸 등의 미량성분이 함유되어 있다는 것도 보고되었다.

川芎은 「血分으로 달린다」고 하지만, 혈관운동신경중추의 부활 작용을 한다는 것이 밝혀져 血流增加에 반드시 당귀와 병용되고 있다. 파파베린 유사 작용, 엔돌핀 유사 작용에 관하여 중국(대만)의 那琦씨가 흥미 있는 보고를 했다.

香附子는 해안 莎草의 根莖으로, 길가에서 흔히 볼 수 있는 잡초의 일종이다.

성분으로서 피넨(pinene), 캄펜(camphene), 리모넨(limonene), 시페렌(cyperene) 등의 精油를 포함하고 있으며, 이와 같은 芳香成分을 함유하고 있는 생약을 한방에서는 氣劑라고 지칭하며, 신경 및 정신 방면에 사용하고 있다.

목 표

최근의 사회정세로 인한 것인지, 自律神經失調症이라고 판단되는 사람이 남녀를 불문하고 많은데, 특히 여성의 갱년기장애를 포함하면 半健康이라고 하는 사람들의 대부분이 이 自律神經失調 상태라고 할 수 있다.

自律神經失調症이 없는 노이로제라고 하면, 즉 加味逍遙散을 떠올리는 경향이 있지만 그것으로 해결할 수 없는 경우도 상당히 많다. 이러한 경우에 이 女神散의 적응을 고려해 볼 수 있다.

女神散은 앞에서 기술한 當歸나 川芎 등의 當歸芍藥散을 연상시키는 方으로 그밖에 大黃, 黃連, 黃芩의 三黃瀉心湯이 들어 있다.

三黃瀉心湯은 逆上 경향으로 얼굴빛이 붉고, 정신불안으로 변비 경향이 있는 사람에게는 어떤 질병이든 유효하므로, 갱년기 이후의 부인으로 上衝(逆上), 頭重, 眩暈을 주로 호소하는 사람에게는 女神散을 적용하는 것이 좋다.

加味逍遙散의 적응 증상은 두서없이 여기저기 통증을 호소하는 경우, 그리고 그 통증을 호소하는 부위가 바뀌어 가는 경우이다. 이에 반해 女神散의 적응 증상은 통증을 호소하는 부분이 고정되어 있으므로 구별할 수 있다.

응 용

(1) 血道症

K154. 女神散

[成分 · 分量]

當歸	3.0
川芎	3.0
白朮	3.0
香附子	3.0
桂皮	2.0
黃芩	2.0
人蔘	2.0
檳榔子	2.0
黃連	1.5
木香	1.5
丁子	0.5
甘草	1.5
大黃	0.5
이상 13味	25.5

cut. 500 → 250煎

[効能 · 効果]

上氣와 현기증이 있는 자의 다음의 諸症 : 産前産後의 신경증, 월경불순, 血道症

[한마디]

● 같은 신경증이라도 逍遙散과 달리 이것저것 말하지 않는다.

(2) 産前産後의 神經症

유의점

◎ 사용상 주의사항에 「임산부 혹은 임신하고 있다고 생각되는 부인」은 사용 전에 의사 또는 약제사와 상담하도록 지시되어 있어 주의할 필요가 있는 것처럼 오해하기 쉽지만, 本方의 주목적은 「産前産後의 신경증」이므로 걱정할 필요는 없다. 따라서 이 항목은 삭제하는 것이 바람직하다.

◎ 본 처방의 主藥은 香附子이다. 芳香이 강한 것을 선택하여 사용해야 한다.

문 헌

1. 淺田宗伯・勿誤藥室方函口訣(明11) 上18丁
2. 大塚敬節 등・漢方診療醫典(昭和44) P.408

K155. 人蔘湯
K155-①. 理中丸

출 전

金匱要略의 胸痺篇篇에 "기침이 나오고 痰이 나와 가슴이 답답하고, 心窩部가 더부룩하며, 정체된 氣가 가슴에 結滯해 있으며, 脇下로부터 上衝하는 듯한 통증이 생길 때에는 枳實薤白桂枝湯의 主治이다. 人蔘湯도 또한 主治이다."고 기재되어 있다. 또한 傷寒論의 辨陰陽易後勞後和脈證併治篇 등에는 理中丸이 同一 成分의 丸藥으로 기재되어 있다.

구 성

虛症의 心下가 더부룩한 증상을 가라앉히는 人蔘을 主藥으로 하여 內의 濕을 제거하는 白朮, 中을 따뜻하게 하는 甘草와 乾薑을 첨가한 것이다. 이 처방은 傷寒論에서는 理中丸이라고 하여 丸劑로 되어 있지만, 그 丸藥도 그대로 복용할 경우와 丸藥을 물에 달여 湯液으로 만들어 복용하는 경우가 있다. 이 두 가지 복용방식은 증상의 緩急에 따라 응용하여 사용하면 좋다.

목 표

신체가 허약하여 생기가 부족한 사람이 心窩部의 異常을 호소할 때에 사용하는 경우가 많다.

손발이 차고 위통, 복통, 때로는 가슴에 통증을 호소하며, 대변은 설사이거나 軟便이다. 唾液이 입안에 고이고, 혀는 축축하며 苔는 없다. 소변은 옅은 색으로 양이 많고 횟수도 잦다.

이와 같은 증상이 있는 사람은 대부분 마른 타입으로, 복부에 살이 적고 푹 꺼져 있는 경우가 많으며, 腹壁은 나무판처럼 딱딱하다. 胃下垂症이나 胃無力症 등의 경우에 자주 볼 수 있는 증상이다.

응 용

(1) 위무력증, 위하수, 위액분비과다증, 위궤양, 위산과다증, 위산결핍증, 위장

K155. 人蔘湯

[成分・分量]

人蔘	3.0
甘草	3.0
白朮	3.0
乾薑	3.0
이상 4味	12.0

cut. 500 → 250煎

[効能・効果]

手足 등이 冷하기 쉽고 尿量이 많은 자의 다음의 諸症 : 위장허약, 胃무력증, 下痢, 구토, 위통

[한마디]

● 後世方의 四君子湯(蔘苓朮甘薑棗)과 아주 비슷하지만 乾薑과 生薑의 차이가 크다.
乾薑은 附子와 비슷하여 手足의 寒을 따뜻하게 하고, 生薑은 消化管의 寒을 따뜻하게 한다.
● 어쨌든 冷을 치유하는 것이기 때문에 몸을 차게하는 것을 피하고 약을 마시는데도 따뜻한 것을 마시도록 한다.

K155-①. 理中散

[成分・分量]

人蔘	3.0
甘草	3.0
白朮	3.0
乾薑	3.0
이상 4味	12.0

末로하여 벌꿀을 결합제로서 丸藥 120개로 한다.

카타르(점막의 염증), 장염, 콜레라와 같은 吐瀉, 膽石症 등으로 胃部가 더부룩하고 답답하며, 식욕이 없고, 발이 차거나 혹은 설사를 하는 자. 胃部振水音, 疼痛, 嘈雜 등을 수반하는 자

(2) 涎, 惡阻, 蛔虫症 등으로 군침(生唾)이나 胃의 黃水가 많아 입으로 나오는 경우로 (1)의 증상이 있는 자

(3) 心臟辨膜症, 心臟神經症으로 心悸亢進하거나, 心下痞硬 또는 발이 冷한 증상이 있는 자

(4) 천식 등으로 가슴이 답답한 증상이 있는 자

(5) 肋間神經痛, 肋膜炎, 心痛 등으로 胸痺, 心下痞, 손발이 냉한 자

(6) 어깨 통증, 四十肩, 五十肩 등으로 (5)와 같은 증상이 있는 자

[用法 · 用量]
大人 1일 3회 1회 20개를 食前또는 공복 시에 복용한다. (小兒量 생략)

유의점

◎ 설사에 사용하는 경우, 설사를 하면 후련하여 기분이 좋아지는 것은 半夏瀉心湯 등으로, 人蔘湯의 경우는 설사한 후 피로가 점점 심해진다는 점에 유의해야 한다.

◎ 胃部振水音이 심한 사람은 本方의 乾薑을 茯苓으로 대체한 四君子湯을 적용하는 것이 좋다.

◎ 本方의 골자가 되는 甘草乾薑湯은 상당히 매운 맛이 있는 약물로 자극이 강하다. 이것을 마시면 신체에 후끈후끈 熱感이 생기는 경우가 있다. 일시적으로 나타나는 증상이므로 걱정할 필요는 없다.

◎ 계속하여 복용하면 甘草로 인해 myopathy(근육질환) 같은 증상과 浮腫이 생기는 경우가 있다. 이런 경우에 五苓散을 겸용하면 증상이 사라지게 된다.

문 헌

1. 龍野一雄 · 新撰類聚方(昭和34) P.292
2. 西岡一夫 · 明解漢方處方(昭和41) P.104

K156. 人蔘養榮湯

출 전

和劑局方 · 痼冷門에 "積勞虛損, 四肢沈滯, 骨肉酸疼, 吸吸少氣(얕고 희미한 호흡), 行動喘啜(勞作性 호흡곤란), 少腹拘急, 腰背强痛(허리와 등의 심한 통증), 心虛驚悸(사소한 일에 놀라거나 동계 하는 것), 咽乾口燥, 食慾不振, 陰陽衰弱, 悲憂慘戚, 누워있는 일이 많고, 잘 일어나지 않으며, 점점 몸이 파리해지고, 五臟의 氣가 소진되어 회복되기 어려운 자를 치료한다. 또는 肺와 大腸이 모두 虛하고, 기침이나 설사를 하며, 喘乏少氣하고 嘔吐나 가래침(痰涎)이 있는 자를 치료한다."고 기재되어 있다. 聖濟總錄이나 溫疫論에 同名異方이 있으므로 주의해야 한다.

구 성

十全大補湯에서 川芎을 제거하고 五味子, 陳皮, 遠志를 첨가한 것으로, 십전

K156. 人蔘養榮湯

[成分 · 分量]

人蔘	3.0
當歸	4.0
芍藥	2.0
地黃	4.0
白朮	4.0
茯苓	4.0
桂皮	2.5
黃耆	1.5
陳皮	2.0
遠志	2.0
五味子	1.0
甘草	1.0
이상 12味	31.0

cut. 500 → 250煎

대보탕의 氣虛와 血虛를 보충하는 것에, 오미자의 收斂鎭咳補益作用, 진피의 健胃祛痰鎭吐作用, 遠志의 鎭靜祛痰作用을 첨가한 것이다.

목 표

淺田方函口訣에 "이 처방은 氣와 血이 모두 虛한 경우에 주로 사용되지만, 십전대보탕에 비교하면 遠志, 陳皮, 五味子가 있어서, 脾(胃)와 폐를 유지하는 능력이 뛰어나다. 三因에서는 肺와 大腸이 모두 虛한 것을 목적으로 하며, 설사나 천식에 이용하고 있다. 모든 질병에 있어서 이러한 의미가 있는 곳에 이용해야 한다."고 되어 있다.

또한 療治經驗筆記(津田玄仙)에는 ① 모발이 빠지는 경우, ② 안색이 윤기가 없는 경우, ③ 忽忽喜忘, ④ 口淡不食, ⑤ 心悸不眠, ⑥ 周身枯澁, ⑦ 爪枯筋涸의 7가지 證을 목표로 들고 있다.

十全大補湯의 證과 유사하여 기력이나 체력이 쇠약하며, 소화기와 호흡기에 水毒과 微熱이 발생하고, 천식과 기침, 호흡곤란, 식욕부진, 不眠, 健忘, 皮膚頭髮의 榮養不良 등을 수반하는 자에게 사용된다.

응 용

(1) 病後의 衰弱, 産後의 衰弱
(2) 폐결핵으로 열은 가볍고, 기침이 심하며, 목이 쉰 자. 설사하는 자는 주의할 것
(3) 虛弱體質이나 체력이 쇠약하고, 健忘症, 喜臥하는 자. 피부색이 곱지 않으며, 두발이나 눈썹 등이 빨갛게 수축되어 빠지는 경향이 있는 자.
(4) 遺精으로 體力消耗枯燥하는 자.

유의점

◎ 본 처방의 지황은 熟地黃을 사용하는 쪽이 바람직하다.

문 헌

1. 和劑局方・香港・商務印書版(1971년) P.106
2. 汪昻・醫方集解・上海科學技術出版社版(1959년) P.119
3. 淺田宗伯・勿誤藥室方函口訣(明11) 上卷16丁
4. 矢數道明・漢方後世要方解說(昭和34) P.191

[效能・効果]
病後의 체력저하, 피로권태, 식욕부진, 잠잘 때의 식은 땀, 手足의 冷, 빈혈

K157. 排膿散料

출 전

金匱要略의 瘡癰篇에 처방만이 기재되어 있다.

구 성

枳實은 氣가 막힌 것을 뚫어주며, 딱딱한 것을 부드럽게 하는 작용이 있다고 한다. 芍藥은 緊張을 완화하며, 疼痛을 완화한다. 桔梗은 氣를 이롭게 하여 膿을 제거한다고 한다.

최근 桔梗에 大食細胞(마크로파지)의 增殖增强作用이 인정되어, 이차적인 항균작용과 관련된 곳에도 본 처방의 약효 설명이 붙게 되었다.

K157. 排膿散料

[成分・分量]

枳實	3.0
芍藥	3.0
桔梗	1.5
이상 3味	7.5

cut. 500 → 250煎

[效能・効果]
化膿性 皮膚疾患의 초기 또는 가벼운 자.

목 표

化膿症은 말할 필요도 없이 감염증으로, 초기에는 表實을 발표해야 하거나 表虛를 보충해야 하거나, 裏熱을 내려야 하는 것이 있다. 그것들은 한정된 부분 이외의 전신증상도 있지만, 증상이 한정된 부분에만 국한하여 화농이 침윤하고, 게다가 침윤이 강하여 흡수도 되지 않고, 헐지도 않을 때에는 本方을 사용한다.

또한 헐어서 궤양이 되더라도 주위의 침윤이 강하고, 肉芽組織이 단단한 경우에 사용한다. 그것들은 대부분 體表 부분의 화농증으로, 예를 들어 癤, 癰, 疽, 皮下膿瘍, 蜂窩織炎, 化膿性淋巴腺炎, 筋炎 등이지만, 축농증, 齒齦炎, 齒周炎, 麥粒腫, 外聽道炎, 항문주위염, 乳腺炎 등에도 사용할 수 있다.

어떤 경우이든 몸 전체의 증상은 가볍고, 환부는 빨갛게 응어리져 있는 것이 조건이다.

응 용

(1) 프룬켈, 칼븐켈, 面疔, 皮下膿瘍, 蜂窩織炎, 化膿性淋巴腺炎, 筋炎, 扁桃膿瘍, 蓄膿症, 齒周炎, 齒齦炎, 麥粒腫, 外聽道炎, 肛圍炎, 乳腺炎

(2) 直腸潰瘍, 더글러스씨 窩膿瘍, 産後惡露殘存, 肺壞疽.

유의점

◎ 原方은 분말이다. 枳實과 芍藥 各 3, 桔梗 1의 비율로 분말로 만든 것을 1회량 2g을 달걀노른자에 섞어 白湯으로 頓用한다. 1일 1회로 좋다.

◎ 桔梗에는 晒桔梗과 자연 그대로의 길경(修治를 加하지 않은 것)이 있다. 자연 그대로의 것을 이용하는 편이 좋을 것이라 생각된다.

◎ 枳實은 향기가 많으며 검지 않은 것을 사용한다. 검은 것은 악취가 나는 것이 많다.

문 헌

1. 龍野一雄・漢方入門講座(昭和31) P.1282

[한마디]

●桔梗 單味에 의한 化膿性 炎症 病態 動物에게 효과 실험으로 本文 構成에 기록한 마크로파지 增强 增殖작용은 否定되었다. 그러나 桔梗+芍藥, 桔梗+枳實의 조합에서는 單味의 膿瘍惡化와는 반대로 膿瘍治癒의 결과가 나오고 三者配合인 排膿散에서는 강력한 효과가 나왔다고 한다. (鹿野美弘・한방다이제스트 No.17)

K157-①. 排膿散

출 전

金匱要略의 瘡癰篇에 "枳實 16枚, 芍藥 6分, 桔梗 1分을 散으로 만들어 달걀노른자 1개와 동일분량으로 개어서 湯으로 복용한다. 1일 1회"라고 되어 있다.

구 성

北海道藥大의 鹿野美弘 교수에 따르면, 길경 엑기스의 單味로는 화농성염증을 일으키는 病態마우스의 化膿을 악화시키지만, 桔梗과 芍藥을 혼합한 엑기스, 길경과 지실을 혼합한 엑기스는 모두 염증을 억제하는 효과가 있으므로, 三者의 혼합 엑기스는 보다 확실한 효과가 있다는 것이 판명되었다. 그리고 그것은 桔梗보다 오히려 枳實+芍藥에 효과의 중심이 있다는 것을 깨닫게 했다.

목 표

화농성염증이 심한 시기에 腫瘍이 단단하게 긴장하여 심한 통증을 느낄 때에 이용하는 것이 排膿散이며, 극히 초기나 排膿이 시작된 후의 腫瘍에는 排膿

K157-①. 排膿散

[成分・分量]

枳實末	3.0
芍藥末	1.8
桔梗末	0.6
이상 3味	5.4

混合하여 分二(1일 2회)

湯을 사용한다.

출전에서 밝힌 바와 같이, 원래 散劑였던 것으로, 원전에서는 鷄子黃과 화합하는 것으로 되어 있지만, 일반적으로는 卵黃을 이용하지 않는다.

이 화농의 범위를 프룬켈, 칼븐켈 등의 피부화농증에 국한하지 않고, 蓄膿症, 麥粒腫, 外耳炎이나 齒周炎 등에도 응용할 수 있다.

필자는 테그레톨(항전간제)으로도 효과가 없었던 삼차신경통의 齒의 염증에 본 처방을 사용했더니 깜짝 놀랄만한 효과가 있었던 경험을 가지고 있다.

응 용

(1) furunculosis(癤瘍), carbunculus(옹종기), 面疔, 皮下膿瘍, 蜂窩織炎, 化膿性淋巴腺炎, 筋炎, 扁桃膿瘍, 蓄膿症, 齒齦炎, 齒周炎, 麥粒腫, 外聽道炎, 肛圍炎, 乳腺炎

(2) 直腸潰瘍, 더글러스씨와(직장자궁와)膿瘍, 產後惡露殘存, 肺壞疽

유의점

◎ 卵黃을 생략하더라도 효능에는 변화가 없다.

문 헌

1. 鹿野美弘 · 漢方다이제스트 No.17 (1985)

K158. 排膿湯

출 전

金匱要略의 瘡癰篇에 조문 없이 처방만이 기록되어 있다.

구 성

桂枝去芍藥湯에서 桂枝를 제거하고 桔梗을 첨가한 것이지만, 桔梗湯에 生薑과 大棗를 加한 것으로 볼 수 있다.

桔梗은 大食細胞의 貪食能力을 증가시키는 것으로서 주목받고 있으므로, 本方의 약효도 어느 정도 설명된다.

목 표

化膿症에 사용한다. 부은 증상의 극히 초기, 프룬켈과 같은 것으로, 皮膚面으로부터 그다지 부풀어 오르지 않고, 조금 열이 있으며, 發赤이 생길 때에 사용된다. 완전히 부어 단단해진 것은 排膿散의 처방이 좋으며, 구별하기 어려울 경우에는 吉益東洞이 처음으로 사용한 排膿散과 排膿湯의 합방인 「排膿散及湯」이 편리해서 좋다.

응 용

프룬켈, 칼븐켈, 膿瘍, 潰瘍, 漏孔, 齒槽膿漏, 中耳炎, 蓄膿症, 痔瘻, 扁桃炎 등으로 고름이 고여 있거나 혹은 나와 있는 것으로, 주위의 浸潤이 딱딱하지 않은 것

유의점

◎ 全身症狀이 있는 자에게는 효과가 없다. 頭痛이나 오한 등의 表證이 있으

K158. 排膿湯

[成分 · 分量]

甘草	3.0
桔梗	5.0
生薑	0.3
大棗	6.0
이상 4味	14.3

cut. 500 → 250煎

[効能 · 効果]

化膿性 皮膚疾患의 초기 또는 가벼운 자

[한마디]

● 本文 構成에 쓴 桔梗의 작용은 부정적인 報告文이 나와 있다.

● 생긴 것이 단단할 때는 排膿散, 당장이라도 터질 것 같은 것은 本方

● 어느 쪽인지 모를 때는 排膿散及湯(東洞), 桔梗, (生)甘草, 生薑, 大棗, 枳實, 芍藥이므로 枳實 芍藥을 別添하여 同煎한다.

면 桂麻劑, 往來寒熱이 있으면 柴胡劑 등으로 證에 따라 구별하여 처방한다.

문 헌

1. 大塚敬節 · 金匱要略講話(昭和54) P.474
2. 久保道德 등 · 日本藥學會98年會 · 99年會

K159. 麥門冬湯

출 전

金匱要略의 肺痿, 肺癰, 咳嗽篇에 "大逆上氣하여 咽喉가 不利한 증상. 逆을 멈추게 하고 氣를 내린다."라고 되어 있다.

구 성

竹葉石膏湯에서 竹葉과 石膏를 제거하고, 大棗를 첨가하며, 麥門冬을 증량한 것으로 해석할 수 있다. 따라서 麥門冬과 人蔘이 津液不足을 보충하고, 半夏가 濁飮을 제거하며, 肺氣를 보충하고, 氣道를 開放한다.

人蔘, 大棗, 粳米는 胃氣를 보충하고, 폐의 虛를 보충하는 것을 돕는다. 죽엽과 석고가 없다는 것은 열과 관계가 없고 煩渴도 없다는 것이다.

목 표

大逆上氣라고 하는 것은 얼굴이 벌겋게 될 때까지 연신 콜록거리는 것으로, 바로 뇌리에 떠오르는 것은 百日咳의 증상이다. 예방접종의 보급에 의해 백일해는 소멸한 것처럼 보이지만, 三種混合의 부작용으로 인해 예방접종이 느슨해진 요즘, 가끔씩 볼 수 있다. 젊은 의사는 이러한 특징적인 증상에 대한 경험이 없어, 얼굴이 새빨갛게 될 때까지 연신 콜록거리는 상태를 百日咳와 같다고 말해도 이해를 못하고 난처해한다.

어쨌든 痰은 별로 없으며, 있더라도 끊어지기 어렵고, 격렬한 헛기침이 나와, 咽喉가 막혀 호흡을 할 수 없게 되는 정도라고 생각하면 좋다.

海老塚吉次 선생이 처음으로 보고한 것이지만, 임산부가 기침을 하면 배가 당겨 상당히 고통스러우며, 소변이 새는 일조차 있는데, 이러한 기침에 신기하게 효과가 있다.

上氣라는 것은 氣가 밀려 올라온다는 느낌이 드는 것이므로, 고혈압증으로 逆上感이 심하며, 휘청거린다고 하는 증상에 轉用해도 효과를 보는 경우가 있다.

응 용

(1) 咽頭炎, 喉頭炎, 肺炎, 百日咳, 氣管支炎, 氣管支喘息 등으로, 乾性 기침이 연이어 격렬하게 나와, 목구멍이 건조하거나 자극을 느끼는 자
(2) 고혈압증, 동맥경화증, 뇌출혈 등으로 逆上感이 심하거나, 혹은 말을 더듬거리거나, 혹은 咽喉不利感이 있는 자
(3) 姙娠咳로 기침을 하면 소변이 새는 자

K159. 麥門冬湯

[成分 · 分量]

麥門冬	10.0
半夏	5.0
大棗	3.0
人蔘	2.0
甘草	2.0
粳米	5.0
이상 6味	27.0

cut. 500 → 250煎

[效能 · 效果]

痰이 멈추지 않는 기침, 기관지염, 기관지천식

[한마디]

● 麥門半竹, 甘米太라고 외우면 말의 가락이 좋다.

● 아래에서 올라오는 기침도 大逆上氣라 생각한다.

유의점

◎ 淺田流에서는 항상 橘皮와 竹茹를 가미하여 사용하고 있다. 이 경우의 橘皮는 陳皮여도 좋다.

◎ 喀血에는 淺田流에서는 地黃, 阿膠, 黃連을 첨가한다.

◎ 大塚敬節 선생은 딸꾹질이나 재채기를 大逆上流의 변형으로 보며, 麥門冬湯을 응용하고 있다. 이 경우 또 하나의 麥門冬湯의 證으로서 피부의 枯燥를 조건으로 하고 있다.

문 헌

1. 龍野一雄・漢方入門講座(昭和31) P.1205
2. 大塚敬節 등・漢方精撰百八方(昭和40) P.124

K160. 八味地黃丸料
K160-①. 八味地黃丸

출 전

本方은 金匱要略에 실려 있으며, 中風病篇에는 崔氏八味丸, 虛勞病篇에는 八味腎氣丸, 痰飮病篇・消渴病篇・婦人雜病篇에는 腎氣丸으로 되어 있으며, 指示條文이나 別名도 많은 처방이다.

일반적으로는 단순히 八味丸이라 불리는 것이 많으며, 漢方處方 중에서 江戶시대부터 그 이름이 세상 사람에게 알려진 것 중의 하나로 江戶川柳의 題材가 되기도 하였다.

구 성

地黃, 山藥, 山茱萸는 제각각 특징도 있지만, 强壯滋潤의 효과가 있으며, 하반신의 衰弱을 보충하여 腎氣를 강화한다. 茯苓, 澤瀉는 利水 효과가 있으며, 尿利를 조절하여 갈증을 멈추게 한다. 桂枝는 氣를 순환시켜 血行을 촉진한다. 牡丹皮는 血의 정체를 분산하고 血熱을 식힌다. 附子는 熱藥으로 따뜻하게 하는 힘이 강하며, 심장을 강하게 하고 利尿 효과가 있으며, 代謝機能의 亢進을 도모 한다.

原方에서는 이상 8味의 약을 분말로 하여 벌꿀로 반죽하여 丸藥으로 만들어 술로 복용하게 되어 있으므로, 煎藥으로 하는 경우에도 약간의 술을 혼합하여 복용하면 좋다.

목 표

本方은 腎氣丸이라고도 말하듯이, 腎氣(腎의 기능)를 강화하는 작용이 있다.

漢方에서 말하는 「腎」은 少陰腎經에 관한 것으로, 오늘날의 腎臟, 膀胱 등의 비뇨기에 副腎이나 生殖器 등도 포함한 것이다. 또한 腎은 五行에서는 相生으로 肝을 돕기 때문에 肝經에 속하는 眼科 疾患에도 응용된다.

금궤요략에 실린 5개의 조문에는, ① 脚氣, 少腹不仁하는 증상, 脚氣에 의해 하복부나 다리가 저려 힘이 없는 것으로 부종을 수반하는 자도 있다.

② 虛勞, 腰痛이 있고, 少腹 拘急하며, 小便不利 증상이 있는 자. 신체가 쉽

K160. 八味地黃丸料

[成分・分量]

地黃	5.0
山茱萸	3.0
山藥	3.0
澤瀉	3.0
茯苓	3.0
牧丹皮	3.0
桂皮	1.0
炮附子	1.0
이상 8味	22.0

cut. 500 → 250煎

[効能・効果]

쉽게 피로하고 四肢가 冷하기 쉽고, 尿量 감소 또는 多尿로 가끔 口渴이 있는 다음의 諸症 : 下肢痛, 요통, 저림, 노인의 침침한 눈, 가려움, 排尿困難, 頻尿, 浮腫

[한마디]

● 煎藥과 엑기스劑에서는 山茱萸의 성분이 추출되지 않았다는 보고문이 있다.

● ① 다리가 달달 떨린다. 허리 아래로 힘이 없다. 잘 넘어진다.
② 밤에 咽喉가 마르고 夜間尿
③ 겨울에는 발이 冷하고 여름에는 달아오른다.
④ 鏡面舌이 많다. 白苔는 조심한다.

게 지치고 허리가 아프며, 하복부가 당기듯이 아프며, 소변을 잘 보지 못하는 자. ③ 男子消渴, 소변 양에 비해 오히려 많은 물을 마시는 자 - 1말의 물을 마시면 1말의 소변이 되는 자. 消渴로 목이 마르고, 물을 자주 마시지만 마시면 마신 만큼 소변으로 나오는 자. ④ 短氣微飮은 당연히 소변에서 그것을 제거해야 하며, 苓桂朮甘湯이나 腎氣丸을 主로 사용한다. 쉽게 숨을 헐떡이는 자는 수분과잉 증상이 있으므로, 소변으로 자주 내보내면 좋다. ⑤ 묻기를 "부인의 병이 음식은 정상이나 기분이 초조하면서 발열하여 누울 수 없고 무엇인가 물체에 의지하여 겨우 호흡할 수 있는 건 왜 그렇습니까?" 의사가 답하여 "이건 轉脬라는 것으로 소변을 잘 보지 못하는 병인데 방광계통이 순조롭지 못하여 배뇨기능에 영향을 주기 때문에 생긴다. 따라서 소변이 나오는 것을 좋게 하기만 하면 치료된다." 부인이 숨을 헐떡거려 호흡이 곤란하고, 밤에 잠을 잘 이루지 못하며, 손발이 화끈거리고, 비뇨기 계통의 기능저하에 의해 소변을 잘 배출하지 못하게 된 것.

이상과 같이 腎經의 기능저하 현상으로서, 腹證上으로 少腹不仁이나 小腹拘急의 두가지 형태로 나타나고, 배뇨상태도 소변배출이 곤란하거나 多尿로 밤늦게까지 많아지는 것이 있는데 이것은 모두 本方의 목표가 된다.

일반적으로 중년 이후의 老化現象에 수반되는 병의 형태에 따라 적용하는 경우가 많지만, 그 목표는 주요 증상의 치료방식에 의해 달라지게 된다. 요컨대 비뇨기나 생식기 계통에 약점이 있으며, 소화기 계통은 强健한 것으로, 대변도 딱딱한 것이 많다.

응 용

(1) 腎臟疾患 : 腎炎, 네프로제, 萎縮腎, 腎盂炎 등으로 尿利減少, 口渴, 腰痛 등이 있는 자
(2) 膀胱疾患 : 膀胱炎, 膀胱括約筋麻痺, 前立腺肥大, 尿閉, 尿失禁, 산후의 尿閉 등
(3) 고혈압, 동맥경화, 뇌일혈 등으로 口渴, 小便不利 혹은 自利, 夜間多尿, 手足煩熱, 腰痛, 少腹不仁 등이 있는 자
(4) 糖尿病, 尿崩症으로 갈증이 심하고, 小便自利하며, 식욕이 왕성한 자
(5) 腰痛 : 坐骨神經痛, 椎間板 헤르니아, 遊走腎 등으로 허리와 다리가 저리고 아픈 자
(6) 遺精, 陰萎, 精力減退, 脚氣, 浮腫
(7) 老人性소양증, 陰門소양증, 糖尿性소양증 등으로 피부가 건조하고 가려운 증상
(8) 눈의 질환 : 白內障, 綠內障, 眼底出血 등
(9) 기타 喘息, 肺氣腫, 脫肛, 難聽, 耳鳴, 便秘, 帶下 등

유의점

◎ 위장이 약한 자나 本方을 복용하고 식욕이 감퇴하거나 설사하는 자에게는 부적당하다.
◎ 炮附子는 熱性炎症이나 化膿이 있는 자, 陽實證인 자에게는 禁忌로, 중독증상을 일으키기 쉬우므로 주의해야 한다.

[追補]
1992년 6월 24일付 厚生省藥務局長 통지에서 煎藥 외에 同分量을 末로하여 벌꿀을 결합제로서 丸藥 100개로 제조하는 것이 규정되었다.

[用法 · 分量]
大人 1일 3회 1회 20개 食前 또는 공복 시에 복용. (小兒量 생략)

[한마디]
● 물에 不溶 成分이 있으므로 丸藥이 합리적이다. 술로 복용하는 것이 좋다.

K160-①. 八味地黃丸

[成分 · 分量]

地黃	2.97
山茱萸	1.48
山藥	1.48
澤瀉	1.11
茯苓	1.11
牧丹皮	1.11
桂皮	0.37
炮附子	0.37
이상 8味	10.00

벌꿀을 結合劑로서 100丸으로 한다.

문 헌

1. 金匱要略(臺灣·中華書局版) P.28
2. 森田幸門·金匱要略入門(昭和37) P.234
3. 大塚敬節·漢方診療 30年(昭和34) P.318
4. 矢數道明·漢方處方解說(昭和41) P.452
5. 大塚敬節·漢方과 漢藥(제4권9호) P.1

K161. 半夏厚朴湯

출 전

金匱要略 婦人雜病篇에 "婦人이 咽中에 炙臠이 있는 것과 같은 증상에는 半夏厚朴湯을 주로 사용한다. 千金에는 胸滿하여 心下가 딱딱하고, 咽中에는 착 달라붙어 떨어지지 않는 炙肉과 같은 것이 있어 그것을 토해내려 해도 나오지 않으며, 삼켜버리려 해도 삼켜지지 않는다."라고 되어 있다.

咽中炙臠의 설명으로서는 水氣病篇에 "病이 水病에서와 面目身體四肢가 모두 붓고 소변이 不利한데 脈을 보고는 醫師가 水病은 말하지 않고 오히려 胸中痛이 있고 氣가 목으로 上衝하는 것이 炙肉이 막고 있는 것과 같아서 당연히 咳喘할 것이라 하였다. (이하 생략)"라고 되어 있다.

本方에는 大七氣湯, 七氣湯, 四七湯 등의 別名이 있다.

구 성

半夏(辛平)·茯苓(甘平)·生薑(辛溫)은 小半夏加茯苓湯으로, 惡心, 嘔吐를 가라앉히고, 胃內停水를 제거하여 胃의 기능을 좋게 한다. 厚朴(苦溫)은 근육의 拘攣을 완화하고 腹滿을 제거하며, 배를 따뜻하게 하여 氣分의 정체를 흩어준다. 紫蘇葉(辛溫)은 風寒을 발산하여, 기분을 밝게 하고 마음을 너그럽게 한다. 또한 防腐作用도 있다.

목 표

方函口訣에 "이 方은 和劑局方에서 四七湯이라 명명하여 氣劑의 기원이 되었다. 그러므로 梅核氣(매실의 씨가 목구멍에 막힌 것 같은 증상)에 활용하면 좋다. 金匱要略·千金에 근거하여 부인에만 이용하는 것은 아니며, 부인은 氣鬱(우울증)이 많기 때문에 血病도 氣로 인하여 생기는 사람이 많다."고 되어 있다.

本方의 제1 목표가 되는 咽中炙臠, 梅核氣라는 것은 咽喉 부분 또는 胸骨의 안쪽 부근에 무언인가 걸려 있는 것 같이 느껴지는 이물감과 자극감을 말하며, 개인에 따라 느끼는 방식이 다르므로 표현방식도 다양하다. 최근에 이름 붙여진 咽頭喉頭食道神經症(PLEN)이 이것에 해당하는 것이다.

이와 같은 咽喉部에 이상한 느낌이 있으며, 胃部도 더부룩하고, 腹部는 부드럽고 무력증이 있으며, 대변은 부드러운 경향이 많다.

動悸, 발작성 心悸亢進, 현기증, 식욕부진, 嚥下障碍, 기침, 喘鳴, 頻尿, 尿利減少, 不眠, 氣鬱, 불안초조감 등의 不定愁訴를 수반하지만, 종종 모순된 호소를 하는 경우도 있다.

K161. 半夏厚朴湯

[成分·分量]

半夏	6.0
茯苓	5.0
厚朴	3.0
蘇葉	2.0
生薑	1.0
이상 5味	17.0

cut. 500 → 250煎

[効能·効果]

氣分이 우울하고 咽喉·食道部에 異物感이 있고 가끔은 動悸, 현기증, 구역질 등을 동반하는 다음의 증상: 불안신경증, 신경성위염, 입덧, 기침, 쉰 목소리

[한마디]

- 쉰 목소리에는 四物加三味라든가 炙甘草湯(K93)이 좋다.
- 신경증에는 대부분 桂苓丸을 병용한다.

성격은 신경질적이며 불안감이 강하고, 내성적이며 사물에 구애받으며, 자기 중심적인 정신갈등으로 인해 고독해지는 경향이 있다.

本方은 이렇게 기분이 정체되거나 울적한 증상에 의해 咽喉部, 上腹部가 더부룩한 증상이 있으며, 水滯가 胃部, 咽喉部, 胸部, 體表 등에 함께 나타난 자를 목표로 한다.

응 용

(1) 胃症狀을 主로 하는 자. 胃弱, 胃下垂, 胃無力症, 食道痙攣, 胃部停滯感, 姙娠惡阻, 嚥下困難
(2) 咽喉 부근에 증상이 나타나는 것. 扁桃炎, 氣管支炎, 氣管支喘息, 바세도우씨病, 목이 쉬는 증상, 성대의 浮腫, PLEN
(3) 신경증상을 主로 하는 자. 神經症, 히스테리, 神經衰弱, 心臟神經症, 신경성 食道狹窄, 鬱病
(4) 부종을 나타내는 것. 손발이나 얼굴의 浮腫, 陰囊水腫, 腎炎

유의점

◎ 本方은 衰弱弛緩이 심한 자에게는 사용할 수 없다.
◎ 本方은 咽中炙臠을 목표로 자주 사용되지만, 咽中炙臠은 本方證만이 아니므로, 다른 증상의 호소를 잘 듣고 선별할 필요가 있다.
◎ 蘇葉은 신선하고 향기가 좋은 것을 사용하는 것이 바람직하다.

문 헌

1. 金匱要略 · 臺灣中華書局版 P.117
2. 淸 · 汪昻 · 醫方集解 · 上海科學技術版(1979년) P.109
3. 湯本求眞 · 皇漢醫學(昭和37 · 大安版) 2卷 P.401
4. 森田幸門 · 金匱要略入門(昭和37) P.829
5. 矢數道明 · 漢方處方解說(昭和41) P.461
6. 大塚敬節 · 漢方治療의 實際(昭和38) P.163

K162. 半夏瀉心湯

출 전

傷寒論 太陽病 下篇에 "傷寒 後 5~6일이 경과하여 구토하고 發熱하는 자는 柴胡湯의 증상을 갖춘 것이다. ……중략…… 단지 悶懣하고 疼痛이 없으면 痞證이다. 柴胡湯을 투여하기 쉽지만 半夏瀉心湯을 사용해야 한다."고 되어 있다. 또한 金匱要略 嘔吐病篇에 "吐하며 腸鳴하고, 心下痞하는 자는 半夏瀉心湯으로 치료한다."고 되어 있다.

구 성

半夏는 구역을 진정시키고 胃內停水를 제거한다. 乾薑은 속을 따뜻하게 하여 寒氣를 제거하며, 반하와 더불어 心下의 停水를 처리하며, 구토를 멈추게 하여 胃의 기능을 좋게 한다.

黃連은 소염, 진정, 지혈의 효과가 있고, 黃芩은 소염 및 해열 효과가 있으며,

K162. 半夏瀉心湯

[成分 · 分量]

半夏	5.0
黃芩	2.5
乾薑	2.5
人蔘	2.5
甘草	2.5
大棗	2.5
黃連	1.0
이상 7味	18.5
cut. 500 →	250煎

黃連과 合하여 心下의 熱과 습기를 제거하여 胃가 더부룩한 증상을 고치고 氣分의 동요를 진정시킨다. 인삼은 위장의 소화흡수를 좋게 하고, 구토와 설사를 멈추게 하며, 신진 대사를 좋게 한다. 甘草와 大棗는 완화작용이 있어, 다른 약을 調和시킨다.

목 표

條文에도 있듯이 體表部의 열이 소화기로 이행하여, 心下部가 더부룩하게 팽만하거나, 구역질을 하거나, 배가 울리거나 하는 증상이 목표이다. 胃部에서 熱邪와 水邪가 함께 가스를 발생시키고, 그것이 上下로 움직이고 있다.

胃部의 더부룩함은 답답하고, 개운하지 않으며, 무언가 막힌 듯 하여 기분이 나쁘고, 胃가 체한 듯 트릿하여 가라앉지 않는다 등으로 표현된다. 惡心이나 嘔氣로 속이 메슥거리며, 트림이 나올 듯 하면서도 나오지 않으며, 단지 꿰엑 하는 소리만 낼 뿐 吐物이 있는 경우는 거의 없다.

식욕은 공복감이 생기지 않으므로 먹고 싶지 않지만, 노력하면 조금씩 먹을 수 있는 경우가 많다. 뱃속이 꿀꿀거리며 울리거나, 軟便이 될 경향이 많지만, 아닌 경우도 있으며, 便을 배설하여도 시원하지 않은 경우가 많다. 胃에 통증이 있지만 가벼운 것이다.

응 용

(1) 급성・만성위장염, 위산과다, 소화불량, 위하수, 위확장, 소화궤양, 신경성위염
(2) 신경성구토, 惡阻, 숙취, 식욕부진
(3) 신경증, 신경쇠약, 불면
(4) 口內炎, 口中糜爛

유의점

◎ 本方의 乾薑도 日局의 乾生薑을 사용해야 한다.
◎ 瀉心湯이라고 하는 바와 같이 心胸, 上腹部에 寒熱이 교착하여 번민 상태에 있는 것을 瀉下시켜 버리는 것이 本方의 주안점이다.

문 헌

1. 大塚敬節・漢方診療30年(昭和34) P.178
2. 大塚敬節・傷寒論解說(昭和41) P.319
3. 湯本求眞・皇漢醫學(昭和37・大安版) 2권 P.420
4. 矢數道明・漢方百話(昭和35) P.301

[効能・効果]
명치가 막히고 가끔 메스꺼움, 구토가 있고 식욕부진으로 배가 울리고 軟便 또는 下痢 경향이 있는 자의 다음의 諸症 : 急・慢性胃腸 카타르, 發酵性下痢, 소화불량, 胃下垂, 신경성위염, 胃弱, 숙취, 트림, 명치언저리가 쓰리고 아픔, 口內炎, 신경증

[한마디]
● 半芩連參, 薑甘棗라고 외운다.
● 下痢라 해도 끈적끈적한 변
● 신경정신 증상에는 甘草瀉心, 吐氣가 있으면 半夏瀉心, 트림이 있으면 生薑瀉心
● 炙甘草를 사용한다.

K163. 半夏白朮天麻湯

출 전

李東垣의 脾胃論・下卷 「調理脾胃治驗」에 다음의 치료 경험 사례가 있다.
"范씨 부인은 평소부터 위장이 약했지만, 어느 날 煩躁하여 가슴속이 괴롭고, 대변이 나오지 않게 되었다. 이것은 초겨울에 밤늦게까지 외출하여 寒氣로 인해 氣가 막혀 悶亂하고, 염증을 일으켜 조절할 수 없게 되었기 때문이다. 의사

는 열 때문이라고 하여 疎風丸으로 치료했는데, 大便은 볼 수 있었지만 증상은 개선되지 않았다. 이것은 藥力이 약했기 때문이라고 하여, 다시 한번 7~80丸을 추가했다. 설사를 2회 했지만 증상은 잡히지 않고 식사도 토하게 되었다. 끈적한 타액이 계속 나오며, 痰은 멈추지 않고, 눈앞이 캄캄해지고 현기증으로 惡心煩悶하고, 喘息과 같은 발작을 일으키며, 기력이 없어 말도 할 수 없었다. 기분도 이상해지고, 눈도 떠지지 않으며 마치 구름 속에 있는 듯했다. 머리는 터질 것 같이 아프고, 몸은 산과 같이 무거우며, 四肢는 차가워져 편안하게 누워있을 수 없었다. 나는 이것은 위장기능이 완전히 손상된 것이라 생각하여 半夏白朮天麻湯을 만들어 주었더니 치료되었다."

구 성

脾胃論의 方後를 요약하면 "天麻를 주된 약으로 하여 六君子湯去甘草에 黃耆, 澤瀉, 黃柏과 麥芽, 神麴을 첨가한 것으로 이해할 수 있다. 황기는 인삼과 함께 속을 보충하고, 氣를 도우며, 택사는 복령·백출·창출과 함께 소변을 잘 나오게 하고 濕을 이끈다. 麥芽, 神麴은 음식을 소화하고 胃中의 滯氣를 제거한다. 黃柏은 冬天少火의 泉源으로 躁를 처리한다."고 되어 있다. 또한 澤瀉, 朮은 澤瀉湯이다.

목 표

痰厥頭痛이라고 하는 水毒上逆에 의한 두통과 眩暈을 목표로 한다. 水毒의 上逆은 평소에 위장이 약하고 胃下垂症이나 胃無力症인 사람에게 나타나며, 가벼운 증상은 혈색이 좋지 않으며, 쉽게 피로하고, 식곤증이 있으며, 손발이 냉한 것을 호소하고, 항상 두통이 있다. 심한 경우에는 眩暈이 있거나, 구토를 하거나, 목(首)이 결리는 것을 호소한다.

구역질을 수반하는 두통은 吳茱萸湯의 경우도 있다. 吳茱萸湯은 편두통이 많으며, 半夏白朮天麻湯의 경우에는 眉間 근처에서부터 앞이마와 머리 꼭대기에 걸쳐 아프고, 살짝 목을 움직여도 현기증이 심하며, 몸이 허공에 뜬것처럼 느껴진다고 한다.

응 용

(1) 慢性胃腸炎, 胃潰瘍, 메니엘병(Meniere's disease), 眼振性 현기증, 현기증, 耳鳴, 頭痛, 胃弱, 嘔吐, 手足冷症, 食後倦怠, 頭痛惡心
(2) 메니엘 증후군, 自律神經失調症, 腦動脈硬化症, 前庭神經炎, 와렌베르그 증후군(Wallenberg's syndrome), 腦血管障碍

유의점

◎ 半夏白朮天麻湯의 두통은 머리에 냄비를 뒤집어 쓴 듯한 느낌이 드는 사람으로, 발이 차다. 안색은 희거나 창백하다.
◎ 날씨에 좌우되는 경우가 많으며, 細野史郞 선생은 뜨뜻미지근한 남풍이 불어오면 두통이 일어나는 사람, 날이 흐리면 두통이 일어나는 사람 등의 사례를 들고 있다.
◎ 단지 냉증으로 위장이 약한 것 같은 여윈 사람일 때에는 桂枝人蔘湯을 적용한다.

K163. 半夏白朮天麻湯

[成分·分量]

半夏	3.0
白朮	3.0
蒼朮	3.0
陳皮	3.0
茯苓	3.0
麥芽	2.0
天麻	2.0
生薑	0.5
神麴	2.0
黃耆	1.5
人蔘	1.5
澤瀉	1.5
黃柏	1.0
乾薑	0.5
이상 14味	27.5

cut. 500 → 250煎

[效能·效果]

위장허약으로 下肢가 冷하고 현기증, 두통등이 있는 자.

[한마디]

● 市販중인 半夏白朮天麻湯 (주로 의료용 엑기스顆粒)에는 神麴이 들어있지 않다. 역시 들어있지 않으면 본래의 半夏白朮天麻湯은 아니다.

문 헌

1. 李東垣・脾胃論・下巻 5丁ウ
2. 細野史郎・方證吟味 P.280
3. 大塚敬節・症候에 의한 漢方治療의 實際 P.13, 43, 174
4. 百百漢陰・梧竹樓方函口訣(春陽堂覆刻本) P.69
5. 柴田良治・默堂柴田良治處方集 P.417
6. 神戶中醫研究會・中醫處方解說 P.153

K164. 白虎加桂枝湯

출 전

金匱要略 瘧病篇에 "陰氣가 극도로 부족하여 陽氣가 왕성한 환자는, 열이 있고 호흡이 약하며, 煩悶하고, 수족에 發熱하고 吐氣가 있는데, 이러한 병을 癉瘧이라고 한다. 만약 발열만 있고 오한 발작이 없는 경우는, 邪氣가 체내에서는 胃脘部를 침범하고, 體外에서는 皮肉 사이에 침범한 것으로, 사람으로 하여금 肌肉을 손상시켜 여위게 한다. 溫瘧病은 脈象이 평상시와 같고, 몸에는 오한이 없고 단지 발열만 하며, 관절이 몹시 아프고 때때로 구역증상이 있는 것으로서, 이러한 경우에는 白虎加桂枝湯으로 主治한다."고 되어 있다.

구 성

白虎湯에 桂枝를 첨가한 것이다. 백호탕의 熱은 陽明을 중심으로 太陽, 少陽에 이르지만, 本方은 특히 表證이 현저하다.

목 표

溫瘧이라고 하는 것은 말라리아로 發熱만 하며, 惡寒이 없는 것을 말하지만, 말라리아 형태의 발열에도 사용한다.

신체에 熱氣가 가득 차고, 그로 인해 氣가 上衝하여 번민하는 상태는 전염병의 고열에 의한 腦症에서 볼 수 있다 .

條文의『骨節疼煩』은 발열보다도 오히려 응용범위가 넓어서, 筋炎, 骨髓骨膜炎, 關節炎, 瘭疽 등으로 熱感이 강하면 病名에 관계없이 사용된다. 한방의 古書에 나타나는 痛風은 관절염, 류머티스에 관한 것이지만, 현대의 病名인 痛風에도 탁월한 효과가 있다.

또한 發熱과 煩悶을 轉用하여 충혈이 심한 熱感이나, 가려움증이 심한 피부병에도 사용된다.

응 용

(1) 독감, 티푸스, 丹毒, 腦炎, 腦膜炎, 말라리아 등으로 고열, 口渴, 두통이 있거나 맥이 크게 뛰는 자
(2) 筋炎, 骨髓骨膜炎, 關節炎, 瘭疽 등으로 疼痛이나 熱感이 강하며, 맥이 크게 뛰는 자
(3) 濕疹, 乾癬, 스트로풀루스(strophulus) 皮膚炎, 벌레에 물리거나 쏘인 경우, 陰部搔癢症 등으로 發疹이 크며, 熱感이나 가려움증이 심하거나, 혹은

K164. 白虎加桂枝湯

[成分・分量]

知母	5.0
石膏	15.0
甘草	2.0
桂皮	3.0
粳米	8.0
이상 5味	33.0

cut. 500 → 250煎

[効能・効果]

목마름과 화끈거림이 있는 자

[한마디]

● 熱이 있고 그냥 더위를 타고 신체가 아픈 자
● 炙甘草를 사용한다.

일정한 시간대에 가려움증이 증가하거나, 맥이 크게 뛰는 자

(4) 結膜炎, 紅彩炎, 角膜炎 등의 눈병이나 치통으로 충혈과 통증이 심하며, 맥이 크게 뛰는 자

(5) 肩背痛으로서 逆上하는 것. 痛風

유의점

◎ 白虎湯에 桂枝가 들어갔다는 것이 아니라, 완전히 별도의 것이라 생각하고 사용해야 한다. 陽氣가 지나치게 많다는 느낌이 發熱이나 疼痛에서 느껴지고, 惡寒이 전혀 없는 상태라면 이상할 정도로 효과가 있다.

◎ 小兒는 陽의 덩어리라고 말하는 바와 같이, 白虎加桂枝湯의 證은 소아에게 일어나기 쉽다.

문 헌

1. 龍野一雄・新撰類聚方(昭和34) P.242
2. 龍野一雄・漢方入門講座(昭和31) P.1192

K165. 白虎加人蔘湯

출 전

傷寒論 太陽病 下篇에 "傷寒에 吐法을 쓰거나 혹은 下法을 쓴 후에 7, 8일이 지나도 풀리지 않고, 열이 안에 쌓여서, 表裏가 모두 열하며, 때때로 惡風을 느끼고 舌苔가 건조하면서 心煩不安하며, 大渴하여 대량의 물을 마시려 할 경우에는 白虎加人蔘湯으로 치료한다."고 되어 있다. 그밖에 여러 곳에 기재되어 있다. 金匱要略의 痙濕暍篇에도 나와 있다.

구 성

白虎湯에 인삼을 加한 것이다. 백호탕證의 열로 津液이 마른 것을 인삼으로 윤택하게 하고자 하는 것이다.

목 표

熱症狀과 大煩渴이 제1 목표이다. 열은 發熱이라도 좋고, 熱感이라도 좋다. 大煩渴은 격렬한 갈증으로 견딜 수 없는 상태이다.

金匱要略의 暍病은 현대의 日射病으로, 日射로 인해 땀을 많이 흘리기 때문에 체액이 결핍되며, 그 때문에 격렬한 갈증을 호소하다가, 결국 졸도하는 것은 이것의 한 사례이다.

糖尿病의 경우에도 이 증상이 있다. 겨울에도 열이 나고, 갈증이 격심하며, 소변 양에는 현저한 增減이 없는 것이 본 처방의 증상으로, 당뇨병이라면 八味丸을 복용해야 한다고 생각하고 있는 현대의 풍조는 한심스러울 뿐이다.

피부병으로 가려움증이 심한 것에도 이 大煩渴을 일으키는 경우가 있다.

응 용

(1) 日射病, 熱射病으로 高熱, 煩渴, 腦症을 일으키는 자

(2) 糖尿病, 바세도우씨병으로 煩渴 혹은 煩躁하는 자

(3) 皮膚炎, 蕁麻疹, 濕疹, 스트로풀루스, 乾癬 등으로 가려움이 격심하며, 환

K165. 白虎加人蔘湯

[成分・分量]

知母	5.0
石膏	15.0
甘草	2.0
人蔘	3.0
粳米	8.0
이상 5味	33.0

cut. 500 → 250煎

[效能・効果]

목마름과 화끈거림이 있는 자

[한마디]

●몹시 목이 마르고 물을 마시고 싶어하는 자

●등이 오싹오싹하고 熱이 없는데 惡寒하고, 목이 마르고 물을 마시고 싶어 하는 자

●炙甘草를 사용한다.

부의 붉은 빛이 강한 자

유의점

◎ 이 證과 병행하여 柴胡劑의 證이 나타나는 경우가 있다. 小柴胡湯이나 大柴胡湯을 함께 사용하는 편이 좋다.

◎ 煩渴만을 생각하면 인삼은 竹節人蔘이 좋다고 한다. 그러나 糖尿를 생각하면 진짜 인삼이나 紅蔘이 좋다.

◎ 당뇨병으로 八味丸을 사용하기 바람직하지 않은 경우, 본 처방으로 바꾸면 좋은 경우가 있다. 또한 그 반대의 경우도 있다. 어떤 처방이든 갈증 증상이 목표이지만, 백호가인삼탕은 尿利의 변화가 적으며, 팔미환은 대부분 소변량이 많거나, 때때로 小便不利 증상에 이용된다.

문 헌

1. 龍野一雄・新撰類聚方(昭和34) P.244
2. 龍野一雄・漢方入門講座(昭和31) P.1196
3. 細野史郎・方證吟味(昭和53) P.389

K166. 白虎湯

출 전

傷寒論 陽明病篇에 "三陽이 合病되어 복부가 腸滿하고 신체가 沈重하며, 前側하기가 어렵고, 口不仁하며 얼굴에 기름때가 낀 것 같이 汚濁하고 譫語하고 遺尿하며 ……<중략>…… 自汗이 있으면 白虎湯으로 主治한다."고 되어 있다.

또한 厥陰病篇에 "傷寒에 脈滑하여 厥逆하는 것은 속에 열이 있는 것으로 白虎湯으로 主治한다."고 되어 있다.

구 성

知母는 消炎滋潤의 효과가 있어, 속에 있는 열을 풀어주며, 건조한 것을 축축하게 한다. 血糖降下作用 등도 알려져 있다. 石膏는 消熱鎭靜 효과가 있으며, 갈증을 멈추게 하고, 煩燥를 진정시키며 消炎, 强心, 抗痙攣作用 등도 인정받고 있다. 粳米(玄米)는 脾胃를 보충하고, 滋養止渴의 효과가 있으며, 甘草와 협력하여 石膏가 脾胃에 미치는 害를 막고 急迫을 완화한다.

목 표

發熱하며 땀이 나지만, 열이 肌肉에 숨어있어 惡寒하지 않으며, 그 열 때문에 몸을 뒤틀며 몹시 괴로워하고, 배가 부풀어 신체가 무겁고 몸을 움직이기 어려우며, 헛소리, 遺尿 등의 증상이 나타나며, 피부에 灼熱感(自他覺的으로)이 있으며, 체액이 결핍된 증상이 나타나 혀가 건조하며, 口不仁하며, 갈증이 있고, 얼굴이 약간 더러워진 것처럼 되거나 때와 같은 薄皮가 바삭바삭 벗겨져 떨어지거나 하는 것을 목표로 한다.

소변 양은 많은 편이지만 약간 着色되어 있으며, 대변은 보통이거나 변비 경향이 있으며, 식욕이 부진하다.

또한 별도의 病型으로서 身熱狀態는 동일하지만, 熱厥이라고 해서, 體軀部에

K166. 白虎湯

[成分・分量]

知母	5.0
石膏	15.0
甘草	2.0
粳米	8.0
이상 4味	30.0

cut. 500 → 250煎

[効能・効果]

목마름과 화끈거림이 있는 자.

[한마디]

● 皮肉에 熱이 있고 身熱, 身體痛, 목이 마르고 피부에 發疹하거나 하는 자

● 炙甘草를 사용한다.

서의 염증이나 발열이 심하여, 손발의 말단 부분의 血行不良을 야기하여, 손발이 冷해지며, 통증을 수반하는 경우도 있다.

응 용

(1) 急性熱病, 發疹性傳染病 등으로 高熱, 口渴, 煩躁하여 편안히 누워있기 어려우며, 헛소리를 하거나, 尿失禁과 같은 腦症狀이 나타나는 자
(2) 日射病, 熱射病 등으로 신체에 열이 잠재되어 있어, 갈증이 심하고, 입이나 혀가 건조하며, 음식을 먹어도 맛을 느끼지 못하는 자
(3) 遺尿症, 夜尿症, 糖尿病
(4) 濕疹, 日光性皮膚炎 등으로 發赤하고 열이 나며, 가려움증이나 熱感이 강하며, 축축한 분비물이나 습한 落屑이 있는 자. 蕁麻疹, 乾癬, 黑皮症 등에도 응용할 수 있다.

유의점

◎ 本方을 달일 때에는 粳米가 완전히 익어서 물렁해질 정도로 만들기 위해서는 약한 불로 장시간 달이는 편이 좋다.
◎ 方名인 白虎는 중국 고대의 四獸神의 하나로, 高松塚 고분의 벽화에도 있었다. 서쪽을 지키는 神으로, 사계절 중에서는 가을을 나타내며, 淸凉의 의미를 포함하고 있다. 또한 主藥인 石膏가 하얗기 때문에 붙여진 이름이라고도 한다.

문 헌

1. 湯本求眞・皇漢醫學(昭和37・大安版) 3巻 P. 116
2. 森田幸門・傷寒論入門(昭和33) P.254
3. 和田正系・漢方治療提要(昭和37) P.75
4. 大塚敬節・傷寒論解說(昭和41) P.351
5. 矢數道明・漢方處方解說(昭和41) P.475

K167. 不換金正氣散

출 전

和劑局方의 治傷寒中暑門・淳祐新添方에 기재되어 있다. 淳祐는 연호로 1241~1252년을 가리킨다. 宋의 元豊年間(1078~1085)에 和劑局이라고 하는 官營 약국이 수집한 처방 중에서 유효한 것을 선택하여 和劑局方을 제정했다. 그야말로 세계 최초의 藥局方이다.

그 후 5회에 걸쳐 개정되고, 그 때마다 새로운 처방을 추가했다. 淳祐新添은 그 제5회 개정판에 해당된다.

구 성

처방은 유명한 平胃散에 藿香과 半夏를 加味한 것이다. 平胃散은 모든 臟器의 습기를 제거하고, 그 불균형을 정리할 목적으로 만들어졌으나, 그 위에 또한 水毒을 제거하는 半夏와, 邪氣를 분산시키는 藿香을 배합함으로써 濕熱을 제거하는 약으로 변화하게 되었다.

K167. 不換金正氣散

[成分・分量]

白朮	4.0
厚朴	3.0
陳皮	3.0
大棗	3.0
生薑	1.0
半夏	6.0
甘草	1.5
藿香	1.0
이상 8味	22.5

cut. 500 → 250煎

[效能・效果]

胃가 체한 듯 트릿하고 구역질과 소화불량 경향이 있는 다음의 諸症 : 急・慢性胃炎, 위무력증, 소화불량, 식욕부진

목 표

일반적으로 우리들이 外邪에 대응하기 위해서는, 침입한 外邪를 분산시키거나 瀉하거나 하는 공격의 방법을 취하거나, 外邪에 대해 저항할 수 있는 체제를 형성함으로써 五臟의 균형을 정상화하고, 正氣를 충실하게 하는 두 가지 길 밖에 없다.

不換金正氣散은 후자에 해당하며, 균형이 잘 잡힌 몸으로 만들어 正氣를 증가시킨 상태에서, 나쁜 기운을 흩어지게 하는 藿香을 첨가한 것이므로 「正氣」라는 이름이 붙여진 것이다.

藿香은 따뜻한 지역에서 자생하는 새싹의 잎을 사용한 土藿香과 인도에서 「빠초리」라고 하여 향료로 사용하는 廣藿香 두 종류가 있다.

局方의 文章에 "山嵐瘴氣에 해당되며, 말라리아와 같이 往來寒熱하거나, 토하고 설사하는 사람을 치료한다."고 되어 있듯이, 산이나 바다의 나쁜 기운을 瀉하는 것이 藿香이지만, 인도에서는 부적으로 사용하거나 惡氣를 물리치는데 사용하고 있다.

여행 중에 흔히 물을 잘못 마셔 배탈이 난다고 하는 吐瀉를 수반하는 발열을 앓는 일이 있는데, 이것이 바로 本方의 正證에 해당되는 것이다.

요즘은 대부분 철근 콘크리트로 만든 주택에서 살고 있다. 콘크리트가 건조되기까지는 3년에서 10년은 필요하다고 한다. 그 동안에 주택 안에는 습기가 가득하기 때문에 「山嵐瘴氣」에 걸리거나, 동굴 속의 습기에 의해 감기에 걸리는 것과 같은 이유이다. 이러한 경우에 不換金正氣散은 확실히 돈으로 바꿀 수 없는 값어치가 있다. 단지 胃가 트릿하거나 소화불량이라는 것만으로는 本方의 적응이 되지 않는다.

[한마디]
- 淺田方函에서는 白朮은 蒼朮로 되어 있다.
- 茯苓을 넣는 일도 있다.(淺田方函)

응 용

(1) 中濕病
(2) 여름철 감기
(3) 급성위장염, 먹은 물에 체하여 배탈이 나는 증상
(4) 蕁麻疹, 盜汗

유의점

◎ 지침에는 냉증의 위장병을 치료한다고 되어 있지만, 本方은 吐瀉를 수반하는 감기증상으로, 霍亂이라고 하는 것이다. 체질이 냉한 증상이 아니라, 냉해져서 일어나는 증상이다.

문 헌

1. 大塚敬節 등 · 漢方診療醫典(昭和44) P.417
2. 矢數道明 · 漢方後世要方解說(昭和34) P.116

K168. 茯苓飮

K168. 茯苓飮

[成分 · 分量]

茯苓	5.0
白朮	4.0
人蔘	3.0
生薑	1.0
陳皮	3.0
枳實	1.5
이상 6味	17.5

cut. 500 → 250煎

출 전

金匱要略의 痰飮病편에 "外臺의 茯苓飮은 心胸中(가슴과 위 부분)에 停痰宿

水가 있어 스스로 물을 토해 낸 후, 心胸間이 虛하고, 氣滿하여 (가스가 가득 찬다) 음식을 먹을 수 없는 것을 치료하며, 痰氣를 제거하여 식욕이 생기게 한다."고 되어 있다.

구 성

橘皮(陳皮), 枳實生薑湯(金匱要略・胸痺病篇)에 인삼, 백출, 복령(四君子湯去甘草)을 첨가한 처방이라 여겨진다.

人蔘은 心下의 더부룩한 증상을 제거하며, 胃의 기능을 높인다. 복령과 백출은 胃中의 停水를 제거하여 소변 양을 조절한다. 生薑과 陳皮는 胃를 따뜻하게 하고, 氣鬱을 풀어주며, 소화력을 높인다. 枳實은 心下의 더부룩한 증상을 풀어주며, 근육의 긴장을 완화하여 통증을 멈추게 한다.

목 표

평소에 위장이 허약하며, 무력증이 있으며, 胃內에 停水가 있어 胃部가 답답하고 팽만감이 있으며, 胃內停水를 갑자기 토해낸 후에도, 오히려 胃部에 힘이 없어지고, 가스가 가득 차서 음식을 먹을 수 없게 되는 것을 목표로 한다.

胃部의 팽만감이나 정체감이 강하며, 트림이나 명치 언저리가 쓰리고 아픈 증상이 있으며, 振水音, 가벼운 胃痛, 吐水 등을 수반하며, 心下部에 조금 저항감이 있지만 腹壁은 부드러운 편으로, 腹部의 動悸亢進, 食慾不振, 소변 양 감소 및 발이 냉한 증상 등을 호소하는 자가 많다.

또한 空腹感이 있어도 먹으면 胃部가 괴롭거나, 권태감이 심해지는 경우도 있다.

응 용

(1) 溜飮症, 胃無力症, 胃液分泌過多, 胃擴張, 胃下垂, 胃酸過多
(2) 食慾不振, 트림 과다, 空氣嚥下症

유의점

◎ 本方의 陳皮는 原方에서는 橘皮로 되어 있다. 現行에서 陳皮와 橘皮는 동일한 것이라고 하지만, 의문점도 있으며 확실하지 않다.
◎ 本方의 생강도 야채 가게의 묵은 생강(4g)을 이용하는 편이 효과가 좋다.

문 헌

1. 金匱要略・臺灣中華書局版 P.67
2. 湯本求眞・皇漢醫學(昭和37) 2卷 P.177
3. 森田幸門・金匱要略入門(昭和37) P.452
4. 大塚敬節・漢方治療의 實際(昭和38) P.307

[効能・効果]
구역질과 명치언저리가 쓰리고 아프고, 尿量이 감소하는 자의 다음의 諸症 : 위염, 위무력증, 溜飮

[한마디]
- 蔘朮苓, 橘枳, 生薑으로 외운다.
- 淺田方函에서는 白朮은 蒼朮이다.
- 朝食暮吐처럼 언제까지나 食이 胃에 滯留하고 있는 자가 많다.
- 吳茱萸, 牡蠣를 첨가하는 일이 淺田의 口訣에 있다.

K169. 茯苓飮加半夏

출 전

茯苓飮의 加味方은 2~3권의 책에 남아 있지만, 半夏를 첨가한 것은 類聚方廣義에 "노인으로서 항상 痰飮으로 괴로워하며, 心下痞滿하고, 식사를 하지 못하고, 설사하기 쉬운 자를 치료한다. 소아의 경우, 젖을 잘 먹지 못하고, 구토나

K169. 茯苓飮加半夏

[成分・分量]

茯苓	5.0
白朮	4.0
人蔘	3.0
生薑	1.0
陳皮	3.0
枳實	1.5
半夏	4.0
이상 7味	21.5

cut. 500 → 250煎

설사가 멈추지 않으며, 동시에 百日咳로써 心下痞滿하고 咳逆이 극심한 자를 치료한다. 半夏를 첨가하면 한층 효과가 있다."라고 되어 있다.

구 성

茯苓飮에 半夏 1味를 첨가한 것이다. 半夏는 鎭嘔祛痰作用이 있으며, 흉복부의 水毒을 제거하여 咳逆을 진정시킨다.

목 표

茯苓飮의 증상에 惡心이 있으며, 噯氣(트림)가 있고, 명치 언저리가 쓰리고 아픈 경우가 많은 자를 목표로 한다.

茯苓飮은 胃에 가스와 停水가 충만하여 음식을 먹을 수 없으며, 때때로 停水가 입으로 거꾸로 올라와 토하는 경우이지만, 증상은 비교적 靜的이다.

본방은 氣(가스, 정신 등)의 동요가 있으며, 惡心이나 트림, 腹鳴 등의 動的인 증상을 수반하게 되는 경우이다.

응 용

茯苓飮과 동일하며, 오심, 구토, 트림이 심한 자

유의점

◎ 半夏 1味를 가미하면 小半夏加茯苓湯을 合方한 方義가 된다. 원래 茯苓飮은 半夏를 사용하지 않는 점에 특징이 있지만, 옛 사람들은 종종 本方을 사용하여 효과를 보았다. 茯苓飮보다 약간 陰證이거나 水毒이 두드러진 증상에 사용한다.

문 헌

1. 尾臺榕堂・類聚方廣義

[効能・効果]
구토와 명치언저리가 쓰리고 아프고 尿量이 감소하는 자의 다음의 諸症 : 위염, 위무력증, 溜飮

[한마디]
● 淺田方函에서는 茯苓飮의 白朮은 蒼朮로 되어 있다. 따라서 본방도 蒼朮이라고 생각된다.

K170. 茯苓飮合半夏厚朴湯

출 전

金匱要略에 있는 茯苓飮과 半夏厚朴湯을 合方한 것으로, 일본에서 사용되기 시작한 經驗方이지만, 그 유래는 분명하지 않다.

구 성

茯苓飮은 6味, 半夏厚朴湯은 5味로 이루어지지만, 茯苓과 生薑이 중복되기 때문에 9味의 구성이다.

茯苓, 白朮, 生薑, 半夏, 陳皮는 모두 胸腹部의 水毒을 제거하며, 人蔘은 氣를 보충하여 胃를 튼튼하게 한다. 枳實과 厚朴은 痞滿을 풀어주며 拘攣을 완화시킨다. 蘇葉은 氣分의 停滯를 발산하며 胃를 따뜻하게 한다.

목 표

半夏厚朴湯과 茯苓飮의 각 증상을 겸한 것이 목표가 된다.

즉 평소부터 위장이 약하고, 무기력한 타입으로, 빈혈 경향이 있으며, 쉽게 지치고, 발은 차며, 口舌은 습윤하고, 舌苔는 없거나, 있더라도 微白이며, 대변은 단단하거나 부드럽거나 일정치 않으며, 소변은 잦은 편이다. 소극적인 성격

K170.
茯苓飮合半夏厚朴湯

[成分・分量]

茯苓	5.0
白朮	4.0
人蔘	3.0
生薑	1.0
陳皮	3.0
枳實	1.5
半夏	6.0
厚朴	3.0
蘇葉	2.0
이상 9味	28.5

cut. 500 → 250煎

[効能・効果]
氣分이 우울해지고 咽喉食道部에 이물감이 있고 가끔 動悸, 현기증, 구역질, 명치언저리가 쓰리고 아프고 尿量이 감소하는 자의 다음의 諸症 : 불안신경증, 신경성 위염, 입덧, 溜飮, 위염

이지만 내면은 신경질적이며 불안감이 많다.

이상과 같은 자로 胸部나 胃部에 停滯感 및 膨滿感, 咽喉部의 異物感, 發作性 心悸亢進 증상이 있으며, 쓸데없는 걱정이나 불안감을 호소하는 자

惡心이나 嘔吐를 수반하는 경우도 있지만, 咽喉部가 더부룩하고 막힌 느낌이 드는 경우도 있다. 식욕부진, 두통, 현기증을 수반하는 경우도 있다.

응 용

(1) 胃下垂症, 胃無力症, 慢性胃炎, 胃神經症, 神經性胃弱
(2) 咽頭喉頭食道神經症, 神經性食道狹窄, 神經性嚥下困難
(3) 히스테리, 不安神經症, 神經衰弱

유의점

◎ 處方 중에 枳實과 厚朴이 들어 있으므로, 無力症 타입이라 하더라도 전체적인 것이 아니며, 부분적으로 근육의 拘攣이나 充實이 있는 것이다.

[한마디]
●淺田方函에서는 茯苓飮의 白朮로 되어 있기 때문에 본방의 白朮도 蒼朮이 된다.

K171. 茯苓澤瀉湯

출 전

金匱要略의 嘔吐・噦・下利病편에 "胃反으로, 吐하여 渴하고, 물을 마시고 싶어 하는 자에게는 茯苓澤瀉湯을 주로 적용한다."고 되어 있다.

胃反이란 「朝食暮吐, 暮食朝吐하는 것으로 胃에 정체한 음식이 소화되지 않는 것」이라고 되어 있으며, 몇 시간에서 10시간 정도 전에 먹었던 것을 토해내는 것으로, 胃의 弛緩이나 기능 저하, 幽門部의 通過障碍 현상 등으로 생각된다.

後世에는 反胃, 飜胃, 澼囊 등의 이름으로 이와 같은 증상을 표현하고 있다.

구 성

苓桂朮甘湯에 澤瀉와 生薑을 첨가한 것으로도, 五苓散去猪苓加生薑甘草로도 볼 수 있다.

茯苓과 澤瀉는 胃中의 停水를 제거하고, 소변이 잘 나오게 한다. 白朮・甘草・生薑은 胃를 보충하고 구역질을 진정시키며, 桂枝는 上衝된 氣를 내려 氣血을 순환시킨다.

목 표

方機에 「토하여 갈증이 나고 물을 마시고 싶어 하는 者, 이것이 正症으로, 갈증이 나고(水가 있어도 갈증이 난다) 小便不利하거나, 心下가 두근거리거나, 혹은 배가 脹滿하는 자」라고 되어 있다.

평소부터 胃中에 停水가 있으며, 胃部에 정체감이나 振水音이 있으며, 그 때문에 소화기능이 저하되고, 식후 일정 시간이 지나면 그것을 토하며, 그 후 갈증을 호소하여 물을 마시는 자를 목표로 한다.

胃中에 停水가 있는데도 전신으로 잘 순환되지 않으며, 停水를 토해버리게 되므로, 한층 더 심한 갈증을 일으키는 것이다.

逆上, 현기증, 두통, 心悸亢進, 명치 언저리가 쓰리고 아픔, 胃痛, 小便不利,

K171. 茯苓澤瀉湯

[成分・分量]

茯苓	4.0
澤瀉	4.0
白朮	3.0
桂皮	2.0
甘草	1.5
生薑	1.5
이상 6味	16.0

cut. 500 → 250煎

[効能・効果]
吐하고 목마름을 느끼는 자의 다음의 諸症 : 위염, 위무력증

[한마디]
●구토하고 목이 마르고 小便不利한 것이 목표. 五苓散과 아주 비슷하지만 五苓散은 목이 말라서 물을 마시고 그리고 곧바로 吐한다. 본방은 吐하고 나서 목이 마르고 먹은 것을 토할 때까지의 시간이 매우 길다.
●原典의 분량을 환산하면 茯苓 8.0 澤瀉 4.0 甘草 2.0 桂枝 2.0 白朮 3.0 生薑 4.0이 된다. 許可方인 茯苓 4.0과 분량이 너무 차이가 나는 것이 걱정이다.
●炙甘草를 사용한다는 지시는 없다.

小便自利 등의 증상을 수반하는 경우가 있다. 배는 부드러운 편이다.

구토는 하루 1~2번이나, 2~3일에 1번 정도이며, 식사 후 즉시 토하는 일은 없다.

응 용

(1) 胃炎, 胃無力症, 胃下垂, 胃擴張, 胃潰瘍, 十二指腸潰瘍, 幽門狹窄

(2) 입덧, 小兒 吐乳

유의점

◎ 原方에서 澤瀉는 나중에 넣고 다시 달이게 되어 있다. 이것은 澤瀉를 진하게 달이지 않도록 고려한 것이지만, 현재는 함께 달이고 있다.

◎ 本方의 생강은 局方 생강이 아니라 야채 가게의 묵은 생강(4g)을 이용하는 편이 효과적이다.

문 헌

1. 金匱要略・臺灣中華書局版 P.93
2. 有持桂里・稿本方輿輗(昭和48) 燎原版卷10, 30丁ウ
3. 森田幸門・金匱要略入門(昭和37) P.633
4. 吉益東洞・方機

K172. 分消湯

출 전

萬病回春 三卷 鼓脹門에 "腹脹이라고 하는 것은 肚腹이 부풀어 올라, 속이 비어 있어 북과 같은 형태가 되는 것이다. 分消湯은 中滿(腹中脹滿)하여 鼓脹이 된 것을 치료한다. 소화기능이 저하되고, 腫滿을 나타내며, 배가 당겨 괴로워하는 증상을 함께 치료한다."고 되어 있다.

구 성

平胃散에 五苓散去桂皮를 합방하고, 理氣劑인 枳實・香附子・縮砂・木香과 利水劑인 大腹皮와 燈心草를 첨가한 것이다.

衆方規矩에는 「손으로 짚어 보아 水腫脹滿의 증상인 경우에 주로 처방한다. 平胃로 脾胃를 순화하고, 四苓으로 小便을 통하게 하고, 枳實과 大腹皮로 腫脹을 제거하며, 香附子와 砂仁으로 食後飽滿을 제거하고, 木香으로 氣를 운행시킨다」고 되어 있다.

목 표

和田東郭은 導水瑣言에서 "心下痞硬하고, 소변 양이 감소하고, 대변도 변비 증상이 있으며, 水腫은 기세가 있어 단단하며, 손가락으로 누르면 잠깐 움푹 들어가지만, 손을 떼면 원래상태로 되돌아오는 것은 實腫이라고 한다. 分消湯을 사용한다."(意譯)고 말했다. 이 경우에는 下肢의 浮腫이지만, 腹膜炎이나 肝硬變 등으로 가스나 腹水가 차고, 배가 당겨 괴로운 증상에도 사용하는 경우가 많다.

응 용

(1) 네프로제 증후군, 위장증상이 있는 水腫, 腹水, 下肢浮腫

K172. 分消湯

[成分・分量]

蒼朮	2.5
白朮	2.5
茯苓	2.5
陳皮	2.0
厚朴	2.0
香附子	2.0
豬苓	2.0
澤瀉	2.0
枳實	1.0
大腹皮	1.0
縮砂	1.0
木香	1.0
生薑	1.0
燈心草	1.0
이상 14味	23.5

[効能・効果]

浮腫이 있고 尿量이 적은 자

(2) 肝硬變, 慢性腎炎, 浸出性腹膜炎

유의점

◎ 分消湯의 主體인 平胃散은 瀉劑에 속하기 때문에, 陰症에는 瀉下劑를 사용하지 않는 것과 마찬가지로 주의하지 않으면 안 된다. 본 처방은 체력이 있는 초기의 약방이다. 만약 鼓脹으로 쇠약해져 있는 자는 K177의 補氣建中湯을 고려한다.

◎ 「한방진료의 실제」의 네프로제의 항목에 「四肢나 顏面에 가벼운 부종이 있으며, 腹水가 심하며, 복부는 단단하게 팽만하고, 맥은 沈으로 긴장이 있는 것」이라고 지시하고 있다.

문 헌

1. 萬病回春(香港・醫林書局版) 上卷・鼓脹門 P.169
2. 大塚敬節・症候에 의한 漢方治療의 實際 P.594
3. 校正衆方規矩 P.235
4. 寒方診療의 實際 P.146

K173. 平胃散

출 전

和劑局方・一切氣・脾胃門에 실린 유명한 처방이지만, 유명한데 비해 현재 일본에서는 사용되고 있는 것 같지 않다. 本方은 加味한 처방이 많으며, 原方만으로 사용하는 경우가 적기 때문일 것이다. 대만에서는 風土나 식습관에 맞는 때문인지, 상당히 자주 사용되는 처방이다.

구 성

白朮은 胃內停水를 제거하고, 胃의 소화력을 높인다. 厚朴은 氣의 停滯를 풀고, 배를 따뜻하게 하여 腹滿을 제거한다. 陳皮도 습기를 제거하고 痰을 변화시키며, 胃를 따뜻하게 하여 氣를 내린다. 生薑도 胃中의 습기를 제거하며, 大棗와 甘草는 다른 약을 調和시킨다.

목 표

方輿輗・傷食門에 "이것은 消道의 劑이다. 이 方은 송나라 말기의 方으로서는 잘 만들어진 처방이기 때문에, 古方家에 있어서나 後世家에 있어서도 모두 이용되고 있다. 이 처방의 증상은 음식이 소화되지 않아 心下가 더부룩하게 막혀있는 자에게 사용한다. ……중략…… 平胃散과 六君子湯도 모두 脾胃에 관계된 약으로서, 平胃는 陽位에 있는 者, 六君子는 陰位에 있는 者, 六君子는 脾胃가 虛한 경우에 사용한다…"라고 되어 있다. 淺田方函口訣에는 "이 처방은 후세 사람들이 칭송할 정도로 현저한 효과는 없으며 ……중략…… 대개 식후에 소화되지 않고 心下에 停滯하거나, 혹은 식후 腹鳴이 있거나, 설사할 때에 오히려 병세가 호전되는 증상에 사용한다."고 되어 있다.

過食하여 소화가 되지 않으며, 위가 체한 듯 트릿하며, 胃內停水가 下流하여 腹鳴이 생기거나, 水瀉性 설사를 하게 되는 자를 목표로 한다. 체력도 보통 정

K173. 平胃散

[成分・分量]

白朮	4.0
厚朴	3.0
陳皮	3.0
大棗	2.0
甘草	1.0
生薑	0.5
이상 6味	13.5

cut. 500 → 250煎

[効能・効果]

胃가 체한 듯 트릿하고, 소화불량 경향이 있는 다음의 諸症 : 急・慢性胃카타르, 위무력증, 소화불량, 식욕부진

[한마디]

● 淺田方函에서는 白朮은 蒼朮이다.

도인 자에게 사용된다.

유의점

(1) 급성위염, 위확장
(2) 過食으로 인해 위가 막히거나 설사하는 경우
(3) 먹은 물에 체해서 배탈이 나거나, 맥주를 과음하여 설사가 나는 경우

유의점

◎ 本方의 白朮은 原方에 있는 蒼朮을 사용해야 되며, 그 처방이 除濕 효과가 뛰어나다.
◎ 本方의 方名은 脾胃에 濕滯가 높아지는 것을 평평하게 한다는 의미에서 이름 붙여진 것이다.
◎ 消導라고 하는 바와 같이 소화관 內의 과잉 수분을 소변으로 유도하여, 소화력을 높이는 효과가 있다.

문 헌

1. 和劑局方・香港・商務印書館版(1971年) P.50
2. 有持桂里・稿本方輿輗燎原版(昭和48) 8卷 7丁
3. 淺田宗伯・勿誤藥室方函口訣(明11) 上卷 20丁

K174. 防己黃耆湯

출 전

金匱要略 濕病篇에 "風濕으로 脈이 뜨거나, 몸이 무겁고 땀이 나며 惡風하는 者에게 防己黃耆湯을 주로 사용한다."고 되어 있다. 마찬가지로, 水氣病편에 「風水로 맥이 뜨고..(이하 同文)」이라고 되어 있다. 風水란 「脈浮, 外證은 骨節疼痛하고 惡風하는 것」이라고 되어 있다.

구 성

防己는 利水消腫, 祛風止痛의 효과가 있으며, 주성분인 시노메닌(sinomenine)은 消炎鎭痛作用과 抗알레르기 작용 등이 있는 것으로 알려져 있다.

黃耆는 혈관확장작용이 뛰어나며, 피부의 水毒을 제거하고, 피부의 영양을 높이므로, 表虛의 要藥으로 사용되고 있다. 白朮은 健胃除濕 효과가 있으며, 黃耆와 함께 땀을 멈추게 하며, 表虛를 보충한다.

목 표

體表에 水毒이 있으며, 몸이 부어 무거우며, 땀이 나기 쉬워 한기를 느끼며, 소변 양이 적고, 행동이 느리고 게으른 경향이 있는 자를 목표로 한다.

淺田方函口訣에는 "이 처방은 風濕表虛인 자를 치료한다. 따라서 自汗이 오랫동안 멈추지 않으며, 피부 표면에 항상 습기가 있는 자에게 사용하면 효과가 있다. 이 처방과 麻杏薏甘湯에는 虛實의 차이가 있는데, 마행의감탕은 맥이 뜨고, 땀이 나지 않으며, 惡風인 자에게 사용하여 발한시키고, 방기황기탕은 脈浮하고 땀이 나고, 惡風이 있는 자에게 사용해서 解肌하여 치료한다. 身重은 濕邪가 원인이 되며, 脈浮汗出은 表虛가 원인이 된다. (후략)"라고 기재되어 있다.

K174. 防己黃耆湯

[成分・分量]

防己	4.0
黃耆	5.0
白朮	3.0
生薑	1.0
大棗	4.0
甘草	2.0
이상 6味	19.0

cut. 500 → 250煎

[効能・効果]

살갗이 희고 쉽게 피로하고 땀을 잘 흘리는 경향이 있는 다음의 諸症 : 비만증(근육에 야무진 데가 없는 이른바 살이 무르고 뚱뚱함), 관절통, 浮腫

[한마디]

● 淺田方函에서는 白朮은 蒼朮이다.
●살이 무르고 뚱뚱한 상태로 허리 아래가 붓는 경향이 있다. 쉽게 피로하고 땀을 잘 흘리고 몸이 나른하고 소변이 적은 것을 목표로 하면 좋다.

表虛(肌肉部의 기능 저하)와 表의 水毒이 疼痛과 身體重을 나타내고, 특히 하반신에 그런 현상이 뚜렷하다. 피부는 부드럽고, 긴장감이 없고 차가우며, 가벼운 口渴이 있다.

●炙甘草를 사용한다.

응 용

(1) 감기 등을 앓고 난 이후에 惡寒과 發熱이 사라지지 않으며, 땀이 나고 신체가 나른하며 무겁고, 두통과 신체의 통증, 소변을 잘 배출할 수 없는 자
(2) 腎炎, 네프로제, 姙娠腎, 陰囊水腫
(3) 비만증으로 肌肉이 부드럽고, 살이 무르며 뚱뚱한 자
(4) 神經痛, 류머티스, 關節痛 등
(5) 多汗症, 浮腫과 희박한 분비물이 수반되는 피부병, 腋臭

유의점

◎ 防己는 검을 빛을 띠고 질이 가벼운 것과, 백황색으로 질이 무겁고, 粉質이 많은 것이 있는데, 후자가 있으면 후자를 이용하는 편이 좋다.
◎ 本方證은 피부가 흰 사람이 많지만, 이것에 구애받지 않아도 된다. 表虛하여 혈색이 나쁘며, 피부에 수분이 많은 자는 色素沈着이 적은 것 뿐이다.

문 헌

1. 森田幸門・金匱要略入門(昭和37) P.102
2. 湯本求眞・皇漢醫學(昭和37) 大安版 1卷 P.203
3. 淺田宗伯・勿誤藥室方函口訣(明11) 上卷 9丁

K175. 防己茯苓湯

출 전

金匱要略・水氣病篇에 "皮水의 病으로 四肢가 부어 水氣가 皮膚中에 있고, 사지를 맥없이 움직이는 사람은 防己茯苓湯을 주로 사용한다."고 되어 있다.

皮水란「맥이 뜨고, 外證은 부종이 있으며, 이것을 이리저리 손으로 짚어보면 손가락이 들어가며, 惡風은 없고, 배는 북과 같으며, 갈증이 없는 데에는, 당연히 發汗해야 한다」 또한「太陽病으로 맥이 뜨고 緊하며, 갈증이 나고, 惡寒이 나지 않는 자는 皮水이다」라고 기재되어 있다.

K175. 防己茯苓湯

[成分・分量]

防己	3.0
黃耆	3.0
桂皮	3.0
茯苓	6.0
甘草	2.0
이상 5味	17.0

cut. 500 → 250煎

[効能・効果]

手足의 浮腫과 冷하기 쉬운 경향이 있는 자의 다음의 諸症: 手足의 疼痛・저린감, 浮腫, 현기증

구 성

防己의 알칼로이드는 末梢 血流나 胸間 淋巴流를 촉진시키고, 利水消腫의 효과가 있으며, 桂枝와 黃耆는 體表의 血行을 좋게 하여 虛를 보충하고, 水腫을 제거하며 肌肉을 조밀하게 하여 땀을 그치게 한다. 茯苓의 滲出利水作用은 肌肉의 경련을 진정시키고, 桂枝와 더불어 皮水를 제거한다.

목 표

四肢와 신체가 부어오르고, 水腫이 피하조직에 있으며, 四肢의 근육이나 피부가 痙攣性으로 수축하여 떨리는 경우에 사용된다.

四肢를 맥없이 움직이는 者라는 것은, 손이나 발이 부들부들 떨리는 것과, 손발의 근육이 부분적으로 실룩실룩 경련이 있어나는 것 등으로 해석하여 운용할 수 있다. 이것은 末梢部의 血行障碍나 代謝障碍에 의한 것으로 보이며, 운동의 측면만이 아니라 知覺적인 측면에서도 장애가 따르기 때문에 마비, 저림, 疼痛, 冷感을 호소하는 경우가 많다.

浮腫은 주로 손발에 많이 나타나며, 체간 부위에는 적다. 逆上, 嘔氣, 설사를 수반하는 경우도 있다.

응 용

(1) 腎炎, 네프로제, 妊娠腎, 尿毒症 등으로 손발에 부종이 있는 자

(2) 振顫麻痺, 손이나 발의 저림, 浮腫

유의점

◎ 防已는 10局에서는 회갈색의 輕質 오오츠즈라지를 채용하고 있는데, 중국과 대만에서는 시마하즈노하가즈라 등을 사용하고 있다.

◎ 本方과 防已黃耆湯과의 浮腫의 위치는 本方을 이용할 경우에는 얕은 곳인 것으로 되어 있다.

문 헌

1. 湯本求眞・皇漢醫學(昭和37) 大安版 1卷 P.201
2. 森田幸門・金匱要略入門(昭和37) P.528
3. 矢數道明・漢方處方解說(昭和41) P.514

[한마디]

● 下痢가 좀처럼 치유되지 않고 利水劑를 사용해도 효과가 없는 경우, 본방이 의외로 효과가 있는 경우가 있다. (淺田口訣)

● 신체 전체가 붓고 특히 手足의 浮腫이 심하고 手足이 부들부들 떨리는 자

● 甘草의 修治의 指定은 없다.

K176. 防風通聖散

출 전

金・元시대(1115~1367)의 4대 醫家의 한사람인 劉完素가 저술한 「精要宣明論」의 中風門에 나와 있다.

"가벼운 卒中 發作으로 언어장애가 약간 있으며, 혀가 꼬이거나 입이 다물어지지 않거나 하는 자. 혹은 변비가 있고 소변이 赤澁하고, 얼굴에는 發疹이 생기고, 눈이 충혈 된 자. 혹은 酒査鼻와 같이 코에 赤紫色의 血管炎을 일으키거나, 喘息과 같은 기관지염을 일으키거나, 또는 肛門出血이 있거나, 혹은 陽이 鬱하여 諸熱로 되고, 헛소리를 하거나, 精神異常이 되는 증상을 고친다."고 되어 있다.

구 성

大黃, 芒硝, 甘草는 調胃承氣湯으로, 위장 內의 食毒을 驅逐하는 緩下劑이다. 또한 桔梗, 山梔子, 連翹, 黃芩의 消炎解熱劑와, 頭部의 熱을 맑게 풀어주는 薄荷를 첨가하면, 주로 上焦部의 瀉火를 목적으로 하는 涼膈散이 만들어진다.

防風通聖散은 또한 發汗하여 피부로부터 病邪를 발산시켜 버리는 麻黃, 防風, 荊芥를 첨가하고, 소변을 利하는 滑石과 白朮, 소염제로서의 石膏, 活血和營劑로서의 當歸, 芍藥, 川芎의 四物湯去地黃을 첨가한 것이다.

K176. 防風通聖散

[成分・分量]

當歸	1.2
芍藥	1.2
川芎	1.2
山梔子	1.2
連翹	1.2
薄荷	1.2
生薑	0.4
荊芥	1.2
防風	1.2
麻黃	1.2
大黃	1.5
芒消	0.6
白朮	2.0
桔梗	2.0
黃芩	2.0
甘草	2.0
石膏	2.0
滑石	3.0
이상 18味	26.3

cut. 500 → 250煎

목 표

森道伯(1867~1931)은 後世方의 오랜 세월에 걸친 경험에 의해 만년에 드디어 독특한 체계를 이룩하게 되었다. 이것을 그의 藥室의 이름을 따서 一貫堂醫學이라고 칭하게 되었다.

이 醫學의 특징은 병자의 체질을 크게 3종류로 분류하여 치료법을 실시하는 점이다. 그 하나로 臟毒證體質이 있으며, 防風通聖散을 치료법으로 하고 있다. 臟毒證體質이란 피부색은 황백색이며, 체격은 일반적으로 골격이 늠름하고 지방형, 근육형이다. 우리가 卒中型이라 부르는 重役 스타일의 기름기가 도는 타입이라 생각해도 틀리지 않다. 단지 안색이 조금 다르다. 피부색이나 얼굴색이 강하며, 적색을 띠는 것은 瘀血을 겸하고 있기 때문이므로, 防風通聖散 뿐만 아니라 驅瘀血劑를 함께 사용해야 한다.

毒이란 風毒, 食毒, 梅毒, 水毒을 말한다. 이 毒을 속에 가지고 있으면 고혈압, 뇌졸중, 만성신장염, 류머티스, 頭部濕疹, 圓形脫毛症, 酒査鼻, 痔疾, 梅毒, 蓄膿症, 喘息, 糖尿病, 脚氣 및 각종 피부병 등에 걸리기 쉽다.

응 용

(1) 비만체질의 개선, 상습적인 변비
(2) 고혈압증, 뇌졸중, 뇌경색의 예방과 치료
(3) 慢性腎炎, 糖尿病, 류머티스, 脚氣
(4) 圓形脫毛症, 頭部濕疹, 痔疾, 각종 皮膚病

유의점

◎ 臟毒證體質者는 청년기에는 비교적 건강한 체질이라고 할 수 있지만, 熱性傳染病에 걸리기 쉬우며, 虫垂炎을 일으키는 것도 이 체질자에 많다. 장년기 이후에는 신장질환, 신경통, 류머티스, 당뇨병, 신경쇠약, 천식 등을 일으키기 쉬우며, 또한 동맥경화증, 뇌졸중, 뇌경색 등을 일으킬 우려가 있다.
◎ 피부병에 응용할 때, 일시적으로 악화되는 경우가 있다. 이것은 본 처방의 發表力에 의한 것이므로, 미리 환자에게 말해두는 편이 좋다.
◎ 임신 중인 사람이나 虛弱者에게는 사용하지 않는다.

문 헌

1. 矢數格・漢方一貫堂醫學(昭和39) P.81
2 細野史郎 등・漢方治療의 方證吟味(昭和53) P.379, 393, 570, 580

[効能・効果]
복부에 피하지방이 많고 변비 경향인 자의 다음의 諸症 : 고혈압의 隨伴症狀, (動悸, 어깨결림, 上氣), 비만증, 부종, 변비

[한마디]
● 이른바 太鼓腹(똥배)의 重役 타입이다. 체격이 단단한 사람은 水毒이 적으므로 大柴胡를 생각한다.

K177. 補氣建中湯

출 전

龔雲林의 濟世全書의 蠱證門에 실려 있는 처방으로, 原方에서의 「建」은 「健」으로 되어 있다. 또한 壽世保元(濟世全書와 저자는 동일함)에서는 行濕健中湯이라고 한다.

구 성

K177. 補氣建中湯

[成分・分量]

白朮	5.5
茯苓	3.0
陳皮	2.5
人蔘	3.0
黃芩	2.0
厚朴	2.0
澤瀉	2.0
麥門冬	2.0
이상 8味	22.0

cut. 500 → 250煎

본 처방은 四君子湯과 平胃散을 합하고 감초를 제거하며 黃芩, 澤瀉, 麥門冬을 첨가한 것으로, 胃虛와 胃中의 停水를 제거하고, 氣의 정체를 순환시켜 水腫을 제거하는 것을 주안점으로 한 처방이다.

黃芩의 消炎利尿作用, 麥門冬의 浮腫抑制作用 등이 利水作用이 강한 白朮, 茯苓, 澤瀉, 陳皮에 더해지고, 厚朴의 筋弛緩作用과 함께 강한 利尿 效果를 나타내는 것으로 생각된다.

목 표

原方에는 "鼓脹으로 元氣와 비위가 虛損된 자를 치료한다. 또한 소화기를 보충하고, 濕을 돌게 하여 소변을 잘 나오게 하지만, 자주 사용해서는 안 된다." 고 되어 있다. 鼓脹은 臌脹, 혹은 脹滿이라고도 하며, 배가 당기고 부풀어 외견상 푹신푹신한 큰 북의 가죽과 같이 되었다는 의미이며, 心下部나 臍下는 부드러우며, 腹水나 네프로제 형태의 浮腫을 가리키는 것이라고 본다.

이 鼓脹 상태에서 배에 정맥을 나타내는 자, 배꼽이 돌출한 자, 발이 붓는 자는 위험하다고 한다.

本方은 胃腸이 허약하고, 식욕이 없으며, 전신이 쇠약하여 鼓脹이 나타난 자를 목표로 한다.

응 용

간경변, 만성복막염, 만성신장염, 네프로제, 심장질환, 만성설사증 등의 각종 질환에 수반되는 腹水 및 浮腫에 사용된다.

유의점

◎ 衆方規矩에 補中治濕湯이라는 처방이 있다. 이것은 本方에서 澤瀉를 제거하고 當歸, 木通, 升麻를 첨가한 것이다. 本方은 목적은 동일하지만 升麻가 들어 있지 않으므로, 이것보다도 마시기 쉽다. 혹시 매우 虛한 경우에는 補中治濕湯과 합방한다는 의미에서 當歸와 木通을 별첨하여 동일하게 달인다.

◎ 原方에서는 白朮과 蒼朮 두 가지의 朮을 사용하고 있다. 原方대로 白朮 3, 蒼朮 2.5로 하여 사용하는 것이 바람직하다.

문 헌

1. 矢數道明・漢方後世要方解說(昭和34) P.84
2. 大塚敬節 등・漢方診療醫典(昭和44) P.419
3. 細野史郎 등・方證吟味(昭和53) P.16

[效能・効果]
위장이 약하고 복부 팽만감이 있는 자

[한마디]
● 虛腫이지만 附子를 사용할 정도는 아닐 때 사용한다.

K178. 補中益氣湯

출 전

金, 元시대(1115~1367)의 名醫 李東垣이 창제한 처방으로, 內外傷辨惑論에 기재되어 있다. 補劑의 왕자라는 의미로 醫王湯이라 칭하기도 한다.

醫王湯은 生薑과 大棗가 들어 있지 않으므로 구별하고 있는 사람이 있지만, 당시에 생강이나 대조의 加味는 환자의 집에서 行하는 것이 상식으로 되어 있

K178. 補中益氣湯

[成分・分量]

人蔘	4.0
白朮	4.0
黃耆	4.0
當歸	3.0
陳皮	2.0
大棗	2.0
柴胡	1.0
甘草	1.5
生薑	0.5
升麻	0.5
이상 10味	22.5

cut. 500 → 250煎

없기 때문에 方中에 들어있지 않은 것뿐이다. 역시 생강이나 대조가 들어 있는 것이 제대로 된 것이다.

구 성

淺田流(淺田宗伯門下)에서는 「柴甘蔘耆, 橘白을 타고 돌아온다」라는 암기법을 사용했다.

小柴胡湯과 當歸芍藥散을 합방한 것에서 半夏, 黃芩, 芍藥, 川芎, 澤瀉, 茯苓을 제거하고, 升麻, 陳皮, 黃耆를 첨가한 처방으로 생각해도 좋다. 湯本求眞 선생은 小柴胡湯合當芍散이 있으면 補中益氣湯은 필요하지 않다고까지 극언했다.

그러나 그것은 지나친 말로, 升麻의 升提作用은 胃下垂, 肛門脫出, 子宮下垂 등에 補中益氣湯만의 탁월한 효과를 나타내고 있다.

목 표

津田玄仙(~1809)은 그의 저서인 治療經驗筆記 중에서 8개의 응용 목표를 들고 있다. ① 手足倦怠 ② 言語輕微 ③ 眼勢無力 ④ 입안에 白沫이 생김 ⑤ 음식의 맛을 알지 못함 ⑥ 뜨거운 것을 좋아함 ⑦ 배꼽 부분의 動悸 ⑧ 맥은 散大하고, 힘이 없는 것이다. 이것이 虛候의 목표로, 이 중 몇 가지 해당사항이 있으면 補中益氣湯을 사용해야 한다고 기재되어 있다.

補中이란 中을 보충하는 것, 益氣는 氣를 더한다는 의미이며, 소화기 계통의 기능 저하를 회복시킨다는 목표 그 자체를 이름으로 하고 있다.

小柴胡湯의 虛한 상태로 胸脇苦滿이나 寒熱往來는 가볍고, 식욕이 부진하고, 전체적으로 건강하지 않은 자를 목표로 한다면, 다른 여러 가지 질환에도 사용할 수 있는 중요한 처방이다.

응 용

(1) 肺結核의 초기와 회복기, 肋膜炎, 腹膜炎
(2) 병후의 衰弱, 여름을 타는 증상, 神經衰弱, 食慾不振, 허약자의 감기 및 허약체질 개선약
(3) 痔疾, 肛門脫出, 胃下垂症, 子宮下垂症
(4) 陰痿, 半身不隨, 多汗症

유의점

◎ 虛候가 격심할 때에는 生脈散合方의 의미로, 五味子 9알, 맥문동 5g을 별첨한다. (味麥益氣湯)
◎ 위장질환에는 芍藥과 茯苓을 각각 3g씩 별첨한다. (調中益氣湯)
◎ 항문탈출에는 赤石脂 10g를 별첨한다. (赤石脂湯)
◎ 본 처방의 제1 목표는 手足倦怠이며, 이 증상이 없을 때에는 별도의 처방을 생각하는 편이 좋다.

문 헌

1. 津田玄仙 · 治療經驗筆記

[効能 · 効果]
힘이 없고 위장의 움직임이 쇠퇴하여 쉽게 지치는 자의 다음의 諸症 : 허약체질, 病後의 쇠약, 식욕부진, 잠잘 때 흘리는 식은 땀

[한마디]
● 체력이 남아 있을 때의 補劑로 완전하게 體外에서 補한다는 것은 아니고 침체되어 있는 元氣를 끌어올려서 그것을 補한다는 것이다. 그렇기 때문에 남아있는 氣가 적으면 오히려 악화되는 일이 있다. 이 경우는 十全大補이다.
● 生薑은 묵은 생강 3g을 사용하는 것이 좋다.
● 炙甘草를 사용한다.

K179. 麻黃湯

출 전

傷寒論・太陽病 中篇에 있으며, 지시조문은 많이 있지만, 太陽病(급성열성질환의 초기 증후로, 주로 體表部에서 病變이 발생하는 것)으로 傷寒(중풍에 비해 重症으로 긴급한 증상인 것)인 자에게 사용하는 대표적인 처방이다.

구 성

麻黃, 桂枝, 杏仁, 甘草 4味로 구성되며, 方名과 같이 主藥은 麻黃으로 發汗, 기침을 진정시키는 작용이 있으며, 桂枝와 함께 血行을 왕성하게 하고, 發汗 및 靜熱 작용을 촉진한다. 杏仁은 鎭咳祛痰作用이 있어 氣의 정체를 풀어주며, 浮腫을 제거한다. 甘草는 急迫症狀을 완화하며, 麻黃과 함께 利尿効果를 높이고, 桂枝와 함께 强心的으로 작용한다.

목 표

傷寒論에 「太陽病, 頭痛發熱, 身疼腰痛, 骨節疼痛, 惡風, 땀이 나지 않으며, 喘息이 있는 자」, 「傷寒에 脈이 浮緊하며, 땀이 나지 않고 그로 인해 코피를 흘리는 자」 등이다.

즉 急性熱性病의 초기증상으로 惡寒이나 發熱이 심하며, 頭痛, 體痛, 關節痛, 咳嗽, 鼻閉, 코피 등을 수반하고, 脈이 浮緊하며, 피부에 땀이 없고, 오히려 毛孔이 수축된 듯하지만, 곧바로 내부의 근육 등에는 열을 축적하여 水分의 停滯가 있는 것에 사용된다.

發病 초기에는 惡寒만 나타나지만, 얼마 후 熱感이 생기며, 惡寒과 發熱이 동시에 있는 것이다. 이것은 體表部에서 일어나는 鬪病反應의 특징 중 하나로, 漢方에서는 이 상태를 「太陽病의 傷寒證」, 「表熱實證」 등으로 부르고 있다.

응 용

(1) 熱性疾患의 초기, 감기, 독감, 장티푸스, 폐렴 등으로 체력이 충실한 자
(2) 감기나 독감(流感)으로 惡寒發熱하고, 熱이 가득하여, 코피가 나오는 자
(3) 유아나 소아의 코막힘, 기관지천식
(4) 급성관절 류머티스, 요통

유의점

◎ 本方은 강한 發表劑이므로, 장기간에 걸쳐 사용하는 처방이 아니라, 발한으로 초기증상이 緩和되면 복용을 중지한다.
◎ 표면에 땀이 나지 않고, 피부 내부에 水滯가 있는 것을 轉用하여, 乳汁의 分泌가 부족할 경우에 이용되기도 한다.
◎ 本方을 사용한 후, 오히려 惡寒이 심해지거나, 식욕이 감퇴되는 자는 즉시 복용을 중지한다.

문 헌

1. 湯本求眞・皇漢醫學(昭和37) 大安版 1卷 P.290
2. 森田幸門・傷寒論入門(昭和33) P.77
3. 大塚敬節・傷寒論解説(昭和41) P.202

K179. 麻黃湯

[成分・分量]

麻黃	4.0
杏仁	4.0
桂皮	3.0
甘草	1.5
이상 4味	12.5

cut. 500 → 250煎

[効能・効果]

감기 초기로 寒氣가 들고 발열, 두통이 있고, 신체의 마디마디가 아픈 경우의 다음의 諸症 : 감기, 코감기

[한마디]

- 강한 發表劑임에도 불구하고 小兒・乳兒는 상당량을 사용해야 하는 일이 있다. 그리고 부작용이 없다. 노인에게는 그 반대로 소량이라도 發汗過多로 탈수증상이 일어나는 일이 많기 때문에 주의
- 炙甘草를 사용한다.

K180. 麻杏甘石湯

출 전

傷寒論·太陽病 中篇에 "發汗 후, 천식과 같은 질환을 持病으로 갖은 자에게 다시 桂枝湯을 투여해서는 안 되며, 땀이 나고 천식이 있으며, 大熱(體表部의 熱)이 없는 자는 麻黃杏仁甘草石膏湯을 투여해야 한다."고 되어 있다.

구 성

本方은 麻黃湯에서 桂枝를 제거하고 石膏를 첨가한 구성으로, 桂枝가 體表部에 작용하는 것에 반하여, 石膏는 體內部로 작용하는 힘이 강하며, 이 1味의 차이로 인해 다른 3味에 대해서도 약효에 차이가 생기게 된다.

石膏는 淸熱消炎作用이 있으며, 홍분을 가라앉히고, 갈증을 멈추게 한다. 麻黃은 원래 發汗作用이 있지만, 석고와 함께 복용하면 止汗作用으로 방향전환을 한다. 또한 杏仁과 함께 胸膈部의 熱과 痰을 제거하는 기능을 한다.

목 표

類聚方廣義에 「천식과 기침이 멈추지 않으며, 얼굴에 부종이 있거나, 목이나 입이 마르거나 혹은 가슴에 통증이 있는 자를 치료한다」고 되어 있다. 體表部의 熱과 물(水)은 없어졌지만, 몸 안에 熱과 水滯가 있으며, 그것이 胸部에 이르러 喘鳴, 咳嗽가 된 것으로, 갈증, 發汗(油汗), 안면부종, 호흡곤란 등을 수반하는 경우가 있다.

體表部에 熱은 없지만 신체 내부에 熱이 있기 때문에 소변 양은 적고 짙으며, 소화기는 튼튼하고 식욕은 양호하지만 많이 먹거나 하면 발작이 일어나는 경우가 있다. 또한 古矢知白은 本方을 痔核에 이용하기 시작했는데, 鬱血, 疼痛, 熱感이 있는 痔核에 효과가 있다.

응 용

(1) 기관지염, 감기時의 咳嗽, 천식과 같은 기관지염, 百日咳, 폐렴의 咳嗽
(2) 기관지천식, 소아천식
(3) 痔核, 睾丸炎

유의점

◎ 本方은 위장이 튼튼한 사람에게 사용하지만, 胃를 냉하게 하는 힘이 강하므로, 本方을 복용하여 식욕이 감퇴하는 자는 즉시 服藥을 중단할 것
◎ 本方에 적합한 자로는 칼슘이 부족한 경향이 있거나, 충치가 많은 者라는 의견도 있다.

문 헌

1. 森田幸門·傷寒論入門(昭和33) P.108
2. 湯本求眞·皇漢醫學(昭和37) 大安版 1卷 P.316
3. 大塚敬節·傷寒論解說(昭和41) P.226

K180. 麻杏甘石湯

[成分·分量]

麻黃	4.0
杏仁	3.5
甘草	2.0
石膏	8.0
이상 4味	17.5

cut. 500 → 250 煎

[効能·効果]

기침이 심하고 발작 시에 喘鳴과 頭部 發汗을 동반하는 자. 기관지 천식, 기관지염

[한마디]

● 汗而喘의 汗은 흐르는 땀이 아니고 비지땀이다.
● 炙甘草를 사용한다.

K181. 麻杏薏甘湯

출 전

金匱要略·痙濕暍病篇의 濕病에 「病者의 全身이 모두 아프고 발열하며, 저녁에 극심해지는 증상을 風濕이라 命名한다. 이 병은 땀을 흘렸을 때, 풍에 맞아 상하거나 혹은 오랫동안 냉기를 쏘여 상한 것을 말하며, 이를 치료하려면 麻黃杏仁薏苡甘草湯을 투여해야 한다.」라고 되어 있다.

구 성

本方은 麻黃湯의 桂枝, 麻杏甘石湯의 石膏와 薏苡仁을 바꿔 넣은 것이지만, 1味를 넣거나 빼는 것에 의해 약효에 변화가 생기며, 치료 대상도 달라지게 된다.

麻黃, 杏仁은 체표의 濕을 발산하고 기침을 진정시키며, 氣를 돌게 하고 熱을 내리게 한다.

薏苡仁은 健胃, 利濕, 消炎, 排膿 등의 효과가 있으며, 근육의 攣縮을 완화하며 피부의 血燥를 윤택하게 한다. 甘草는 여러 가지 약과 함께 통증을 제거한다.

목 표

체표부가 개방되어 있는 상태에서 風이나 寒에 의해 냉해져 피부 표면의 기능저하가 일어나, 원래 피부로부터 발산되어야 할 熱과 濕(汗)이 皮下에 정체되어, 근육이나 관절에 疼痛을 나타내며, 저녁이 되면 그 疼痛이나 發熱이 한층 더 심해지는 것을 목표로 한다.

方函口訣에는 「이 처방은 風濕의 流注(多發性의 筋肉關節痛)로, 통증이 가라앉지 않는 자를 치료한다. 아마도 이 증상은 風濕이 피부에 머물러 있을 뿐, 아직 관절에 이르지 않았기 때문에 열이 나거나 전신에 통증이 있는 것이므로, 이 처방으로 땀을 흠뻑 내게 해야 한다.」고 되어 있다.

피부는 건조하고 위축되어 있으며, 윤기가 없고, 皮下에 水腫, 熱이 가득 차 있는 경우가 많다.

응 용

(1) 근육통, 근육 류머티스, 관절 류머티스
(2) 妊娠性 浮腫, 腎炎
(3) 머리의 비듬, 손발이 거칠한 증상, 濕疹, 무좀, 사마귀, 青年性扁平疣贅, 가슬가슬하게 거친 살갗

유의점

◎ 本方의 薏苡仁은 껍질이 없는 것을 사용하며, 율무(시장에서는 껍질이 있는 것)를 이용할 때에는 껍질을 벗겨서 사용한다.

◎ 本方이나 율무, 薏苡仁을 사마귀에 사용하는데, 표면이 매끈매끈하고 부드러운 것이 좋다.

문 헌

1. 和訓類聚方廣義·西山英雄訓(昭和34) P.85

K181. 麻杏薏甘湯

[成分·分量]

麻黃	4.0
杏仁	3.0
薏苡仁	10.0
甘草	2.0
이상 4味	19.0

cut. 500 → 250煎

[効能·効果]

관절통, 신경통, 근육통

[한마디]

● 冷하기 때문에 일어난다. 오랜 시간 冷한 곳에 있거나 冷한 일을 했기 때문에 온몸이 아프다는 사람
● 炙甘草를 사용한다.

2. 淺田宗伯・勿誤藥室方函口訣(明11) 下卷 2丁
3. 湯本求眞・皇漢醫學(昭和37) 大安版 1卷 P.316
4. 森田幸門・金匱要略入門(昭和37) P.100

K182. 麻子仁丸料
K182-①. 麻子仁丸

출 전

傷寒論의 陽明病篇에 「발등의 동맥이 浮脈으로 濇脈인 것은 浮는 胃氣가 강한 것을 나타내며, 濇은 소변을 자주 보는 것을 나타내고 있다. 이 두가지의 종합 현상은 변비증상으로 나타난다. 이것을 脾約이라고 한다.」라고 설명되어 있다.

구 성

小承氣湯에 麻子仁, 杏仁, 芍藥, 벌꿀을 첨가한 것이다.

大黃이 들어 있긴 하지만, 本方에서는 주된 약제가 아니다. 主가 되는 藥劑는 麻子仁이나 杏仁, 厚朴의 油性下劑이다. 大黃이나 硫苦 등이 배합되어 있는 下劑를 大腸性下劑라 하며, 이러한 油性下劑가 배합되어 있는 것을 小腸性下劑라고 칭하는 자도 있다.

厚朴에는 또한 抗痙攣作用이 있고, 小承氣湯에도 배합되어 있지만, 한방적으로는 順氣劑로서 破結의 역할을 하고 있다.

丸을 만들 때에 벌꿀을 사용하는 것도 잊어서는 안 된다. 벌꿀은 수분을 흡수・유지하는 기능이 있어 潤燥의 역할을 한다.

목 표

일반적으로 사용하는 下劑는 코라크를 제외하고는 대부분 大黃 혹은 센나잎, 혹은 그 성분인 센노사이드를 성분으로 하는 것으로 되어 버렸다. 센노사이드는 완화된 下劑이지만, 단순히 大腸 내의 변을 일시적으로 배제하는 것이라면 어쨌든, 弛緩性 변비이든 痙攣性 변비이든 간에 상습적이 되어버린 경우에는 계속해서 사용하고 있는 사이에 익숙하게 되어 효과가 감소한다. 특히 大黃을 生藥 그대로 사용할 때에는 탄닌이나 樹脂 때문에, 이른바 배가 무지근해지는 증상이 일어난다.

또한 노인이나 체력이 약해져 있는 자에게는 종종 강한 복통이 일어나거나 설사가 멈추지 않거나 한다. 그러한 점에서, 本方과 같은 油性下劑는 완화되어 있으므로 위에서 기술한 불쾌한 작용은 없다고 하겠다.

노인으로 피부가 마르고 건조하며, 소변을 자주 보는 사람에게는 최적이다. 다만 어떤 이유 때문인지 오래된 것에는 효과가 덜하다.

응 용

(1) 痔疾의 便秘
(2) 습관성 변비, 노인성 변비
(3) 소변을 자주 보는 증상, 夜尿症, 신장이 위축되어 대변이 딱딱한 자

K182. 麻子仁丸料

[成分・分量]

麻子仁	5.0
芍藥	2.0
枳實	2.0
厚朴	2.0
大黃	4.0
杏仁	2.0
이상 6味	17.0

cut. 500 → 250煎

[効能・効果]

변비

[한마디]

● 땀과 소변이 많이 나오고 胃中에 열이 있으므로 대변이 단단해졌다는 것이 本旨. 그렇기 때문에 땀도 나지 않고 피부가 너무 거친 것에는 효과가 없다.

K182-①. 麻子仁丸

[成分・分量]

麻子仁	5.0
芍藥	2.0
枳實	2.0
厚朴	2.0
大黃	4.0
杏仁	2.0
이상 6味	17.0

末로하여 벌꿀을 결합제로서 丸藥 170개로 한다.

[用法・分量]

大人 1일 3회 1회 20~30개를 頓服한다. 또는 大人 1회 20~30개를 1일 2~3회 食前 또는 공복에 복용한다.

유의점

◎ 本方은 원래 丸劑이기 때문에 煎劑로 사용했을 경우에는 麻子仁丸料라고 해야 한다.

◎ 丸藥일 때에는 벌꿀이 들어 있다. 따라서 달인 후 벌꿀을 첨가해야 한다.

◎ 麻子仁은 반드시 볶은 후 깨뜨려서 사용한다.

◎ 麻子仁丸은 丸料로 하면 효과가 떨어지기 때문에, 煎劑로서는 潤腸湯(한방약 K98)을 사용하는 편이 좋다. 이것은 本方에서 芍藥을 배제하고 當歸, 地黃, 桃仁, 黃芩, 甘草를 첨가한 것이다.

문 헌

1. 龍野一雄·新撰類聚方(昭和34) P.229
2. 中醫方劑學(中國·浙江人民出版社版) P.88

K183. 薏苡仁湯

출 전

明의 皇甫中의 著書, 明醫指掌에 「手足의 流注(다발성 류머티스), 疼痛, 麻痺不仁(知覺障碍)으로 인해 몸을 屈伸하기 어려운 증상을 치료한다.」고 되어 있다. 同名異方이 있으므로 明醫指掌의 薏苡仁湯이라고 하지 않으면 틀리는 경우가 있다.

구 성

古方의 麻黃加朮湯과 麻杏薏甘湯을 합방하여 杏仁을 제거하고, 當歸와 芍藥을 첨가한 것으로, 麻黃加朮湯의 杏仁 대신에 當歸, 芍藥, 薏苡仁을 첨가한 것으로 보아도 좋다.

麻黃과 桂枝의 조합은 피부 근육의 긴장을 완화하며, 發汗解熱 효과가 있다. 白朮은 利水作用이 있으며, 麻黃이나 桂枝와 合하여 피부의 濕(수분과잉)을 제거한다. 當歸, 芍藥은 血을 보충하여 血行을 좋게 하며, 芍藥과 甘草의 조합은 근육의 경련을 완화하여 통증을 부드럽게 한다.

薏苡仁은 消炎, 利尿, 鎭痛, 排膿 등의 작용이 있으며, 末梢毛管擴張作用, 抗바이러스 작용도 보고되고 있다.

목 표

本方은 風濕에 血虛 및 血燥가 더해진 경우에 사용된다. 즉 피부나 근육의 水分代謝障碍로 인해 일어나는 疼痛을 치료하는 麻黃加朮, 麻杏薏甘湯의 方意에 當歸와 芍藥을 첨가하여 血行障碍의 개선을 강화하고 있다.

근육이나 관절 부위에 일어나는 疼痛으로, 환부에 약간의 熱感과 腫脹이 있으며, 亞急性期·慢性期가 된 것으로, 疼痛은 그리 심하지 않으며, 入浴을 하거나 따뜻하게 해주어도, 그다지 고통에 변화가 없는 경우가 많으며, 피부는 건조해 있다.

일상생활에는 그다지 장애가 되지는 않지만, 附子劑를 사용하기 어려운 것에 사용한다고 되어 있으므로, 체력은 보통 정도로 근육을 자주 쓰는 자에게 適應

K183. 薏苡仁湯

[成分·分量]

麻黃	4.0
當歸	4.0
白朮	4.0
薏苡仁	8.0
桂皮	3.0
芍藥	3.0
甘草	2.0
이상 7味	28.0

cut. 500 → 250煎

[効能·効果]

관절통, 근육통

[한마디]

- 薏當芍麻, 桂甘蒼으로 외운다.
- 白朮은 淺田方函에서는 蒼朮로 되어 있다.
- 류머티스는 본방과 桂枝加苓朮湯으로 대부분 응할 수 있다.

한다.

응 용

(1) 관절 류머티스, 근육 류머티스
(2) 關節炎(漿液性, 타박성 등)
(3) 筋炎, 神經痛, 脚氣 등

유의점

◎ 勿誤藥室方函口訣에는 「桂芍知母湯의 症狀으로 附子를 적용할 수 없는 자에게 사용하면 효과가 있다」고 되어 있지만, 이것은 陰證과 陽證의 차이이다.

◎ 薏苡仁湯으로 유명한 처방으로는 明醫指掌(本方)과 外科正宗이 있다. 용도가 전혀 다르기 때문에 반드시 明醫指掌의 것으로 限定하여 생각해야 한다.

문 헌

1. 淺田宗伯 . 勿誤藥室方函口訣(明11) 上51
2. 矢數道明・漢方處方解說(昭和41) P.551
3. 細野史郞・方證吟味(昭和53) P.347

K184. 抑肝散

출 전

抑肝散의 出典은 保嬰撮要(明・薛鎧)라고 일컬어지고 있지만, 直指方(南宋・楊仁齊)과 小兒直訣(北宋・錢乙)에도 나와 있다. 여기서는 錢氏小兒直訣의 처방으로 해두기로 한다.

당초에는 소아의 癎藥으로서 이용되고 있었던 것 같지만, 현재는 소아에 한정하지 않고 이용되고 있다. 이것은 자기 주장이 강하고, 제멋대로 구는 어린애 같은 어른이 증가하고 있다는 것인지도 모르겠다.

구 성

處方 構成을 보면, 當歸芍藥散에서 澤瀉와 芍藥을 제거하고 柴胡, 釣鉤藤, 甘草를 첨가한 처방으로, 古人의 설명에서는 四逆散의 변형된 처방으로 간주되고 있다.

이 처방의 특이한 생약인 釣鉤藤은 린코필린(Rhynchophylline)이라는 알칼로이드를 함유하고 있어, 鎭痙鎭靜作用이 인정되었고, 血管痙攣緩和에 의한 血壓降下作用도 알려져 있다.

목 표

抑肝散의 목표로서는 肝經의 虛熱로 경련을 일으키거나, 發熱하고 咬牙(이를 갈거나), 혹은 木이 土를 乘하여(간 기능의 이상이 脾나 胃의 기능 이상을 초래하거나), 구토나 痰涎을 초래하고, 배가 당기고 식욕이 감퇴하며, 수면장애가 일어나는 자를 치료한다고 되어 있다.

이 처방을 잘 이용한 江戶 中期의 醫哲 和田東郭의 「蕉窓方意解」에 의하면

K184. 抑肝散

[成分・分量]

當歸	3.0
川芎	3.0
茯苓	4.0
白朮	4.0
柴胡	2.0
甘草	1.5
釣鉤藤	3.0
이상 7味	20.5

cut. 500 → 250煎

[効能・効果]

허약한 체질로 신경이 흥분하는 자의 다음의 諸症: 신경증, 불면증, 小兒가 밤에 우는 증상, 小兒疳症

[한마디]

● 柴苓朮甘, 강(川)에 낚시(釣)하고 돌아간다(歸)라고 외운다.
● 淺田方函도 白朮이다.
● 眼瞼下垂症에 加芍藥을 사용하여 두드러진 효과가 있다고 한다. (大塚敬節 선생)

「腹形은 대체로 四逆散과 마찬가지이지만, 腹筋의 拘攣이 腹皮表面에 떠 보이는 것을 抑肝散으로 하고, 四逆散은 그것이 가라앉아 있는 것을 목표로 한다. 그리고 抑肝散은 신경질적이며, 不眠, 성급함 등의 징후가 현저한데, 그것은 肝氣가 항진되어 있기 때문이다. 肝氣가 항진되면 肝火가 솟아오르며, 따라서 肝血이 소모되어 胃腸의 수분도 氣의 항진으로 인하여 위쪽으로 끌어올려져 하강하지 않게 된다.

肝氣의 항진을 부드럽게 하면 水分이 下降하기 쉬워지며, 朮이나 茯苓을 사용하여 소변으로 유도한다. 또한 본 처방은 芍藥이 없고 甘草도 소량이나, 본방의 주안점은 오로지 肝氣를 윤택하고 느슨하게 하는 것이므로, 나는 芍藥과 甘草를 첨가하여 사용한다」고 되어 있다.

또한 「반신불수나 불면증이 있는 자에게 이 처방을 사용하는 것은 배꼽 위부터 鳩尾(명치)에 걸쳐서 攣急과 動悸가 있고, 心下部로 氣가 모여서 더부룩한 경우이다. 이것은 손으로 만져서는 확실히 알 수 없지만, 본인은 반드시 더부룩하다고 말한다. 소요산과 本方은 2味가 다를 뿐이지만, 그 효용은 동일하지 않으므로, 이 점에 착안하여 이용하자」라고도 기술되어 있다.

小兒疳症, 소아틱(tic), 신경질쟁이, 神經症, 四肢萎縮, 陰痿, 不眠, 야간에 이를 가는 증상 등에 응용할 수 있다.

최근 때때로 鞭打性 후유증이 있는 자의 손이나 발의 拘急이나 떨림에도 肝氣의 항진이 있는 자에게는 이용된다.

顔色은 쉽게 홍분하므로 逆上 傾向이 있을 때나, 貧血 氣味가 있을 때가 있지만, 얼굴빛이 곱지 않은 경우가 많은 듯 하다.

응 용

(1) 神經症, 히스테리, 血道症, 更年期障碍
(2) 갓난아이가 밤중에 우는 증상, 不眠症
(3) 신경질이 심하거나, 이를 가는 증상

유의점

◎ 抑肝散은 이 처방 그대로 사용하기보다는 二陳湯을 합방한 抑肝散加陳皮半夏로 하는 경우가 많다. 漢方藥 K185가 그것이다.
◎ 釣鉤藤이 주된 약이기 때문에 가시가 많은 것을 선택한다.
◎ 불면 증상에는 芍藥과 黃連을 첨가하는 편이 좋으므로, 別包로 작약 3, 황련 1을 첨부한다.

문 헌

1. 矢數道明・漢方處方解說(昭和41) P.559
2. 和田東郭・蕉窓方意解(昭和40) 和田東郭著書刊行會版 P.15

K185. 抑肝散加陳皮半夏

출 전

抑肝散에 二陳湯을 합방한 것이라 생각된다. 이렇게 加味한 처방이 언제부터 사용되었는지는 확실하지 않지만, 일본에서 창제된 것은 틀림없다.

구성 · 목표

淺井南溟의 「腹珍錄」에 「배꼽 왼편 근처에서 鳩尾(명치)에 걸쳐 動悸가 강하게 밀려 올라오는 것은, 肝木의 虛한(氣分이 막힌) 곳으로, 격렬한 痰火가 더해진 證이다.

北山友松子가 抑肝散에 진피와 반하를 첨가하여 수백 명이 넘는 사람을 치료했다고 한다. 이것은 一子相傳이다」고 기술하고 있다.

이와 같이 抑肝散의 證이 오래 끌어 虛狀이 되어, 躁가 鬱로 변화된 때나, 胃無力症, 神經衰弱, 半身不隨 등의 經過 중에, 배꼽 왼쪽의 복부대동맥의 拍動이 심하게 亢進하는 특유의 腹證을 나타내는 것에 이용된다.

本方은 柴胡加龍骨牡蠣湯이나 柴胡桂枝乾薑湯의 證과 매우 유사하지만 그보다 虛證이며, 그 신경증상은 이른바 癎癪(불끈 화를 내는 자)의 상태이다.

응 용

(1) 癎症(신경질)
(2) 神經衰弱, 히스테리, 更年期障碍, 自律神經失調症
(3) 中風, 腦卒中의 후유증
(4) 갓난아이가 밤에 우는 증상
(5) 陰痿
(6) 四肢痿弱, 無力症

유의점

◎ 왼쪽 배꼽 부근에 「고구마와 같은 動悸」가 있는 腹症이 결정적인 증상이지만, 自覺的으로 鳩尾(명치) 쪽으로 올라오는 動悸를 호소하는 경우가 많다.

◎ 이(齒)갈이 증상을 치료하는 약이라면 바로 이것이라고 생각해도 좋다. 그밖에 대부분의 정신안정제가 要指示藥이기 때문에, 要指示藥이 아닌 安定劑라고 생각하면 용도는 광범위하다.

◎ 腦卒中이나 腦血栓의 後遺症인 손의 떨림, 파킨슨병의 손의 떨림, 노이로제의 書痙 등도 癎癪(신경질이 심한 증상)을 목표로 한다면 應用이 가능하다는 점도 유의해야 할 것이다.

문 헌

1. 矢數道明 · 漢方後世要方解說(昭和34) P.43
2. 大塚敬節 · 抑肝散加陳皮半夏의 奇効 漢方 VOL.1 No.6

K185. 抑肝散加陳皮半夏

[成分 · 分量]

當歸	3.0
川芎	3.0
茯苓	4.0
白朮	4.0
柴胡	2.0
半夏	5.0
甘草	1.5
陳皮	3.0
釣鉤藤	3.0
이상 9味	28.5

cut. 500 → 250煎

[効能 · 効果]

허약한 체질로 신경이 흥분하는 자의 다음의 諸症 : 신경증, 불면증, 小兒가 밤에 우는 증상, 小兒疳症(소아감증)

[한마디]

● 淺田方函에서도 白朮이다.

K186. 六君子湯

출 전

萬病回春 · 補益門에 「脾胃가 약하고 식욕이 부진하며, 혹은 오랫동안 瘧痢(오한발열이 따르는 설사)를 앓아오거나, 혹은 內熱을 자각하거나, 혹은 음식을 소화하기 힘들고 이상발효(異常醱酵), 虛火(피로, 소모, 손상 등에 의한 발열, 염

K186. 六君子湯

[成分 · 分量]

人蔘	4.0
白朮	4.0
茯苓	4.0
半夏	4.0
陳皮	2.0
大棗	2.0
甘草	1.0
生薑	0.5
이상 8味	21.5

cut. 500 → 250煎

증 등)에 속하는 것을 치료한다」고 되어 있다.

구 성

人蔘, 白朮, 茯苓, 甘草, 生薑, 大棗는 사군자탕으로 氣가 虛하고, 위장의 소화흡수기능이 저하되고 빈혈로 인하여 체력이 쇠약해진 자를 치료하며, 陳皮와 半夏는 二陳湯의 方意로, 胃中의 停水를 제거하는 기능이 있다. 이 두가지 처방을 합한 것이다.

목 표

四君子湯과 二陳湯의 합방이지만, 사군자탕을 이용할 정도로는 체력이 허약하지 않지만, 胃部가 막히고, 惡心, 嘔吐, 腹鳴, 설사, 胃液分泌過多, 현기증 등의 水毒 증상이 현저하게 나타나는 경우이다.

즉 평소부터 위장이 약하고 지치기 쉬우며, 빈혈기색이 있고, 손발은 차고 무겁다. 食欲이 감소하고, 식사를 하면 배가 당기기 때문에 많이 먹지 못한다. 식곤증이 있거나 손발이 나른하고 화끈거리거나 하는 것으로 여름철에 현저하게 나타난다.

無力症 타입이 되므로 복근에 힘이 없고, 어깨가 결리며, 현기증을 수반하는 경우가 많다. 대변도 일정치 않아 軟便, 便秘, 兎糞 등을 반복하는 증상이다.

응 용

(1) 만성위염, 식욕부진, 소화불량증
(2) 胃潰瘍의 回復期, 胃下垂, 胃無力症
(3) 소아의 소화불량에 의한 설사, 식욕부진, 自家中毒症
(4) 위장 허약에 의한 피로감, 현기증, 어깨가 결림

유의점

◎ 처방에 들어가는 生薑은 구운 생강으로 하는 편이 좋다고 한다.
◎ 本方에 적합한 타입으로는 감초(砂糖)를 좋아하는 경향이 많지만, 甘味와 과일을 제한하는 편이 치료효과가 좋다.

문 헌

1. 龔廷賢・萬病回春・香港 醫林書局版 上卷 P.189
2. 矢數道明・漢方後世要方解說(昭和34) P.163
3. 細野史郎・漢方治療의 方證吟味(昭和53) P.381

[効能・効果]
위장이 허약한 자로 식욕이 없고 명치가 막히고, 쉽게 피로하고 빈혈성으로 手足이 冷하기 쉬운 자의 다음의 諸症 : 위염, 위무력증, 胃下垂, 소화불량, 식욕부진, 胃痛, 구토

[한마디]
●淺田流에서는 厚朴・香附子・木香을 첨가하여 六君子湯加三味라 한다. 식욕부진과 下痢가 진행되어 腹膜炎様症狀을 일으킨 경우에 사용한다.

K187. 立効散

출 전

金・元시대의 名醫 李東垣의 著書「蘭室秘藏」에 記載되어 있다.

齒痛을 치료하는 데 놀라운 효과가 있다고 현대의 의학서에 소개되어 있지만, 原典이 지시하고 있는 것과는 약간 뉘앙스가 다른 사용법이 기재되어 있다.

原典을 읽으면「이가 아플 경우, 煎液을 숟가락으로 떠서 입안으로 조금씩 흘려 넣는다」라고 되어 있으며, 오히려 外用藥으로 사용된다고 기재되어 있다. 이것에 반해 현대의 醫書에는 한입씩 입에 잠시 머금고 있은 후에 마시도록 지

K187. 立効散

[成分・分量]

細辛	2.0
升麻	2.0
甘草	1.5
防風	2.0
龍膽	1.0
이상 5味	8.5

cut. 500 → 250煎

시하고 있다. 어느 쪽이든지 입안에 오래 머금고 있도록 지시하고 있지만, 一方은 內服을 從으로, 다른 한 處方은 內服을 主로 하고 있다.

구성 · 목표

細辛의 局所마취작용, 升麻와 龍膽의 쓴맛에 의한 知覺鈍麻作用은 확실히 外用藥으로서의 효과가 크다. 이러한 의미에서 本方은 연고(pasta) 혹은 젤리와 같은 口中藥으로서 개발되어야 하는 처방이다.

齒痛의 內服藥으로서는 吉益東洞이 애용한 桂枝五物湯의 처방이 일반적으로 잘 알려져 있으며, 또한 마시기 쉽다. 물론 본 처방과는 별도로 달여 병용하는 것도 좋다. 치통에는 그 외에 排膿散, 四逆散, 凉膈散, 柴胡淸肝散 등이 있으며, 각각의 證에 따라 운용된다.

응 용

齒痛, 齒根膜炎

유의점

◎ 主藥의 하나는 細辛으로, 이것을 잘 선택하는 것이 본 처방의 효과를 좌우한다 해도 과언이 아니다. 족두리풀의 뿌리이지만, 다른 細辛類의 混入을 막기 위해 항상 잎이 붙어있는 것을 구하도록 한다. 물론 잎이나 잎자루(葉柄)는 제거하여 다른 용도로 사용하며, 뿌리만을 細辛으로서 사용한다. 뿌리는 가늘고 매우며, 입에 머금으면 長時間 마비되어 味覺을 잃을 정도이다.

◎ 升麻도 主藥이다. 升麻 1味를 齒痛에 이용하는 사람도 있다. 매우 쓰기 때문에 국소마취작용과는 다른 기전으로 통증을 잊어버리게 하는 것이라 생각한다. 內服해도 진통 효과는 있다.

◎ 龍膽은 苦味劑로 升麻와 함께 淸熱劑이다. 매우 쓰다고 하는 점이 품질을 선별하는 목표가 된다.

◎ 同名異方이 있으므로 주의해야 한다. 成書에는 「衆方規矩 · 牙齒門」을 출전으로 하고 있지만, 오래된 衆方規矩에는 없다. 후대 加藤謙齋가 편집한 「衆方規矩大成」에 새롭게 보완되어 수록되어 있다.

문 헌

1. 大塚敬節 등 · 漢方診療醫典(昭和44) P.346
2. 大塚敬節 · 症候에 의한 漢方治療의 實際(昭和38) P.162
3. 衆方規矩大成(安永頃版) 110丁
4. 李東垣 · 蘭室秘藏(臺灣 · 五洲出版社版 · 東垣十書) 中5丁

[効能 · 効果]
拔齒後의 疼痛, 齒痛

[한마디]
● 衆方規矩大成에 의하면 차가운 음료수를 마시면 조금 아프고, 뜨거운 음료수를 마시면 매우 아픈 것에 좋다고 한다.
● 또한 뜨거운 것이 강하게 느껴질 때는 龍膽을 다시 증가해도 좋다고 한다.

K188. 龍膽瀉肝湯

출 전

本方名은 金의 李杲(東垣)의 蘭室秘藏으로부터 시작되었지만, 현재 일반적으로 이용되고 있는 것은 明의 薛己의 처방으로, 이번에 채용된 것이다.

同方名이 外科正宗과 一貫堂方 등에 있지만 내용은 조금 다르다.

K188. 龍膽瀉肝湯

[成分 · 分量]

當歸	5.0
地黃	5.0
木通	5.0
黃芩	3.0
澤瀉	3.0
車前子	3.0
龍膽	1.0
山梔子	1.0
甘草	1.0
이상 9味	27.0

cut. 500 → 250煎

구 성

龍膽은 苦味 健胃藥으로 적은 양을 사용하지만, 漢方에서는 肝이나 膽의 消炎解毒과 泌尿器와 生殖器의 消炎利濕을 목적으로 사용한다. 黃芩과 山梔子는 함께 消炎解熱作用이 있으며, 車前子는 점액질이 풍부하고, 충혈을 제거하여, 消炎利尿作用이 있으며, 木通과 澤瀉는 함께 요도, 방광 등 하복부의 濕과 炎症을 제거한다. 當歸와 地黃은 血을 윤택하게 하고, 간과 腎을 補充하고, 血行을 좋게 하여 하복부의 염증에 의한 澁痛을 완화한다. 甘草는 여러 가지 약을 조화하여, 소화기를 보호한다.

목 표

萬病回春에는 「肝經의 濕熱(小便不利를 隨伴하는 炎症發熱), 혹은 囊癰(副睾丸炎), 便毒(가래톳), 下疳, 懸癰(會陰部의 종기), 腫痛焮作(타는 듯한 열을 갖는 동통), 小便 澁滯, 혹은 부인의 陰蝕(外陰部 염증), 癢痛, 혹은 男子 陽挺(귀두부)의 腫脹, 혹은 膿水가 나오는 것을 치료한다」고 되어 있다.

방광, 요도, 생식기 등 하복부의 염증으로, 充血, 腫脹, 疼痛을 수반하며, 비교적 체력이 있고, 하복부의 근육이 긴장되거나, 서혜부 淋巴腺腫, 소변의 澁痛 등이 수반되는 자에게 사용된다.

하복부의 靜脈系는 門脈을 통해 肝臟으로 들어가기 때문에, 하복부의 염증이나 화농에 의한 熱毒은 肝臟으로 운반되어 해독작용이 일어나기 때문에, 肝經의 濕熱이라는 표현을 한 것이다.

응 용

(1) 尿道炎, 膀胱炎으로 염증, 化膿이 심한 자
(2) 帶下, 바르토린腺炎, 子宮內膜炎, 膣炎, 외음부소양증, 트리코모나스.
(3) 서혜임파선종, 가래톳, 睾丸炎
(4) 陰部濕疹, 肝臟解毒機能障碍

유의점

◎ 本方은 陽實인 자에게 사용하지만, 桃核承氣湯을 이용하는 것 같은 急性期보다는 약간 亞急性期에 사용하는 경우가 많다.
◎ 一貫堂의 龍膽瀉肝湯은 本方보다 완화된 것으로, 만성화된 자나 해독질體質者의 체질개선에 이용된다.

문 헌

1. 龔 廷賢 · 萬病回春 (香港) 醫林書局版 下P. 197
2. 汪 昂 · 醫方集解 上海科學技術出版社版 (1979년) P. 222
3. 淺田宗伯 · 勿誤藥室方函口訣(明11) 上卷 33丁
4. 矢數道明 · 漢方處方解說(昭和41) P.573
5. 細野史郎 · 漢方治療의 方證吟味 P.536

[効能 · 効果]

비교적 체력이 있고 하복부 근육이 긴장하는 경향이 있는 자의 다음의 諸症 : 배뇨통, 잔뇨감, 尿의 탁함, 帶下

[한마디]

● 龍芩當澤, 梔車地에 通하여 甘하고 라고 외운다.
● 淺田方函에 의하면 帶下의 냄새가 심한 자에게는 遺糧을 첨가하라고 한다. 別添同煎한다.
● 甘草의 修治 指定은 없다.

K189. 苓薑朮甘湯

출 전

金匱要略·五臟風寒積聚病篇에 "腎著(腎着이라는 說이 있음)의 병은 신체가 무겁고, 허리가 냉하여 물 속에 앉아 있는 것과 같으며, 水氣病과 같지만 오히려 갈증이 나지 않으며, 소변 양이 지나치게 많이 나오고(小便自利), 食慾은 평상시와 다름없다. 이것은 下焦에 속한 병이다. 몸이 피곤하고 땀이 나며, 衣裏(表裏라는 說이 있음) 冷濕하고 (의복의 안쪽이 땀에 젖어 차가운 것), 오래되면 허리 아래가 냉하고 아프며, 배(허리라는 說이 있음)가 무거워 많은 돈을 허리에 차고 있는 것과 같은 症狀에는 甘草乾薑茯苓白朮湯을 주로 사용한다."고 되어 있다.

본 處方名은 호칭이 많아 甘薑苓朮湯, 腎著湯, 腎着湯, 除濕湯 등의 다른 명칭이 있다.

구 성

處方名과 같이 4味로 이루어지며, 寒冷과 水毒을 제거하는 약물로 구성되어 있다.

乾薑과 甘草는 감초건강탕으로(분량은 다르지만) 손발이나 신체가 차갑고, 소변을 자주 보는 증상에 사용되는데, 몸을 따뜻하게 하여 血行을 좋게 하고, 寒冷을 제거하여 소변을 조절한다. 茯苓의 滲濕利水作用과 白朮의 健胃除濕作用이 조합되어 表裏의 濕을 제거하고, 신체의 무거움을 없애며, 尿利를 조정한다.

목 표

신체가 무겁고 허리로부터 아래쪽이 냉하며, 濕이 하반신에 모이고, 특히 허리가 무겁고, 서늘할 정도로 차가우며, 소변 양이 많은 자에게 사용한다.

冷氣 때문에 다리와 허리에 통증을 호소하거나, 근육의 이완마비로 인해 遺尿症이나 小便不利, 脚弱 증상도 있다. 또한 小便不利하고 콧물을 많이 흘리는 경우도 있다.

上半身에는 이상이 없지만, 갈증이 없어 八味地黃丸과 구별되며, 人蔘湯의 인삼을 제거하고 茯苓을 첨가한 것이므로, 腹壁은 연약하고 無力症타입이 많으며, 몸을 따뜻하게 하면 증상이 완화되는 자를 목표로 한다.

응 용

(1) 腰冷, 腰痛, 坐骨神經痛, 冷症
(2) 夜尿症, 遺尿症, 帶下, 頻尿
(3) 脚弱, 身體倦怠, 알레르기성 비염

유의점

◎ 本方의 乾薑은 市販되는 乾生薑으로, 시판된 乾薑을 이용하는 것은 아니다. 古方의 乾薑은 모두 乾生薑을 이용한다.

문 헌

1. 湯本求眞·皇漢醫學(昭和37) 大安版 1卷 P.211

K189. 苓薑朮甘湯

[成分·分量]

茯苓	6.0
乾薑	3.0
白朮	3.0
甘草	2.0
이상 4味	14.0

cut. 500 → 250煎

[効能·効果]

허리에 冷과 통증이 있고 尿量이 많은 다음의 諸症 : 요통, 허리의 冷, 夜尿症

[한마디]

- 淺田方函에서는 「甘草乾薑茯苓朮湯」이라고 한다. 朮만의 記載로 白, 蒼의 구별은 알 수 없지만, 金匱의 朮은 거의 蒼朮이기 때문에 본방도 蒼朮을 사용하고 싶다.
- 淺田方函은 紅花를 넣으면 부인의 長年의 腰痛 腰冷 帶下에 좋다고 말한다.
- 甘草의 修治 指定은 없다.

2. 森田幸門・金匱要略入門(昭和37) P.406
3. 大塚敬節・漢方治療의 實際(昭和38) P.402

K190. 苓桂甘棗湯

출 전

傷寒論・太陽病 中篇과 金匱要略・奔豚氣病篇에 同文으로「發汗 후, 배꼽 아래가 심하게 두근거리는 자는 장차 奔豚이 되려는 것이다. 苓桂甘棗湯을 주로 사용한다.」고 되어 있다.

구 성

桂枝는 氣血을 循環시키고, 氣의 逆上을 가라앉히며, 體表部를 조정한다. 甘草는 急迫을 緩和하고, 胃를 도와 毒을 풀어준다. 桂枝와 甘草로 이루어지는 桂枝甘草湯은 發汗過多에 의한 心悸亢進을 치료한다.

茯苓은 滲濕利水鎭靜作用이 있으며, 體內의 水分偏在를 조절하고, 動悸를 진정시키고 衝逆을 내린다. 大棗는 경련이나 경직을 완화시키며, 胃를 도와 腎水를 조정한다. 이 4味의 협력에 의해 臍下의 두근거리는 증상(悸)을 잘 진정시킨다.

목 표

배꼽 밑(臍下)의 動悸가 제1 목표로, 이것이 때로 발작적으로 밀어 올라오거나, 가슴속이 막히는 것 같이 느끼거나, 動悸에 腹痛을 수반하는 경우도 있다.

하복부는 전반적으로 당기며, 오른쪽 腹直筋이 긴장되어 있으며, 어깨와 등이 굳어지고, 소변 양은 감소하는 경향이 있다.

奔豚은 배꼽(臍) 하부의 복부 대동맥의 搏動亢進이나, 血管痙攣에 의해 배꼽으로부터 心下部로 파급되는 心悸亢進, 頭痛, 현기증, 頭汗, 咽喉部의 압박감이나 구토 등을 수반하며, 심할 때에는 人事不省이 되는 경우도 있으며, 오늘날의 히스테리성 心悸亢進의 일종이라 할 수 있다.

本方은 이와 같이 奔豚으로 될 것 같은 증상이나, 그 불안감이 강한 경우에 이용되며, 轉用하여 胃擴張이나 胃痙攣 등의 急痛에 사용된다.

응 용

(1) 神經性 心悸亢進症, 心臟神經症, 히스테리증, 神經衰弱, 노이로제 등의 신경성 질환으로, 배꼽 밑에서 動悸하는 자
(2) 위경련, 위확장, 자궁경련 등으로 배꼽 밑에서 動悸하여 痙攣痛을 일으키는 자

유의점

◎ 本方은 內臟의 機能的 障碍에 의한 경우에 이용되며, 器質的 장애에 의한 경우에는 그다지 이용되지 않는다.
◎ 本方을 달이는 물은 原方에서는 甘爛水(국자 등으로 잘 저어서 거품이 잔뜩 생기게 하고 공기를 충분히 포화시킨 맹물)를 사용하고 있다.

K190. 苓桂甘棗湯

[成分・分量]

茯苓	6.0
桂皮	4.0
大棗	4.0
甘草	2.0
이상 4味	16.0

cut. 500 → 250煎

[効能・効果]

動悸가 있고 신경이 흥분하는 자

[한마디]

- 첫 번째 목표는 臍下의 動悸이다. 매우 신경질적인 사람에게 많다.
- Wolff-Parkinson-White Syndrome에도 효과가 있었던 적이 있다.
- 炙甘草를 사용한다.

문 헌

1. 湯本求眞・皇漢醫學(昭和37) 大安版 1卷 P.231
2. 森田幸門・傷寒論入門(昭和33) P.110
3. 森田幸門・金匱要略入門(昭和37) P.304
4. 大塚敬節・傷寒論解說(昭和41) P.230

K191. 苓桂朮甘湯

출 전

傷寒論・太陽病 中篇에 「傷寒에 혹은 吐法 혹은 下法을 쓴 후, 心下逆滿, 氣上衝胸하면 즉시 頭眩하고, 脈沈緊하고 땀이 나면 바로 경련이 시작되어 몸을 부들부들 떠는 자에게는 苓桂朮甘湯을 적용한다.」고 되어 있다. 또한 金匱要略・痰飮病편에 「心下에 痰飮이 있고, 胸脇支滿하며 현기증이 일어날 경우에는 苓桂朮甘湯을 주로 사용한다.」고 되어 있다.

구 성

茯苓은 滲濕, 利水, 鎭靜 작용이 있어, 胃 안의 停水를 제거하며, 動悸와 현기증 등의 動搖性 증상을 치료한다. 白朮도 茯苓과 협력하여 위 안의 停水를 제거하고, 위의 소화기능을 활발하게 하며 소변을 조절한다. 桂枝는 血行을 좋게 하고, 體表部를 조절하며, 氣가 上衝되는 것을 진정시킨다. 甘草는 桂枝를 도와 氣를 돌게 하며, 裏가 虛한 것을 보충해 준다.

목 표

瀉下劑로 쏟아내 버리거나, 發汗劑로 지나치게 땀을 내게 하여, 胃의 元氣가 衰弱하고(胃는 後天의 元氣를 발생시키는 부분) 胃 안에 停水가 있으며, 그것이 氣의 上逆과 중복되어 신체 上部에 동요성 증상을 나타나는 것이다. 胃 안에는 수분이 과다하고, 근육에는 체액이 부족하여 급속한 수분 이동이 요구되는 상태에 놓여져 있지만 순조로운 체액 조절이 이루어지지 않아 여러 가지 증상이 유발되는 경우에 사용된다.

무력증 타입이 많으며, 腹部는 부드럽지만 心下部가 더부룩하고 막힌 듯 하거나, 밑으로부터 쳐올려지는 것 같은 느낌이 들며, 일어섰을 때에 느끼는 현기증이나, 心悸亢進, 숨이 차며, 신체 동요감, 국소적인 운동 장애나 신경과민상태가 있는 경우에 사용된다. 소변 양은 감소하거나 神經緊張型 頻尿가 되거나 하며, 얼굴이 붉어지거나 눈이 충혈 되는 등의 증상이 있으며, 발은 차가워지는 편이다.

응 용

(1) 신경성질환 : 신경질, 신경쇠약, 血道症, 노이로제로 현기증, 心悸亢進을 주로 호소하는 자.
(2) 심장질환 : 心臟神經症, 辨膜症, 機能不全 등으로 숨이 차거나, 현기증, 心下部 振水音, 心悸亢進 등이 있는 자
(3) 운동신경계 : 動搖感에 의한 運動失調, 步行障碍, 메니엘증후군

K191. 苓桂朮甘湯

[成分・分量]

茯苓	4.0
桂皮	3.0
甘草	2.0
白朮	2.0
이상 4味	11.0

cut. 500 → 250煎

[効能・効果]

일어섰을때 느끼는 현기증, 頭重, 胃內停水感 등이 있는 자
心悸亢進症, 현기증, 胃下垂, 위무력증

[한마디]

- 起則頭眩이라는 四字를 기억하고 있으면 이 처방의 50%는 잘 구사했다고 말할 수 있다.
- 淺田方函에서도 傷寒論에서도 朮로만 기재되어 있다. 그렇지만 蒼朮이 적당하다고 할 수 있다.
- 炙甘草를 사용한다.

(4) 소화기계 : 胃下垂, 胃無力症
(5) 眼疾患 : 結膜炎, 慢性軸性視神經炎, 起立性調節障碍 등
(6) 고혈압, 耳鳴, 貧血症, 胃疾患 등에도 응용할 수 있다.

유의점

◎ 本方의 현기증은 起立性, 運動性인 것으로, 머리를 움직이면 일어나는 것이 특징이다.
◎ 本方의 適應者는 비교적 연소자에게 많으며, 중년을 지나가면 줄어든다.
◎ 本方은 合方이나 加味方이 많으며, 이용 범위가 넓은 처방이다.

문 헌

1. 大塚敬節・傷寒論解說(昭和41) P.234
2. 森田幸門・傷寒論入門(昭和33) P.115
3. 森田幸門・金匱要略入門(昭和37) P.435
4. 細野史郎・方證吟味(昭和53) P.674

K192. 六味地黃丸料
K192-①. 六味地黃丸

출 전

宋나라 사람 錢乙(仲陽)의 著書인 「小兒藥證直結」(생략하여 小兒直結)에 「肝腎不足, 眞陰虧損, 精血枯渴, 憔悴羸弱(피로하여 수척해지는 것), 腰痛足酸(다리나 허리의 통증이 심한 것), 自汗盜汗, 發熱咳嗽, 頭暈目眩, 耳鳴耳聾, 遺精便血, 消渴淋瀝(갈증이 심하여 물을 많이 마셔도 소변을 잘 배출하지 못하는 상태), 失血失音, 舌燥喉痛, 虛火牙痛이나 足跟(발뒤꿈치)의 통증을 없애며, 下部瘡瘍 등의 증상을 치료한다."고 되어 있다.

구 성

金匱要略의 八味地黃丸에서 桂枝와 附子를 제거한 것이다.

地黃은 腎臟을 보충하고, 血을 윤택하게 하며, 肌肉을 보양한다. 牡丹皮는 淨血消炎作用이 있다. 山茱萸는 肝臟과 腎臟을 補益하여 소변을 조절한다. 山藥은 脾胃를 돕고, 腎臟을 튼튼하게 하여 精을 증가시킨다. 茯苓과 澤瀉는 소변을 조절하여 신장의 기능을 촉진시킨다.

목 표

本方은 소아의 腎臟 증상에 이용하기 위해 처방되었다. 小兒는 발육기에 있기 때문에 陽氣가 왕성하다. 따라서 八味地黃丸에서 陽氣를 증가시키는 약물인 桂枝와 附子를 제거한다고 되어 있지만, 소아에 한정하지 않고, 陰(五行上 肝과 腎은 陰의 臟器이다)이 쇠약하고 陽(心・肺)이 왕성한 사람에게 사용된다. 腎은 泌尿作用, 生殖作用 이외에 精을 저장하고 (神은 心에 저장된다) 뼈나 머리카락을 主管한다고 되어 있다.

즉 肝이나 腎이 虛하고, 心肺가 흥분하여 신경과민상태에 있는 경우로, 肝이나 腎이 쇠약하기 때문에 신체가 여위고 약하며, 피로하고 권태로우며, 때때로

K192. 六味地黃丸料

[成分・分量]

地黃	5.0
山茱萸	3.0
山藥	3.0
澤瀉	3.0
茯苓	3.0
牧丹皮	3.0
이상 6味	20.0

cut. 500 → 250煎

[効能・効果]
쉽게 피로하고 尿量減少 또는 多尿로 가끔 口渴이 있는 자의 다음의 諸症 : 배뇨 곤란, 頻尿, 浮腫, 가려움

[한마디]
● 八味丸에서 桂皮・附子를 제거한 것이라 하지만 오히려 반대이다. 六味丸加桂附가 八味丸. 역방향의 加味方에 知柏六味丸이 있다.
● 八味丸은 진짜 노화. 六味丸은 가짜 노화. 그렇기 때문에 六味丸은 젊은 사람에게도 좋다.

浮腫이 생기는 자도 있다. 허리 아래 부분에 힘이 없고, 上腹部에 비해 下腹部에 힘이 없으며, 소변은 回數가 많은 편으로, 배출이 원활하지 않은 자와 지나치게 배출되어 야간에도 배뇨로 인해 잠을 깨는 일이 많은 자가 있다.

또한 性的過勞에 의해 肺에 痰이 생겨 기침을 하거나, 盜汗이 나는 자, 腰痛, 眼精疲勞, 陰痿, 口渴, 多尿, 耳鳴, 筋骨痿弱 등을 수반하는 자에게 사용하지만, 食慾不振이나 설사 경향이 있는 자에게는 사용하지 않는다.

응 용

(1) 慢性腎炎, 慢性膀胱炎, 萎縮腎, 排尿困難, 頻尿, 夜尿症
(2) 性的衰弱으로 陰痿, 遺精, 耳鳴, 難聽 등을 호소하며, 끈기가 없는 자
(3) 노화현상에 의한 腰痛, 眼精疲勞, 視力減退 者
(4) 당뇨병에 의한 口渴, 多尿, 陰痿 등
(5) 虛弱 兒童의 筋骨痿弱, 정신 발육에 비해 육체 발육이 극도로 나쁜 아동

유의점

◎ 本方은 丸으로서 兼用劑로 이용되는 경우가 많았으나, 현재는 탕약(煎劑)으로 이용되는 경우가 많아졌다.
◎ 本方의 地黃은 補陰 효과가 많은 熟地黃을 이용하는 것이 바람직하다.

문 헌

1. 細野史郞・方證吟味(昭和53) P.431
2. 汪昻・醫方集解(中國) 上海科學技術出版社 (1979년) P.1
3. 大塚敬節・漢方治療의 實際(昭和38) P.620

K192-①. 六味地黃丸

[成分・分量]

地黃	3.2
山茱萸	1.6
山藥	1.6
澤瀉	1.2
茯苓	1.2
牧丹皮	1.2
이상 6味	10.0

이상을 末로 하여 벌꿀을 결합제로서 100丸으로 한다.

[用法・分量]

大人 1일 3회 1회 20丸 食前 또는 공복에 복용한다. 小兒量은 생략한다.

[한마디]

● 食前 또는 공복 시의 규정이지만 胃에 영향을 주는 사람은 食後라도 좋다.

저자 소개

埴 岡 博 (하니오카 히로시)

1926년 11월 11일, 大阪출생

大阪약학전문학교 졸업 後, 모교의 유기합성 화학교실 조교, 黑田제약주식회사 연구부를 거쳐 1950년 평화약국을 개업, 현재에 이르고 있다.

그동안, 1951년부터 森田幸門 선생, 山元豊治 선생, 長倉音藏 선생에게 漢方을 배웠다.

현재, 漢方二水會 강사. 前 大阪府 약제사회 한방위원회 부위원장. 일본약국협려회 大阪 中2支部 상담역

현주소 大阪市中央區難波千日前 3番12號

滝野行亮 (다키노 고오수케)

1928년 9월 13일 大阪 출생

舊制공업전문학교 기계과 졸업 後, 家業(약국)에 종사, 1953년 독립하여 茨田약국을 개업하였다.

그동안, 1958년에 岡孝之助氏에 의해 漢方에 입문하게 되었다. 그후, 細野史郎 선생, 坂口弘 선생, 長倉音藏 선생에게서 漢方을 배웠다.

前 漢方二水會 강사, 일본약국협려회 大阪 北 3支部 상담역

개정4版 약국제제 한방212방의 사용방법

소화58년 4월 5일	발행
소화63년 9월 30일	改題발행
평성 6년 7월 30일	개정판발행
평성10년 5월 25일	개정4판 발행
평성16년 9월 15일	개정4판 제2쇄 발행

발행인 武田正一郎

발행소 주식회사 약업시보사(藥業時報社)

㊡101-0051 東京都千代田區神田神保町2-36(北神빌딩)

ISBN 4-8407-2423-7

한방 제212방의 사용법

찍은날　2006년 3월 27일
펴낸날　2006년 3월 31일

저자 埴岡博・滝野行亮
역자　권오규・김상찬・변성희・이동언
펴낸이　손영일

펴낸곳　전파과학사
출판 등록 1956. 7. 23(제10-89호)
120-112 서울 서대문구 연희2동 92-18
전화 02-333-8877・8855
팩시밀리 02-334-8092

ISBN 89-7044-248-0 93510

Website www.s-wave.co.kr
E-mail s-wave@s-wave.co.kr
chonpa2@hanmail.net

埴岡 博・滝野行亮 著「改訂4版薬局製剤 漢方 212方の使い方」

ISBN 4-8407-2423-7